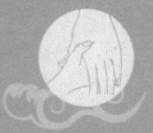

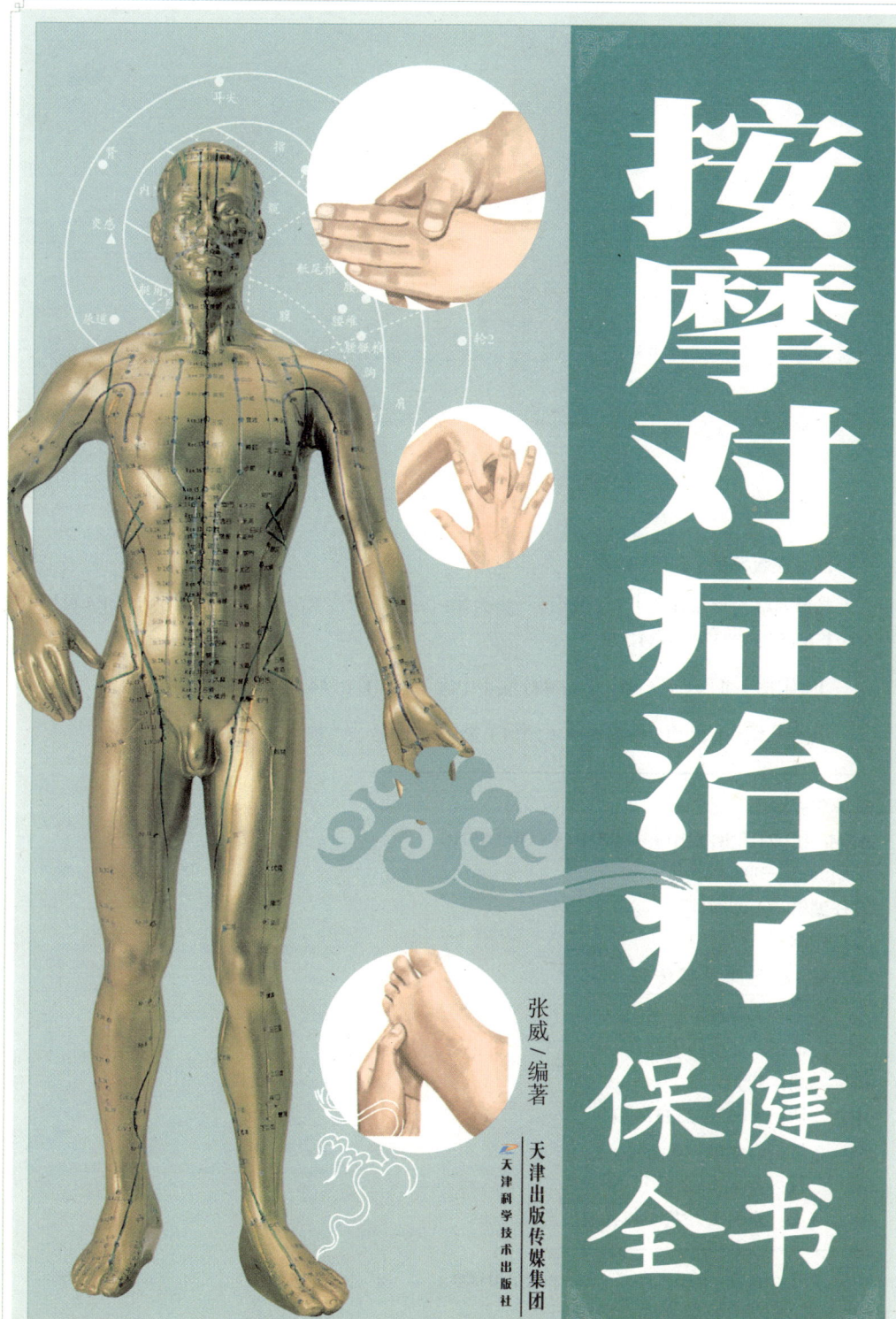

按摩对症治疗保健全书

张威 / 编著

天津出版传媒集团
天津科学技术出版社

图书在版编目（CIP）数据

按摩对症治疗保健全书 / 张威编著 . —天津：天津科学技术出版社, 2014.11（2021.4 重印）
ISBN 978-7-5308-9341-8

Ⅰ . ①按… Ⅱ . ①张… Ⅲ . ①按摩疗法（中医）Ⅳ . ① R244.1

中国版本图书馆 CIP 数据核字（2014）第 288528 号

按摩对症治疗保健全书
ANMO DUIZHENG ZHILIAO BAOJIAN QUANSHU
策划编辑：刘丽燕　张　萍
责任编辑：王朝闻
责任印制：兰　毅

出　版：	天津出版传媒集团
	天津科学技术出版社
地　址：	天津市西康路 35 号
邮　编：	300051
电　话：	（022）23332490
网　址：	www.tjkjcbs.com.cn
发　行：	新华书店经销
印　刷：	三河市万龙印装有限公司

开本 720×1020　1/16　印张 13　字数 270 000
2021 年 4 月第 1 版第 2 次印刷
定价：45.00 元

前言 PREFACE

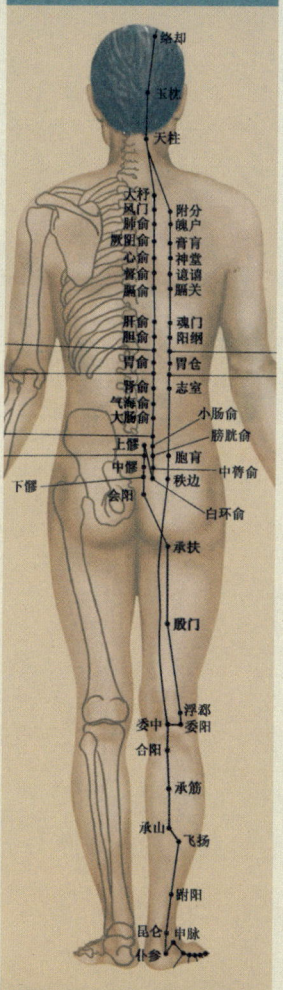

按摩是中国最古老的医疗方法之一，是我国劳动人民在长期与疾病斗争的过程中逐渐总结认识和发展起来的自然疗法。早在古代，当人体的某一部位由于受伤而出血时，人们会本能地用手按压以止血；当局部由于损伤而隆起时，人们又会很自然地通过按摩、揉动来使隆起变小或者消失，从而缓解肿痛。在长期的认识实践过程当中，按摩逐渐从无意识的偶然动作演变成了为人们所自由运用的系统治疗方法。中国现存最早的医典《黄帝内经》，其中《素问》中有9篇论及按摩，《灵枢》中有5篇对按摩进行了论述。至于其他典籍当中，更是有不少关于按摩的记载。由于保健按摩法属于自然绿色疗法，一无污染，二无损伤，且简便易行，安全可靠，所以受到养生家的重视，并将其作为益寿延年的方法，积累、整理、流传下来，成为深受广大群众喜爱的养生健身措施。

按摩可以疏通经络。由于按摩大多是循经取穴，按摩刺激相应穴位。因而，可使气血循经络运行，防止气血滞留，达到疏通经络的目的。从现代医学角度来看，按摩主要是通过刺激末梢神经，促进血液、淋巴循环及组织间的代谢过程，以协调各组织、器官间的功能，使机体的新陈代谢水平有所提高。

按摩可以调和气血。营卫气血周流，则可贯通表里内外，脏腑肌腠，使全身成为一个协调统一的整体。营卫相通，气血调和，机体皆得其养，则内外调和，阴平阳秘。明代养生家罗洪先在《万寿仙书》中说："按摩法能疏通毛窍，能运旋荣卫"。按摩就是依据中医理论原则，结合具体情况而分别运用不同手法，以柔软、轻和的力量，循经络、按穴位，施术于人体，通过经络的传导来调节全身，借以调和营卫气血，从而有利于机体健康。

按摩可以增强免疫力。保健按摩主要是通过对身体局部进行刺激，促进整体的新陈代谢，从而调整人体各部分功能的协调统一，保持机体阴阳相对平衡，以增强机体的自然抗病能力。临床实践证明，按摩具有抗炎、退热、提高免疫力等作用。现代实验则证明，推拿治疗后能促使血液中的细胞总数增加，使其吞噬能力提高，血管容积也会出现明显的改变。

按摩可以祛病强身、益寿延年。中式按摩适用于生活压力大、工作繁忙、用脑及用眼过度的人群。它将手指压力与人体穴位的正确位置糅合在一起，使用手指和手部不同的深浅力度推压身体不同部位的穴位，长期按摩能提高身体血液循环。除此之外，按摩还可以因人而异、辨证施治，通过刺激特定穴位和经络来帮助慢性疾病康复，促进新陈代谢，可有效达到祛病强身、益寿延年的效果。

随着人们物质生活、精神生活的普遍提高，人们的医疗、保健意识日益增强。按摩正以它易学易行，治疗范围广泛，不受时间地点的限制，且安全可靠，不仅可以单独应用，也可以配合其他疗法同时运用，以增强机体抗病能力等优势，被越来越多的人认同和重视。本书从按摩的治病原理入手，逐步为读者介绍了按摩的手法技巧，简单易行的取穴定位方法，如何根据疾病性质确定按摩的方向以及按摩前的注意事项和按摩后的调理；并针对高血压、糖尿病、腹泻、便秘等近100种常见病症，提供了科学有效的对症按摩方法；讲解了调和脾胃、养心安神、益肾固本等十余种日常养生按摩技巧。这些方法均简单易行，且配有详细的真人穴位图示，便于读者学习和实践。

健康长寿、青春活力是每个人的愿望，按摩——这个古老的东方技艺，一定有助您的愿望实现！

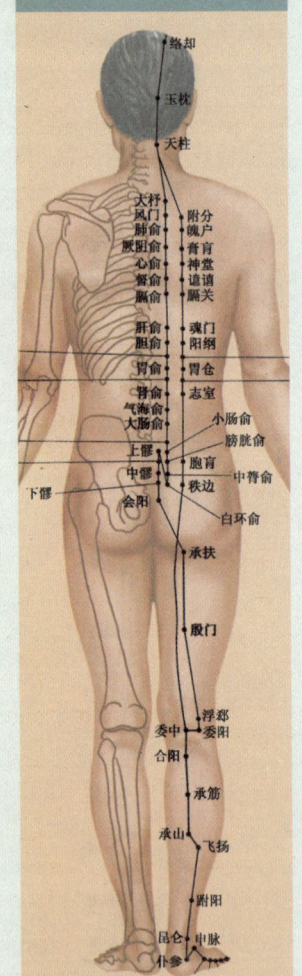

目录 CONTENTS

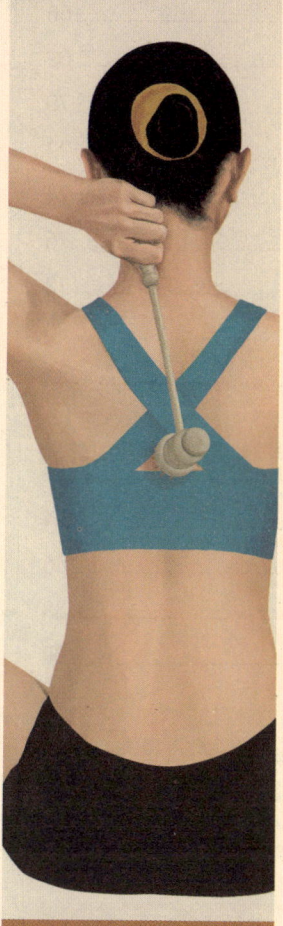

第一章 按摩——祛病延年的法宝

第一节 按摩——自然疗法的治病原理 2
- 一、按摩,古老又自然 2
- 二、按摩,安全又实用 2

第二节 按摩技艺——多样精湛的手法 3
- 一、按法 3
- 二、推法 3
- 三、点法 4
- 四、揉法 5
- 五、滚法 6
- 六、搓法 7
- 七、擦法 7
- 八、击法 7
- 九、抖法 8
- 十、屈伸法 9
- 十一、掐法 9

第三节 一学就会的取穴定位法 10

第四节 按摩手法循着一定方向走 12
- 一、从补与泻,寻按摩方向 12
- 二、在按摩保健中实践按摩方向 12

第二章 按摩前的注意事项和按摩后的调理

第一节 按摩前后需谨记 14
- 一、按摩前的种种事宜 14
- 二、按摩后的种种事宜 14

第二节 按摩的适用与禁忌 15
- 一、按摩的适用病症 15
- 二、按摩的禁忌病症及人群 15

第三节　按摩异常的预防与处理...16
　　一、软组织受损..................16
　　二、骨折或脱位..................16
　　三、晕厥..............................16

第三章　对症治疗中老年常见病

高血压病..............................18
高脂血症..............................20
糖尿病..................................22
肥胖症..................................24
冠心病..................................26
心绞痛..................................28
中风后遗症..........................30
脂肪肝..................................32
更年期综合征......................34
白内障..................................36
骨质疏松..............................38
老年痴呆..............................40
痛风......................................42

第四章　有效改善呼吸系统症状

感冒......................................44
咳嗽......................................46

过敏性鼻炎..........................48
慢性鼻炎..............................50
咽喉肿痛..............................52
慢性咽炎..............................54
慢性支气管炎......................56
肺炎......................................58
肺结核..................................60
肺气肿..................................62

第五章　缓解消化系统症状

慢性胆囊炎..........................64
腹泻......................................66
便秘......................................68
痔疮......................................70
慢性胃炎..............................72
胃下垂..................................74
胃溃疡..................................76
慢性痢疾..............................78
慢性肠炎..............................80
慢性肝炎..............................82

第六章　解除神经系统疾病困扰

神经衰弱..............................84
眩晕症..................................86
坐骨神经痛..........................88
面神经麻痹..........................90
肋间神经痛..........................92
三叉神经痛..........................94
偏头痛..................................96
癫痫......................................98

第七章　赶走常见皮肤疾病

牛皮癣................................100

皮肤瘙痒症 ………………………… 102
湿疹 ………………………………… 104
痤疮 ………………………………… 106
脂溢性皮炎 ………………………… 108
酒糟鼻 ……………………………… 110
荨麻疹 ……………………………… 112
黄褐斑 ……………………………… 114
白癜风 ……………………………… 116

第八章　迅速缓解骨肌疼痛

颈椎病 ……………………………… 118
肩周炎 ……………………………… 120
网球肘 ……………………………… 122
腕管综合征 ………………………… 124
腰椎间盘突出 ……………………… 126
急性腰扭伤 ………………………… 128
腰肌劳损 …………………………… 130
小腿抽筋 …………………………… 132
类风湿性关节炎 …………………… 134
膝关节炎 …………………………… 136
踝关节扭伤 ………………………… 138

第九章　防治生殖系统疾病

男性性功能障碍 …………………… 140
前列腺疾病 ………………………… 142
阴道炎 ……………………………… 144
产后缺乳 …………………………… 146
月经不调 …………………………… 148
痛经 ………………………………… 150
绝经前后综合征 …………………… 152
乳腺增生 …………………………… 154
不孕症 ……………………………… 156
性欲减退 …………………………… 158

第十章　轻松告别亚健康状况

抑郁症 ……………………………… 160
头痛 ………………………………… 162
耳鸣 ………………………………… 164
健忘症 ……………………………… 166
胸闷 ………………………………… 168
心悸 ………………………………… 170
失眠 ………………………………… 172
口腔炎 ……………………………… 174
牙痛 ………………………………… 176
口臭 ………………………………… 178
身体困乏 …………………………… 180
干眼症 ……………………………… 182

第十一章　快速掌握日常养生按摩法

养心安神 …………………………… 184
提神醒脑 …………………………… 186
清肺理气 …………………………… 188
调和脾胃 …………………………… 190
缓解视疲劳 ………………………… 192
益肾固本 …………………………… 194
疏肝解郁 …………………………… 196

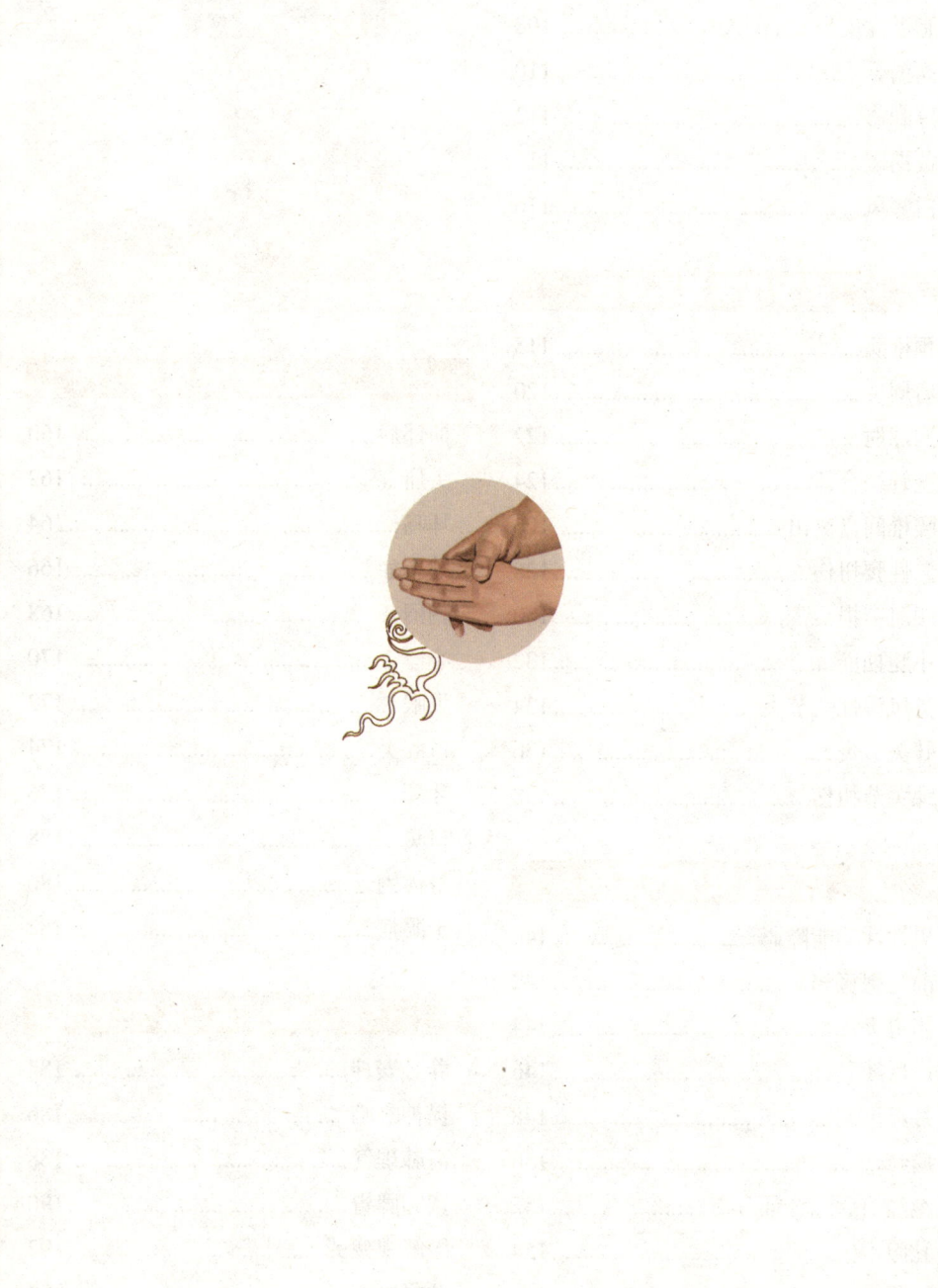

按摩对症治疗保健全书

第一章

按摩
——祛病延年的法宝

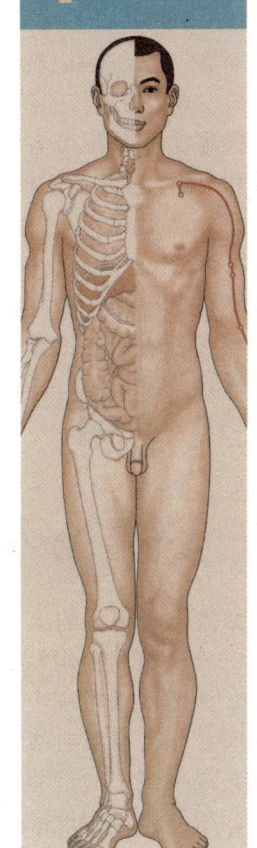

● 按摩，是用手或按摩器材作用在人体各个部位的肌肉、筋、骨关节及经穴上，从而达到保健治疗、养生目的的一种保健治疗方法，是一门历史悠久并行之有效的保健手段。在科学技术迅速发展的今天，按摩这门古老的保健术又焕发了新的青春，并且在日本、东南亚和欧美各国得到了迅速发展。因为按摩能够有效地减肥，消除疲劳，并通过刺激和滋养皮肤，达到美化面容的效果，所以逐渐受到现代都市白领的青睐。更因其简单易行、无毒副作用，能够有病治病、无病强身，从而成为现代人祛病延年的法宝。

第一节 按摩——自然疗法的治病原理

一、按摩，古老又自然

按摩又名推拿，是人类最古老的一种非药物的用于外治的自然疗法。首先，按摩素有"元老医术"之美称，古称"按跷""跷引"，其历史悠久，先秦时代就有比较详细、系统的记载，是我国传统医学中最古老、最独特的医疗方法之一。其次，按摩主要是按摩者结合一定的物理原理和现代医学理论，根据人体经络、特定穴位，然后运用自己的双手作用于人体的特定部位，即对人体的受伤部位、不适部位等，进行推、拿、按、摩、揉、捏、点、拍等多种手法的治疗，以达到防病治病的目的。也就是说，按摩是不打针、不吃药的纯天然疗法，具有广泛的适用人群。

二、按摩，安全又实用

按摩被越来越多的人推崇，主要是因为它的安全性和实用性，这主要体现在按摩疗法的治病机理上。一是按摩能促进血管扩张，增强血液和淋巴液的循环，改善局部组织的营养状态，加强新陈代谢，帮助体内病理渗出物的排出；二是按摩可以帮助深层组织的血液流向体表，使某些血液滞留于局部，从而减低体内或其他部位的充血现象，促进病理产生物的消除；三是按摩能够调节肌肉组织，增强肌肉的弹性、张力和耐力性，缓解病理紧张，促进有毒代谢物的排出；四是按摩能调节神经组织，或使神经兴奋、镇静，或使疲劳消除，从而起到治病的目的。

在药物和保健品的毒副作用越来越被人们重视的今天，通过按摩进行保健和治病的方法愈加受到人们的青睐。因为按摩可以疏通经脉、活血行气，对多种疾病都有良好的疗效，对身体一般没有不良影响。近年来的大量医学实践证明，按摩可以扩张毛细血管，增加血液流量，改善微循环，从而减轻心脏负担，并且安全有效。因此，利用按摩来养生治病得到越来越多人的喜爱。

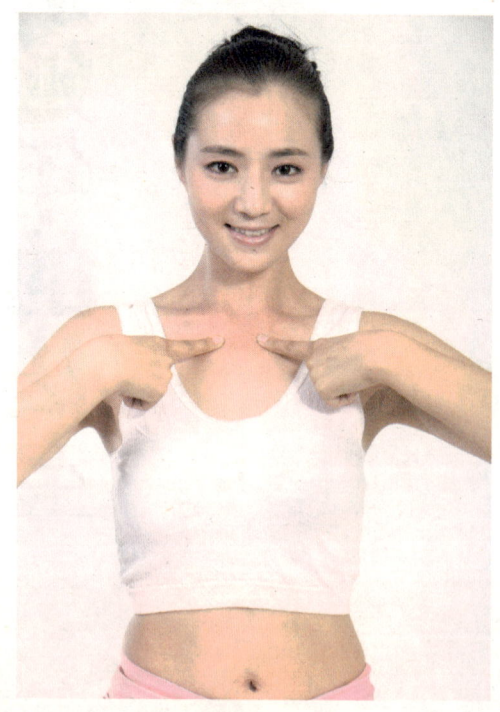

按摩能消除疲劳、舒畅心情。

第二节 按摩技艺
——多样精湛的手法

按摩治病防病，既实用又方便，还颇有成效。例如，掐手部的虎口（合谷穴）可消除牙疼，按压眉心（印堂穴）可促进睡眠。那么，具体的按摩手法又有哪些呢？

一、按法

按法，是指用手指、手掌置于体表之上，逐渐用力深压的一种手法。主要适用于腰背部、头部、下肢及脘腹部等。按时力度应由轻到重，稳而持续，使刺激充分达到机体深部组织。着力部位要紧贴体表，不可移动。按法具有放松肌肉、矫正畸形、安心宁神、镇静止痛等作用。

指按法

具体操作： 拇指螺纹面或指端主动用力，垂直向下按压体表，其余四指张开以助力。指按法适用于全身各部分的穴位。

要点提示： 当单手指力不足时，可用另一手拇指重叠辅以按压。

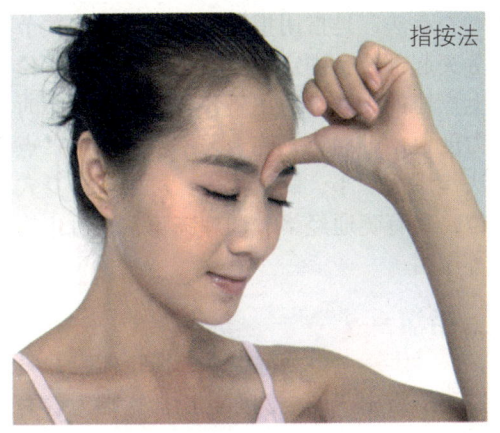

指按法

掌按法

具体操作： 利用上半身的重量，用掌根或全掌垂直向下按压体表。

要点提示： 可单掌按压，亦可双掌重叠按压。

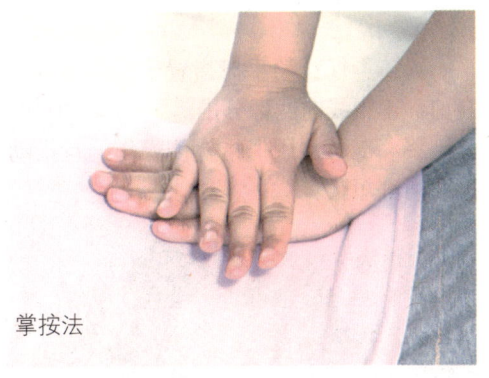

掌按法

二、推法

推法，是指以指、掌、拳或肘部着力于身体体表一定穴位上，进行单方向的直线或弧形推动的方法。推法适用于高血压、头痛、失眠、腰腿疼痛、腰背僵直、风湿骨痛、烦躁易怒、腹胀、便秘、软组织损伤、局部肿痛等症。操作时手指、掌等要紧贴体表，用力要平稳适中，速度要缓慢均匀。为防止皮肤受损，最好使用滑石粉、按摩油或红花油等润滑剂。推法可在人体各部位使用，具有疏通经络、行气活血、消积导滞、解痉镇痛等作用。

掌推法

具体操作： 腕关节略背伸，肘关节伸直，以肩关节为支点，掌根部着力于治疗

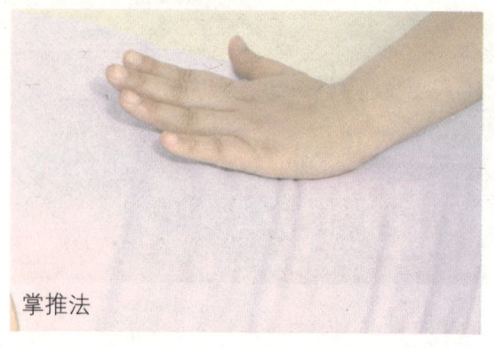
掌推法

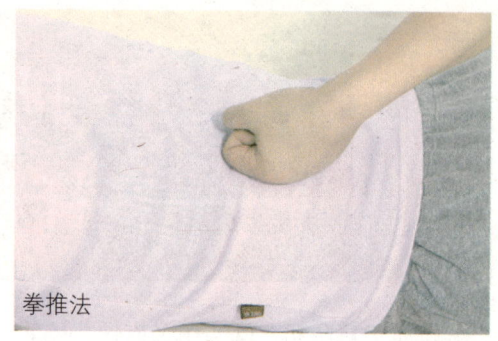
拳推法

部位上，通过肘、前臂、腕部进行单方向的直线推动。

要点提示：单方向直线推进时，不可歪曲斜推。

拇指分推法

具体操作：两手拇指置于人体前额，自前额正中线向两旁分推。

要点提示：用拇指桡侧操作，且推动的距离宜短。

要点提示：以肘关节为支点，前臂主动用力。

肘推法

具体操作：屈肘，以肘尖部着力，前臂主动用力进行单方向的直线推动。

要点提示：另一手臂抬起，以掌部扶握屈肘以固定助力。

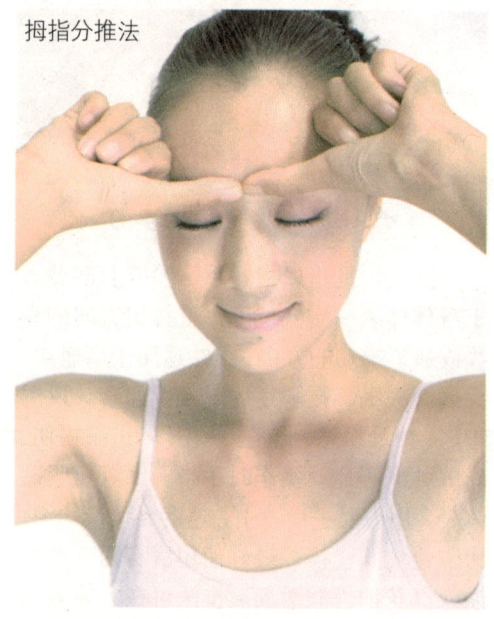
拇指分推法

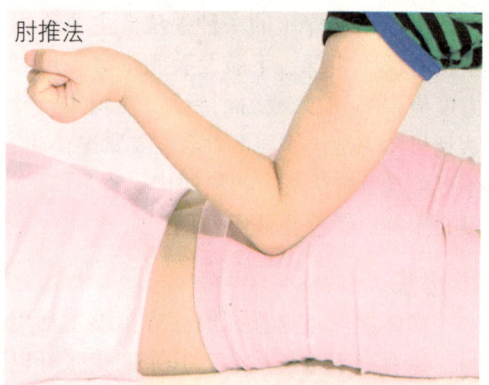
肘推法

三、点法

点法，是指用指端或屈曲的指尖关节等突起部位，固定于体表某个部位或穴位上点压的手法。适用于各种痛症。按摩时力度要由轻而重，施力要平稳且持续。点法作用面积小，刺激量大，可用于全身穴位，具有疏通经络、调理脏腑、活血止痛等作用。

拇指端点法

具体操作：手握空拳，拇指伸直并紧贴于示指中节的桡侧面，以拇指端为着力

拳推法

具体操作：握实拳，腕关节用力伸直，肘关节略屈，以示指、中指、无名指及小指四指的近侧指间关节的突起部着力，向前单方向直线推动。

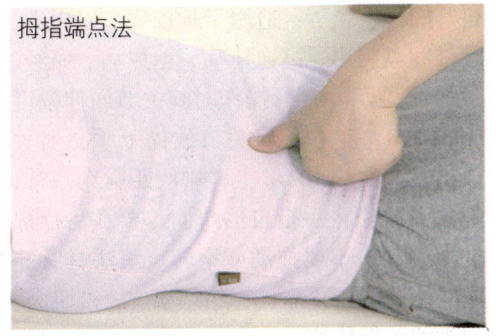

拇指端点法

点点压。

要点提示：前臂与拇指主动发力，持续点压。

屈示指点法

具体操作：屈示指，其余四指相握，拇指末节尺侧缘紧压示指指甲部以助力，示指第一指间关节突起部着力点压。

要点提示：前臂与示指主动发力，持续点压。

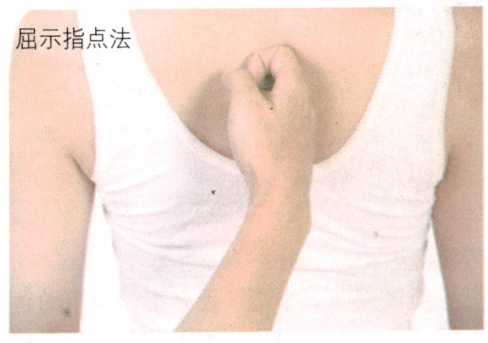

屈示指点法

四、揉法

揉法，是指用手指指腹或手掌掌面等部位轻按于治疗部位上，带动该处皮下组织，做轻柔缓和回旋转动的手法。揉法主要适用于脘腹胀痛、胸闷、便秘、腹泻、头痛、眩晕、四肢软组织损伤等症。操作时要吸定一定部位，带动皮下组织运动，和体表不产生摩擦。揉法轻柔缓和，刺激量小，适用于全身各部位，具有宽胸理气、消积导滞、活血化瘀、消肿止痛、祛风散寒等作用。

掌揉法

具体操作：整个手掌掌面着力，做环旋活动。

要点提示：动作要轻柔缓和。

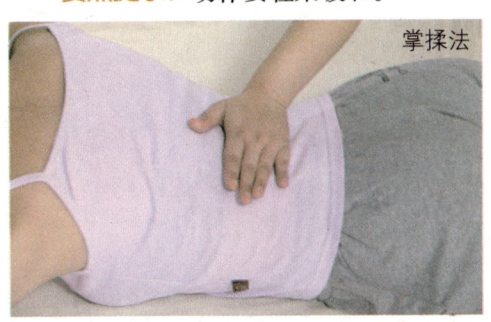

掌揉法

肘揉法

具体操作：肘尖着力，做环旋揉动或左右揉动。

要点提示：适用于面积较小的肌肉丰厚处。

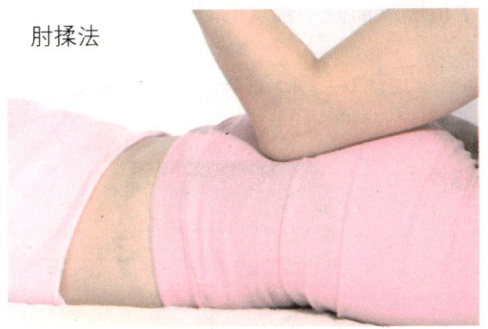

肘揉法

鱼际揉法

具体操作：大鱼际或小鱼际着力，做轻柔缓和环旋活动。

要点提示：要带动该处的皮下组织一起运动。

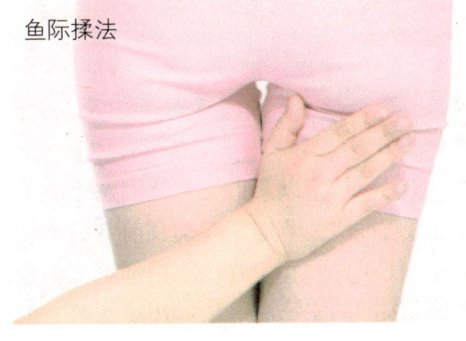

鱼际揉法

掌根揉法

具体操作： 掌根着力，前臂做主动运动，并带动腕及手掌做小幅度的回旋揉动。

要点提示： 以肘关节为支点。

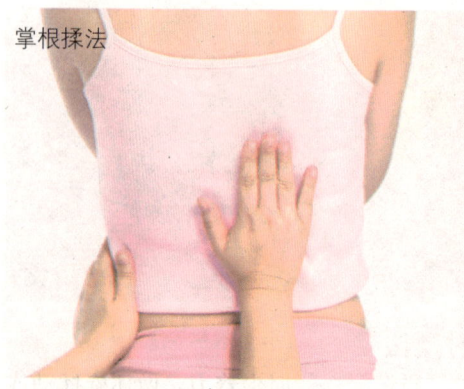
掌根揉法

指揉法

具体操作： 中指指端或示指、中指并拢，使两指的螺纹面着力，通过腕关节使手指螺纹面做小幅度的环旋或上下、左右运动。

要点提示： 腕关节微屈，以肘关节为支点。

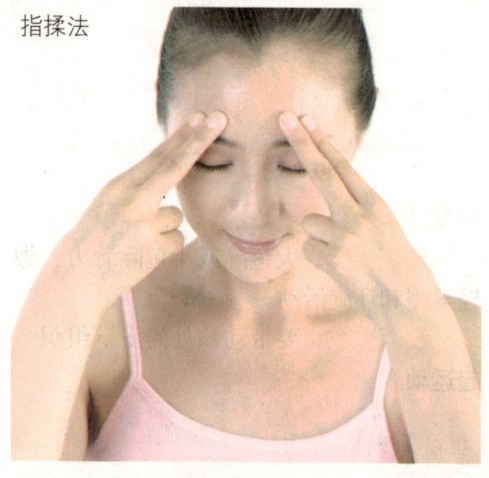
指揉法

五、滚法

滚法，是指以掌指关节背侧贴于施术部位，通过腕关节屈伸运动和前臂的旋转运动，使小鱼际和手背在施术部位上做连续不断滚动的手法。滚法常用于伤科、内科、妇科疾患等，适用于颈椎病、肩周炎、腰椎间盘突出、高血压病、糖尿病、痛经、月经不调等病症。操作时腕关节屈伸幅度应在120°左右，肩关节放松下垂，肘关节自然弯曲约40°，上臂中段距胸约一拳，腕关节放松，手指自然弯曲，要在治疗部位上滚动，不要拖动或空转。滚法具有疏通经络、活血止痛、解除痉挛、放松肌肉、滑利关节等作用。

侧滚法

具体操作： 小指的背侧面着力，肘关节微屈并放松，靠前臂的旋转及腕关节的屈伸，使产生的力持续作用。

要点提示： 以小指掌的指关节背侧为支点。

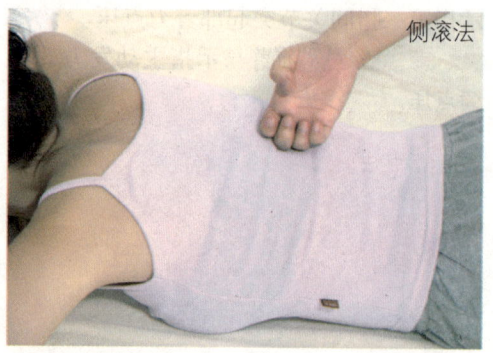
侧滚法

拳滚法

具体操作： 小指、无名指、中指的背侧及其掌指关节着力，肘关节伸直，靠前臂的旋转及腕关节的屈伸，使产生的力持续作用。

要点提示： 以小指掌指关节背侧为支点。

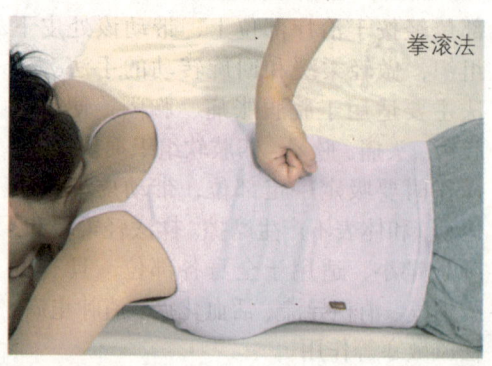
拳滚法

六、搓法

搓法，是指用双手掌面夹住肢体或用单手、双手掌面着力于施术部位，做交替搓动或往返搓动的手法。搓法主要用于缓解肢体酸痛，主要包括关节活动不利及胁肋部疼痛等症。操作时双手动作幅度要均等，用力要对称，在体表的移动要缓慢，挟持肢体的力量要适中。

夹搓法

具体操作： 两手掌面夹住被按摩者的肢体，前臂与上臂主动施力，左右手做反方向的快速搓动，同时上下移动。

要点提示： 以肘关节和肩关节为支点，动作要迅速。

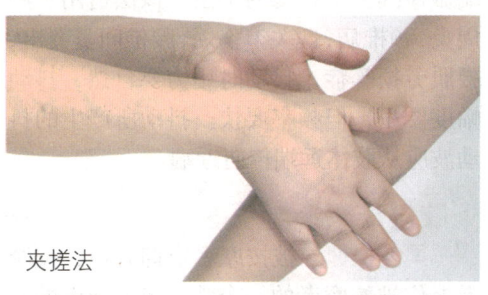

夹搓法

推搓法

具体操作： 单手或双手掌面着力，前臂主动用力，快速做推出、拉回的搓动。

要点提示： 以肘关节为支点。

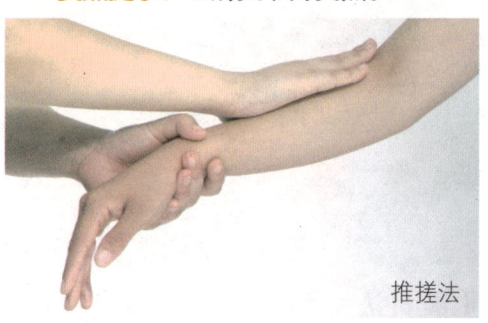

推搓法

七、擦法

擦法，是指用手掌的大鱼际、小鱼际或掌根等部位附着在一定皮肤表面，做直线来回摩擦的手法。擦法适用于呼吸系统、消化系统及运动系统疾病，如咳喘、胸闷、慢性支气管炎、胃炎、消化不良、腰背风湿痹痛、四肢伤筋等。操作时需直线运动，距离应尽量拉长；动作要连续不断，如拉锯状，不能有间歇停顿；压力要均匀而适中，以不使皮肤起褶皱为宜。

掌擦法

具体操作： 全掌着力，做往返直线快速擦动。

要点提示： 接触面积大，产热低且慢，主要用于腰骶、四肢、肩部。

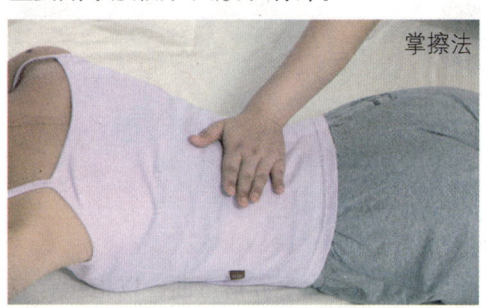

掌擦法

大、小鱼际擦法

具体操作： 手尺侧小鱼际或大鱼际着力，做往返直线快速擦动。

要点提示： 接触面积小，产热高且快，主要用于腰骶、肩背及四肢。

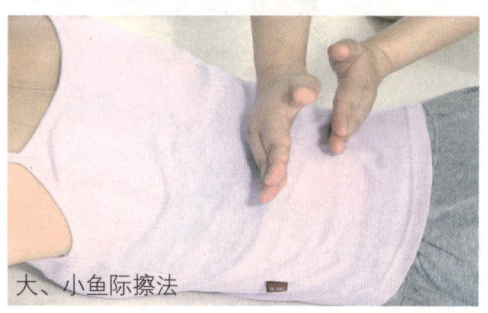

大、小鱼际擦法

八、击法

击法，是指用手的某一部位轻轻叩击体表部位的手法。击法适用于风湿性关节炎，可改善肢体疼痛、麻木不仁、疲劳酸痛、肌肉萎缩等症。操作时用力要稳，动作要连续而有节奏。另外，一触及受术部位后即迅速弹起，不要停顿或拖拉。

拳击法

具体操作： 手握空拳，腕关节伸直，用拳背或拳眼击打体表。

要点提示： 动作要有弹性、有节律。

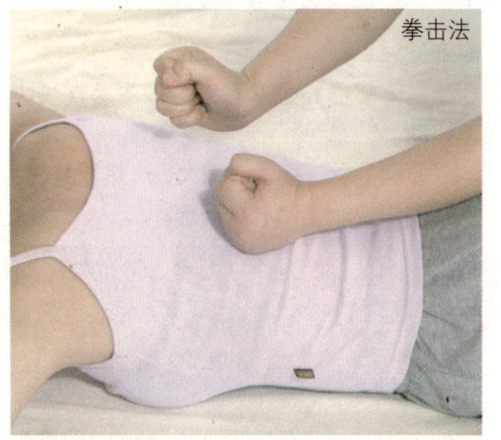

拳击法

指尖击法

具体操作： 手五指弯曲，以指端有节律地击打按摩部位。

要点提示： 腕关节要放松，动作要有节律。

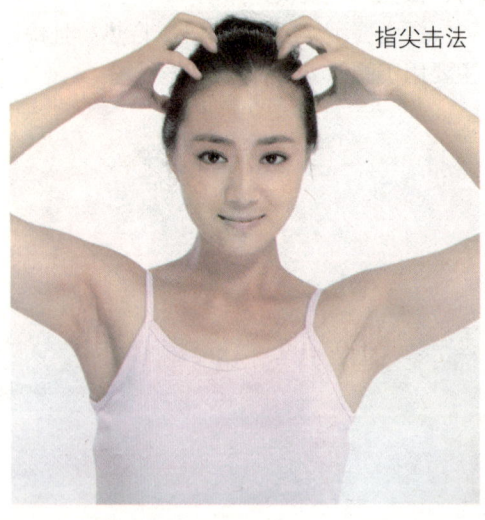

指尖击法

侧击法

具体操作： 五指伸直并分开，腕关节略伸，以手的尺侧着力，双手交替有节律地击打体表。

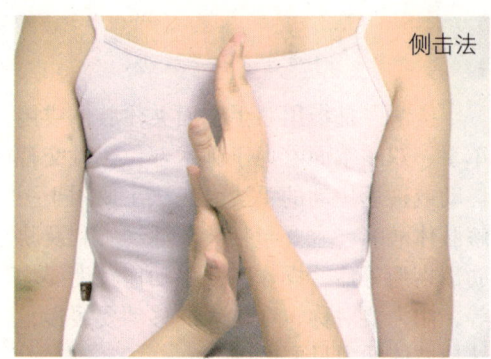

侧击法

要点提示： 也可两手相合，同时击打按摩部位。

九、抖法

抖法，是指用单手或双手握住患肢远端做连续上下抖动的手法。该法适用于肩周炎、颈椎病、髋关节伤筋、腰椎间盘突出、腰肌劳损等症。抖动时用力要自然，抖动幅度要小，但频率要快。抖动所产生的抖动波应从肢体远端传向近端。

下肢抖法

具体操作： 被按摩者取仰卧位，按摩者握住被按摩者的一个踝关节，牵引的同时做上下抖动。

要点提示： 先做牵引，且抖动速度要快。

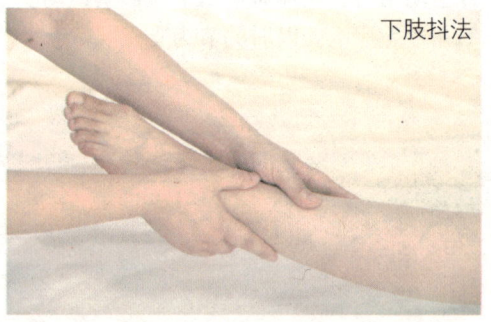

下肢抖法

上肢抖法

具体操作： 被按摩者端坐，按摩者的双手握住被按摩者的手指，并使被按摩者的肩关节外展。先牵引，同时做连续、快速的上下抖动。

要点提示： 要使肩关节的抖动幅度达

到最大。在抖动过程中，可以瞬间加大抖动幅度3～5次，但不可加大牵引力。

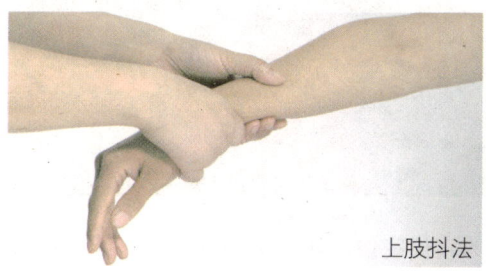

上肢抖法

十、屈伸法

屈伸法，是指一手握住远端肢体，一手固定于关节部位，然后缓慢、均衡、持续而有力地做适当的被动屈伸或外展内收动作的手法。该法适用于肩、肘、膝、踝等部位关节，可改善多种外伤引起的关节屈伸及内收外展的活动障碍、筋肉挛缩等症。操作前必须检查其能动幅度，用力要适中，不可用力过猛，也不可强硬地伸拉关节，否则极有可能造成骨折脱位。另外，在屈伸关节时要稍稍地结合拔伸或按压之力，随着动作的惯性和患部适用度增加，每次活动的次数可逐步增加。

单纯屈伸法

具体操作：被按摩者仰卧，按摩者握住其关节，并沿冠状轴进行活动。

要点提示：可用于各个关节，使关节加大屈伸运动幅度。

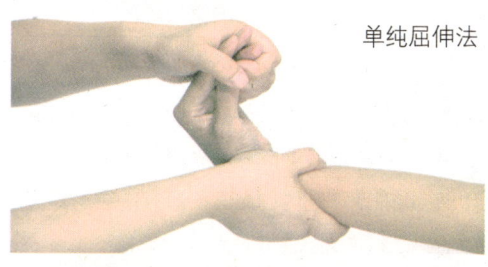

单纯屈伸法

屈转伸法

具体操作：先使关节极度弯曲，再突然使该关节极度伸直。

要点提示：本法适用于关节伸直功能受限这一类病症。

伸转屈法

具体操作：先使关节极度伸直，再突然使该关节极度弯曲。

要点提示：本法适用于关节屈曲功能受限这一类病症。

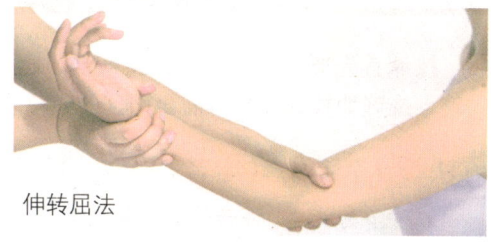

伸转屈法

十一、掐法

掐法，是指用手指指甲按压穴位的手法。本法适用于头痛、中暑、晕厥、癫痫、小儿惊风等病症。操作时不可用力过重，应逐渐由轻至重；且用力不可过猛，更不能使用暴力，以免掐破皮肤。掐法常用于人中等感觉比较敏锐的穴位，具有开窍醒脑、回阳救逆、疏通经络、运行气血等作用。

双手掐法

具体操作：两手的拇指、示指相对用力，挤压人体部位。

要点提示：力度以被按摩者的身体承受力为限。

单手掐法

具体操作：单手拇指指端掐按人体的穴位。

要点提示：操作时垂直用力按压，不能扣动，以免掐破皮肤。

单手掐法

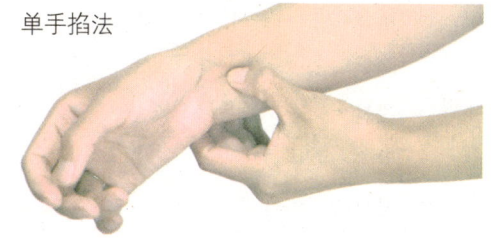

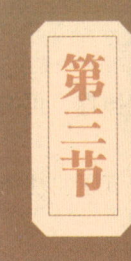

第三节 一学就会的取穴定位法

按摩首先要找准穴位,这就需要掌握一定的穴位定位方法。下面的方法,能够让你快速、准确地找到按摩时需要用到的穴位。

方法一(骨度分寸定位法):

以骨节为标志,将两骨节之间的长度折量为一定的分寸来取穴定位。该方法准确性高,适用人群广泛。详情请见下面的"人体全身骨度分寸表"。

部位	起点和终点	折量寸	度量法	补充说明
头部	前发际→后发际	12	直	确定头部经穴的纵向距离
	眉间→前发际正中	3	直	
	第七颈椎棘突下(大椎)至后发际正中	3	直	确定前或后发际及其头部经穴的纵向距离
	眉间→后发际正中第七颈椎棘突下	18	直	
	前额两发角之间	9	横	确定头前部经穴的横向距离
	耳后两乳突之间	9	横	确定头后部经穴的横向距离
胸腹部	天突→耻骨	9	直	确定胸部任脉经穴的纵向距离
	耻骨→脐中	8	直	确定上腹部经穴的纵向距离
	脐中→曲骨	5	直	确定下腹部经穴的纵向距离
	左乳头→右乳头	8	横	确定胸腹部经穴的横向距离
	腋窝顶点→第十一肋游离端	12	直	确定胁肋部经穴的纵向距离
背腰部	肩胛骨内缘→后正中线	8	横	确定背腰部经穴的横向距离
	肩峰缘→后正中线	8	横	确定肩背部经穴的横向距离
上肢部	腋前、后纹头→肘横纹	9	直	确定上臂部经穴的纵向距离
	肘横纹→腕掌背侧横纹	12	直	确定前臂部经穴的纵向距离
下肢部	耻骨联合上缘→股骨内上髁上缘	18	直	确定下肢内侧足三阴经穴的纵向距离
	胫骨内侧髁下方→内踝尖	13	直	
	股骨大转子→腘横纹	19	直	确定下肢外后侧足三阳经穴的纵向距离
	臀沟→腘横纹	14	直	
	腘横纹→外踝尖	16	直	确定下肢外后侧足三阳经穴的纵向距离

方法二（手指同身寸定位法）：

根据手指尺寸定位法

此种方法即手指同身寸取穴法，是中医诊疗时最常用的找穴方法之一，选取自身手指的某一部分作为长度单位进行衡量取穴。

拇指同身寸

以被按摩者拇指中节的宽度为1寸。此种方法适用于四肢部位取穴。

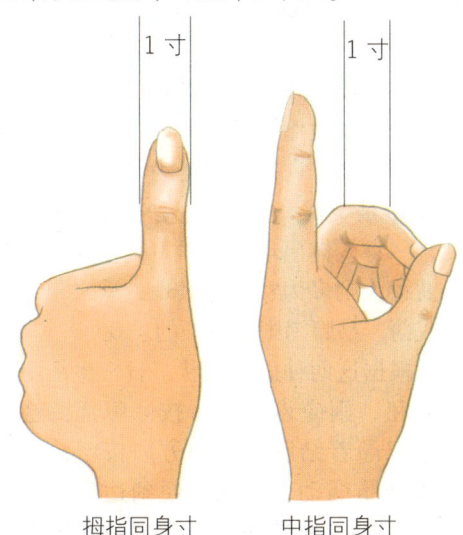

拇指同身寸　　中指同身寸

中指同身寸

以被按摩者中指中节两侧横纹头为1寸。

三指横寸

将被按摩者的中指、示指、无名指并拢，它们中间的宽度为2寸。

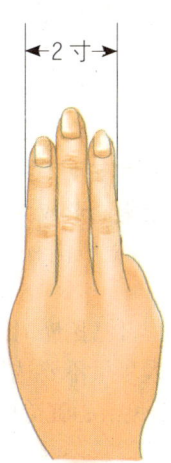

三指横寸

四指横寸

将被按摩者的示指、中指、无名指、小指并拢，它们中间的宽度为3寸。此种方法多用于四肢、下腹的直寸及背部的直寸。

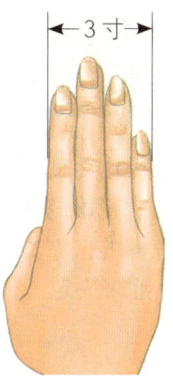

四指横寸

方法三（体表解剖标志定位法）：

以人体解剖学的各种体表标志为准来取穴定位。首先，人体的骨节、肌肉所形成的突起、凹陷及五官轮廓、发际、指（趾）甲、乳头、肚脐等，均可在自然姿势下外表可见，以此可轻松判断穴位的固定位置。比如脐中为神阙穴，旁开2寸即为天枢穴等。其次，人体各部位的关节、肌肉、肌腱、皮肤随着人体的活动会出现空隙、凹陷、皱纹、尖端等，据此也可用来定位取穴。比如在耳屏与下颌关节之间，只要微张口，凹陷处即为听宫穴。

方法四（临床简易取穴法）：

比如两手虎口交叉，一手示指压在另一手腕后高骨的上方，其示指端到达处即为列缺穴。又如立正站立时，两手臂自然下垂，中指端在下肢所触及的地方即为风市穴。

取穴后正确按压，若是被按摩者感觉按摩位置酸、麻、胀、痛等，且身体不适得以消除或缓解，这就说明找到了正确的穴位。另外，值得注意的一点是，除人体正中央的穴位之外的其他穴位均是左右各一的，但由于体型和体格的差异性，因此左右两处的穴位并不是完全对称的。

第四节 按摩手法循着一定方向走

按摩疗法，操作简便、疗效显著，但按摩时一定要注意正确的按摩方向。然而具体应该采用怎样的按摩方向，完全由个人体质及具体病症来决定。

一、从补与泻，寻按摩方向

按摩时，如果以中指、示指、拇指或大鱼际按摩某一部位或穴位，顺时针旋转则为补法，或者是以拇指、中指分别按住两穴或以示指、中指、无名指分别按住三穴，顺时针旋转亦为补。而以中指或示指按摩某一部位或穴位，逆时针旋转则为泻，或者以拇指、中指分别按住两穴或以示指、中指、无名指分别按住三穴，逆时针旋转亦为泻。

另外，对于肚脐的按摩方向，明代的医学家周于蕃有书曾言："推肚脐，须熬汤往小腹下推，则泻，由小腹往肚脐上推，则补。"足三阴经从足部走向腹部，交于手三阴经，若是向小腹下推，则是逆着经脉的循行路线，此为泻；往上推则是顺着经脉的循行路线，故为补。

按摩时，以一中指或拇指按住穴位，逆时针旋转半圈再顺时针旋转半圈；或者以拇指、中指按住两穴或示指、中指、无名指按住三穴，逆时针旋转半圈再顺时针旋转半圈；或手指平放在穴位上左右旋转捻动，均为平补平泻法。躯干、四肢按摩时，需要通行经络者，应先顺经推，或顺经按摩。稍停，再逆经推，或逆经按摩，往返推送按摩即为平补平泻手法。

二、在按摩保健中实践按摩方向

中医按摩穴位的原则是，实证时应按顺时针方向按摩，是为了泻，虚证时则要按照逆时针方向按摩，是为了补。实证和虚证乃是中医病理里较为常见的两种病症，一旦人体出现舌苔发黄或较厚、口臭且便秘，则多为实证的表现；反之，舌苔淡或薄、易腹泻则为虚证的表现。

根据这两种病理症状，日常生活中遇到便秘，则应该顺时针按摩腹部，这样就可以顺着结肠位置的方向按摩，从而刺激结肠蠕动，帮助粪便到达直肠，刺激肠壁神经感受细胞传入大脑，便于产生便意。

当然，日常生活中我们也可以做一些基本保健，这时只需顺时针和逆时针方向各按摩一次，将平补和平泻有机结合起来，效果会更加明显。比如，按摩躯干和四肢时，需要疏通经络，则应先顺着经络推，再逆着经络推。

注意： 按摩并非越痛越好，这也就意味着按摩的时间不宜太长，力度不宜过大，否则极易导致皮下毛细血管出血、变紫，并在皮下凝集而形成大包块。按摩时间一般以自我感觉肌肉松弛、精神舒缓为宜。

温馨提示： 自己按摩时，心脏病患者或年纪稍大的人尽量不要选用锤打型的颈肩部按摩器，以免给心脏造成过重的负担，产生身体不适。

第二章 按摩前的注意事项和按摩后的调理

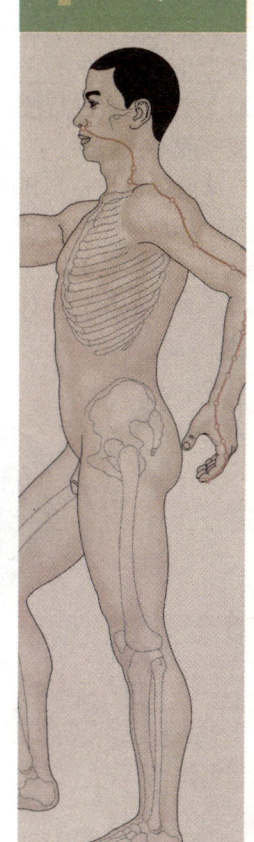

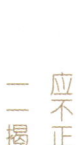

● 今天你按摩了吗？现代社会越来越崇尚养生和保健，按摩则属于其中的佼佼者。头痛，我们会摸摸额头，揉揉太阳穴；颈肩胀痛，捏捏颈后，敲敲肩膀；腰酸背痛，捋捋脊柱，扭扭腰；四肢酸痛，拍拍筋骨，按按痛处……日常生活中，我们总会像这样不知不觉按摩自己的身体。然而，你知道按摩后我们该做些什么吗？按摩后是否可以喝水、按摩后多久适合进食、按摩后何时可以洗澡、按摩后什么样的反应正常、什么样的反应不正常、按摩后出现异常情况又该如何处理呢？这些问题，本章将为你一一揭晓。

第一节 按摩前后需谨记

一、按摩前的种种事宜

◎操作者要用热水洗手，保证手的清洁卫生。

◎操作者要修剪指甲，指甲要与指腹顶端齐平，以免刮伤或划伤体表。

◎按摩前30分钟不宜进食过饱，最好在饭后2小时左右进行按摩。

◎按摩前不宜喝酒。

◎按摩前放松身心，并排空大小便。

◎按摩场所的空气流通、环境舒适，温度要适宜，避免受凉。

◎操作者的双手接触体表前最好保证是温暖的。

◎腰部肾区不宜用拍法、击打法，以免损伤肾脏。

◎按摩时间每次以20～30分钟为宜，按摩次数以12次为一个疗程。

◎按摩前确定敏感部位和受伤部位，按摩时可更好地避开这些部位，以免使其产生不适。

◎按摩前可使用按摩油润滑，以免按摩过程中擦伤皮肤。宝宝则可使用婴儿油或橄榄油。

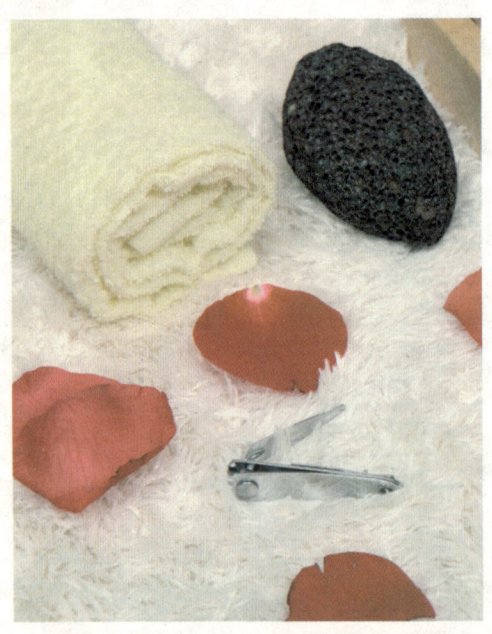

准备好用具是按摩前的一项非常重要的工作

二、按摩后的种种事宜

◎按摩后不要立即起身，可闭目养神，以免产生呕吐或眩晕等不适。

◎按摩后可轻轻握住被按摩者的手腕或脚踝，然后上下左右轻柔地晃动，以帮助其放松肌肉。

◎按摩后饮用温开水300～500毫升，以促进排泄，帮助增进按摩效果。

◎按摩后不宜立即洗澡，因为按摩后皮肤毛孔扩张，若立即洗澡，很有可能会受凉，也会影响按摩效果。

◎给宝宝按摩后，可先用柔软的毛巾将多余的婴儿油擦掉，然后在有皱褶的部位撒上痱子粉或者爽身粉，保持皮肤的干燥，避免红疹、痱子的产生。

◎如果宝宝在抚摩后显得比较兴奋，操作者可喃喃细语或者哼唱安眠曲，以帮助宝宝恢复平静。宝宝若是睡着了，操作者要给宝宝盖上被子保暖。

第二节 按摩的适用与禁忌

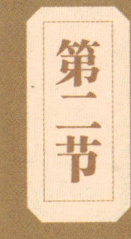

按摩既可用于疾病的康复，又可用于保健养生。但是按摩毕竟还是具有一定的局限性，一旦超出了它的范围或底线，病情不仅会加重，对健康人也有可能会产生副作用。

一、按摩的适用病症

◎内科常见病，如感冒、哮喘、失眠、偏头痛、低血压、高血压病、冠心病、慢性胃炎、消化不良、胃下垂、腹胀、腹痛、便秘、肠炎、中风、颜面神经麻痹等。

◎外科常见病，如扭伤、关节脱位、腰肌劳损、肌肉萎缩、三叉神经痛、肋间神经痛、股神经痛、坐骨神经痛、腰背神经痛、四肢关节痛、风湿性关节炎、关节强直等。

◎妇科和男科常见病，如痛经、月经不调、母乳分泌失调、乳房肿块、更年期综合征、遗精、疝气、阳痿等。

◎儿科、五官科等常见病，如小儿咳嗽、遗尿、夜啼、近视、牙痛、慢性鼻炎、咽喉肿痛、口腔炎、口角炎、扁桃体炎等。

◎紧急抢救，如中暑、心绞痛、鼻出血、小腿抽筋等。

二、按摩的禁忌病症及人群

◎女性经期及妊娠期间不宜对腹部、腰骶部和髋部进行按摩；另外，肩井、合谷、三阴交和昆仑穴等也不宜按摩。

◎年老体弱及患病而身体极度虚弱的危重患者不可进行按摩。

◎皮肤损伤及患皮肤病者，如湿疹、丹毒、脓肿、烫伤以及一些开放性伤口，不可进行按摩。

◎急性软组织损伤导致的局部组织肿胀，不可立即按摩，应先冰敷20分钟以上，然后用棉花置于伤部加压包扎，等过了24小时或36小时拆除后再按摩。

◎血压过高以及严重心、肝、肺、肾功能不全的患者不可进行按摩。

◎不明原因的急性脊柱损伤伴脊髓异常症状患者不可进行按摩。

◎肝炎、结核病等传染性疾病患者不可进行按摩。

◎血友病、白血病等各种容易引起出血疾病的患者不可进行按摩。

◎胃穿孔、胃及十二指肠溃疡等患者不可进行按摩。

◎各种骨折、关节脱位以及严重的老年骨质疏松症患者不可进行按摩。

◎可疑或确诊患有骨关节或软组织肿瘤患者不可进行按摩。

◎精神疾病患者不宜按摩。

◎脊髓型颈椎病、"中央"型腰椎间盘突出症的患者不宜按摩。

◎吸毒者正犯瘾时不宜按摩。

◎过度疲劳、过饥过饱的人均不宜进行按摩。

第三节 按摩异常的预防与处理

按摩因其副作用小、受环境和条件的限制少而深受大众喜欢，但如果按摩手法不熟练、按摩的基础知识掌握不够，实践中难免会出现一些意外或异常情况。

一、软组织受损

人体的皮肤、皮下组织、肌肉、肌腱、韧带、关节囊等均为软组织。

【临床表现】皮肤损伤者会有明显的灼热感和剧痛，皮肤会有破损。皮下出血者则局部疼痛、肿胀，皮下可见大小不等的出血瘀斑。椎间盘损伤后疼痛加剧，运动障碍明显。

【原因】1.按摩手法生硬、用力过重。小幅度且快速不均匀的擦法、时间长又用力过猛的掐法、时间较长的指揉法等易使皮肤受损，甚至皮下出血。2.对颈部、腰椎等过度旋转、侧屈、挤压按摩时，易引发椎间盘损伤。

【预防及处理】皮肤受损，要保持伤口清洁，并涂抹红药水或紫药水。皮下出血，手法强度应由轻到重以预防，处理时可局部包扎或冰敷。椎间盘损伤，保证做脊椎旋转、侧屈、屈伸类动作时在正常的生理范围内，多卧床休息。

二、骨折或脱位

因外力作用破坏了骨的完整性和连续性，即为骨折。关节若是失去了正常的连接，即为脱位。

【临床表现】骨折后会感到疼痛肿胀、功能障碍等，甚至大多数的肢体或躯干的外形会畸形。关节脱位后会感到肿胀、疼痛，甚至畸形明显。

【原因】1.手法过于粗暴。2.按摩时关节运动不规范或超出正常活动度。

【预防及处理】要求施术者对骨与关节的解剖结构和正常的活动幅度有深刻的了解；按摩手法要柔和；关节运动幅度要由小到大、循序渐进。骨折发生后要立即复位和固定，脱位后要立即复位和固定，并尽早进行功能性锻炼，必要时还可用中药熏洗。

三、晕厥

晕厥是一种突发性、短暂性的意识丧失而昏倒，大多发生在大脑皮层由原来常态供氧到低氧状态的迅速转变过程中，一般短时间内可自行恢复。

【临床表现】被按摩者突然感到头晕、恶心，继而面色苍白、四肢发凉、出冷汗、神呆目定，甚至意识丧失而昏倒。

【原因】被按摩者若是紧张过度、体质虚弱或在疲劳、饥饿等情况下按摩，且手法过重或时间过长，极易导致晕厥。

【预防及处理】晕厥发生后，应立即停止推拿，并将被按摩者置于空气流通处，头部保持低位，助其慢慢恢复。也可采取掐人中、拿肩井或合谷、按涌泉等救治方法使其苏醒。

第三章 对症治疗中老年常见病

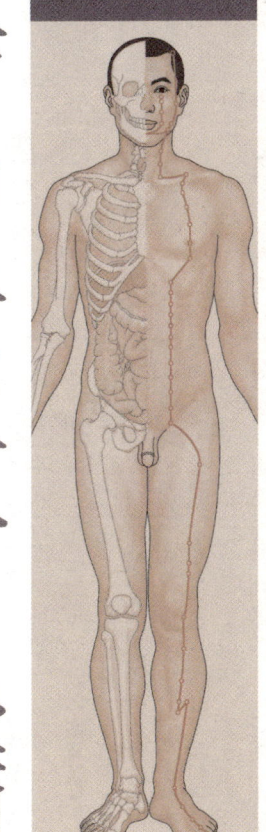

● 此时此刻，也许你正值青春年少，也许你正巧三十而立，也许你已四十不惑，又或许你已老态龙钟……不论你处于哪个阶段，你的人生总得经过中年期，也逃不过老年期。中老年时期是身体状况走"下坡路"的阶段，新陈代谢在减速，脏器功能在退化，体内垃圾在增多，身体功能在老化，各种疾病来侵袭，尤以"三高"、心脏病、痴呆、中风最为常见。为了帮助中老年人平安度日，本章列举了一些普遍性高、治疗可能性大的疾病，介绍最简单的手法操作，尽最大的努力帮助中老年朋友们找回健康、锁住幸福。

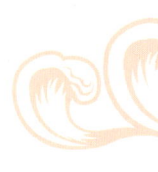

高血压病

【典型症状】
- 头晕目眩，甚至失眠
- 恶心呕吐
- 气短胸闷，偶有心悸
- 肢体麻木或僵硬

【特效穴位】

太阳穴：在头部，眉梢与目外眦之间，向后约1横指处。

曲池穴：位于人体肘部桡侧，弯曲前臂时在肘横纹桡侧止点处即是。

膻中穴：位于人体胸部，在前正中线上，两乳头的正中间处。

印堂穴：位于人体头部，两眉头连线的中点处即是。

神庭穴：位于人体头部，正坐或仰靠时，在头部中部入前发际0.5寸处。

筑宾穴：在小腿内侧，太溪穴与阴谷穴的连线上，太溪穴上5寸，腓肠肌肌腹的内下方。

风池穴：位于人体后颈部，在胸锁乳突肌与斜方肌上端之间凹陷处。正坐时，后头骨下，两条大筋外缘陷窝处即是。

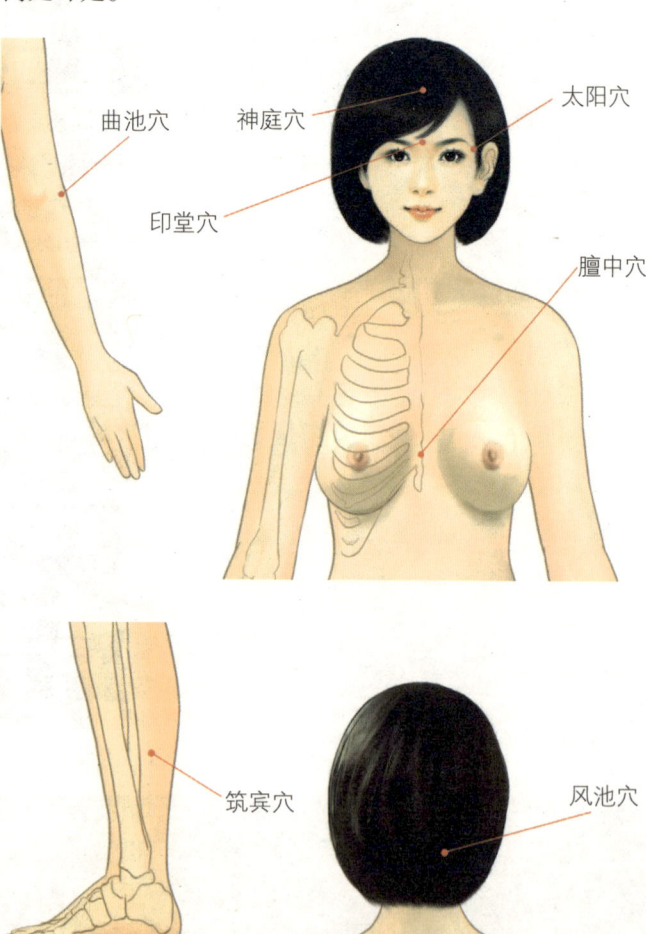

【穴位按摩功效】

高血压病是一种以体循环动脉血压增高为主要临床表现的疾病，与神经系统、心血管系统有极大的关联。压力过大、神经高度紧张或者疲劳过度，往往都比较容易使血压升高。经常按揉太阳穴，可清脑明目、缓解头痛、舒缓压力，从而改善精神状态，起到一定的降压目的；按摩曲池穴，可改善血液循环，促进大脑的血流量，调节血压；筑宾穴可调理下焦，宁心安神，按摩耳垂、锁骨上窝也就是按摩颈动脉，有利于疏通血管，调节神经中枢，稳定血压。

【按摩手法】

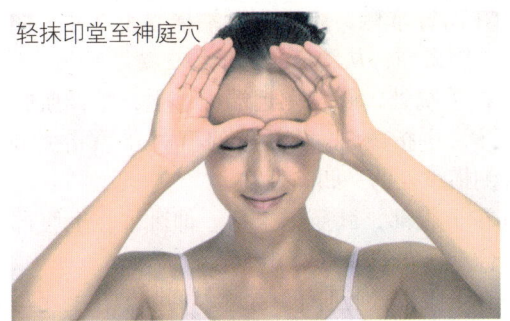

轻抹印堂至神庭穴

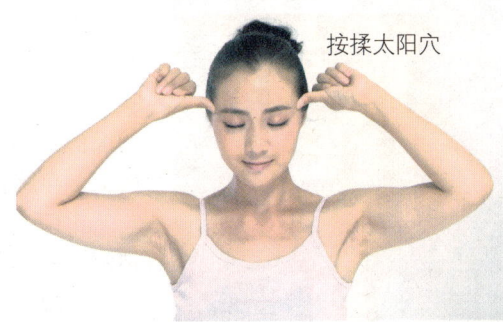

按揉太阳穴

❶ 双手拇指指腹从印堂穴轻轻抹至神庭穴，其余四指置于头顶以助力，反复操作10次。

❷ 双手拇指指腹同时按揉太阳穴2分钟，力度以穴位感觉酸胀为宜。

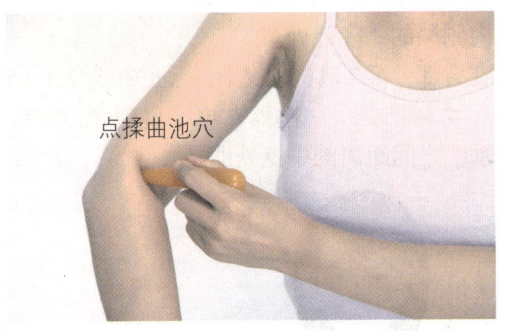

点揉曲池穴

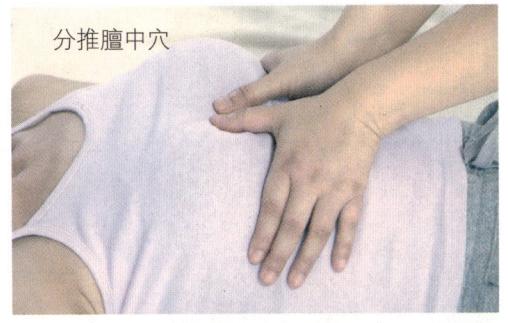

分推膻中穴

❸ 用圆珠笔笔端或拇指指端轻轻地点揉曲池穴，左右两穴各压揉1分钟左右。

❹ 患者取仰卧位，操作者五指自然分开，手掌紧贴在患者膻中穴处，从胸部正中沿肋间隙向两侧轻轻分推，由上依次向下进行，反复操作5次。

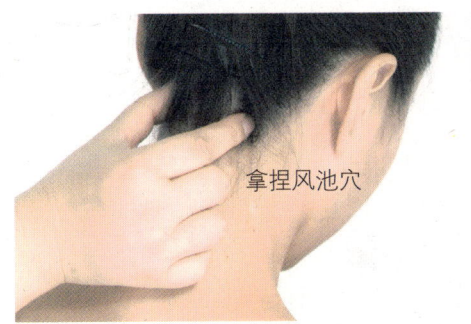

拿捏风池穴

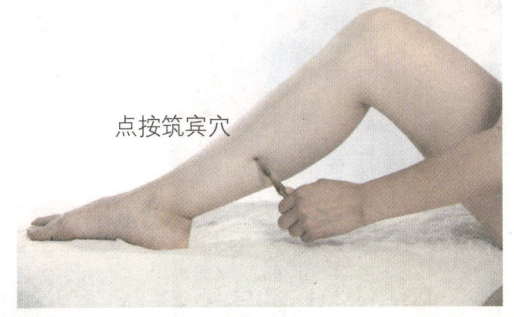

点按筑宾穴

❺ 操作者拇指与示指相对用力，拿捏患者双侧风池穴3分钟，力度以肌肉感觉酸胀为宜。

❻ 取坐位，一手持按摩棒点按对侧小腿上的筑宾穴，稍用力点按2分钟，左右交替进行。

【辅助治疗】

芹菜汁：取芹菜250克，将芹菜连根带叶一起洗净后切碎，再加入适量的凉开水，榨汁过滤，留汁饮用即可。长期饮用芹菜汁可软化血管、降低血压。

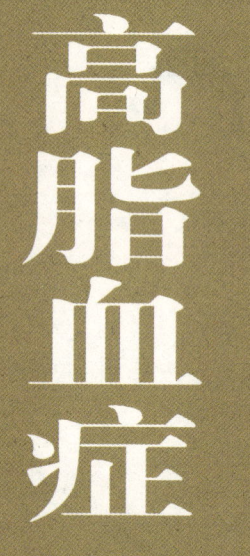

高脂血症

【典型症状】

○ 胸闷头晕，时有心悸
○ 失眠健忘
○ 形体肥胖，行动迟缓
○ 肢体麻木

【特效穴位】

内关穴：在前臂掌侧，腕掌侧远端横纹上2寸。伸胳膊掌心朝上，腕微屈，从腕横纹上量约2横指处。

阳池穴：在手腕处，腕背侧远端横纹上，指伸肌腱的尺侧缘凹陷中。手指微屈，在手背的第4、5掌指关节向上，在腕背侧横纹处的一凹陷处。

中脘穴：在上腹部，肚脐上4寸。仰卧，在上腹部神阙与胸剑结合点连线的中点处。

气海穴：在下腹部，肚脐下1.5寸。仰卧，在关元与肚脐连线的中点处。

太阳穴：在头部，眉梢与目外眦之间，向后约1横指处。

攒竹穴：在头部中部入前发际0.5寸处。端坐，直视前方，在眉毛内侧端的一隆起处。

膈俞穴：在背部，第7胸椎棘突下，后正中线旁开1.5寸。端坐，在第7胸椎处引一垂线，再于肩胛骨内侧缘引一垂线，两垂线之间距离的中点处即是。

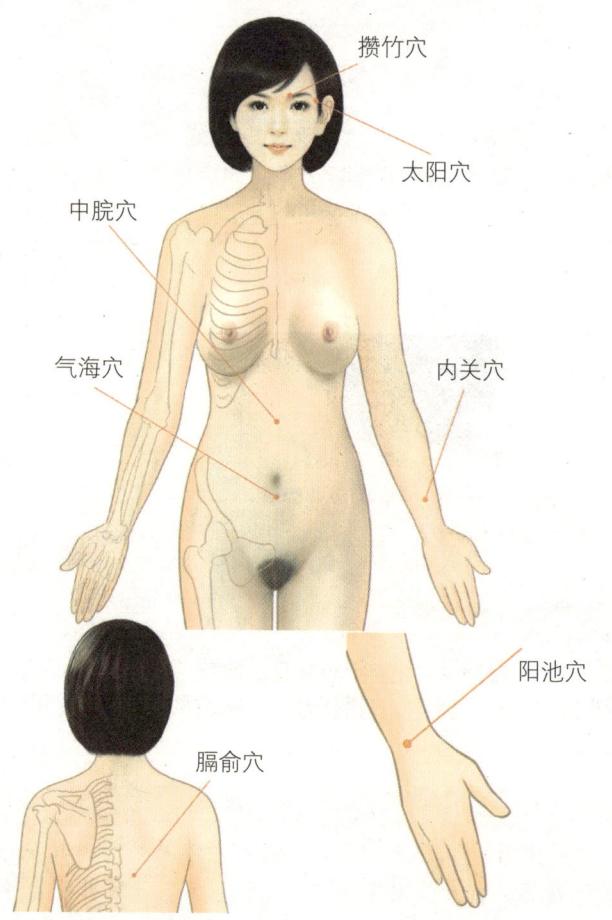

【穴位按摩功效】

高血脂多发于中老年人，主要是指血清胆固醇或三酰甘油的含量增高，或两者都出现增高的病症。按摩头部的太阳穴，有利于帮助脑神经放松，改善因血脂高而引起的头晕、头痛症状；按摩攒竹穴，有利于缓解疲劳，改善睡眠、提高精神状态，可辅助治疗失眠健忘和心悸症状；按摩内关和阳池穴，则可促进血液循环，提高心肺功能，改善四肢麻木症状；而中脘和气海穴的按摩则有促进肠蠕动、加速新陈代谢、消脂减脂的功效。

【按摩手法】

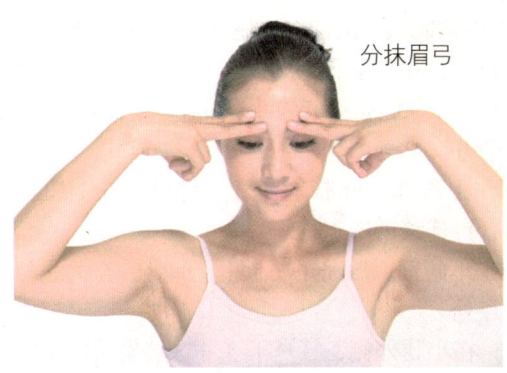
分抹眉弓

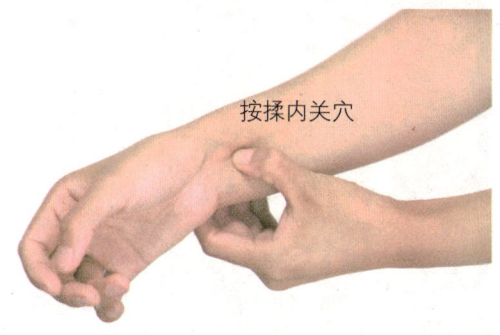
按揉内关穴

❶ 示指、中指并拢，置于攒竹穴上，沿眉弓向两侧分抹至太阳穴，再重点按揉太阳穴1分钟左右，反复操作。

❷ 拇指指腹按揉内关穴，其余四指置于前臂外侧且与拇指相对，拇指用力由轻渐重，反复按揉2分钟。

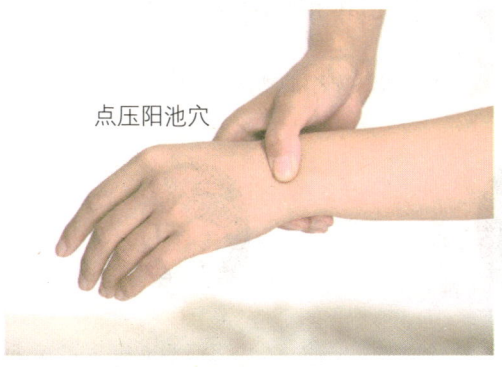
点压阳池穴

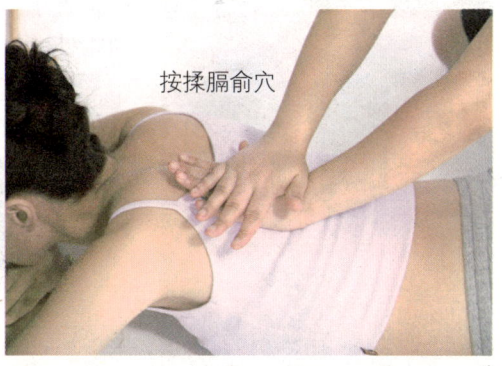
按揉膈俞穴

❸ 按摩者一手抓住被按摩者的手，另一只手拇指指腹点压被按摩者的阳池穴，其余四指与拇指相对握住被按摩者以助力。

❹ 被按摩者俯卧，按摩者两掌重叠，轻轻地按揉其膈俞穴2～3分钟。

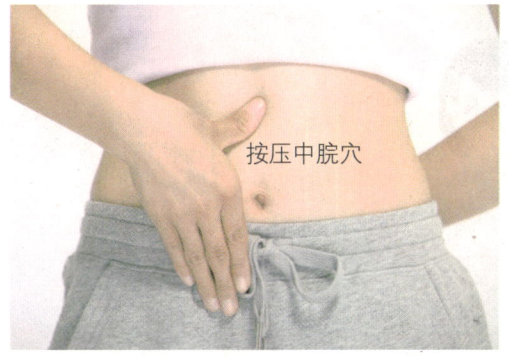
按压中脘穴

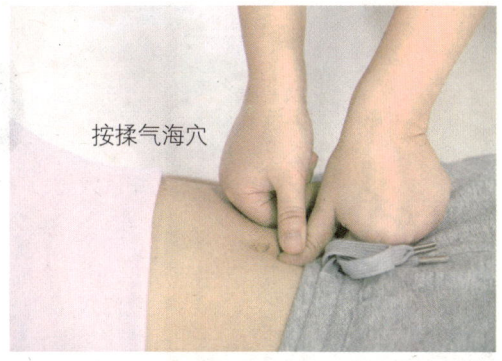
按揉气海穴

❺ 用拇指指腹按压中脘穴约2分钟，力度以穴位有酸胀感为宜。

❻ 被按摩者取仰卧位，按摩者双手拇指重叠，先顺时针后逆时针方向重力按揉被按摩者的气海穴约2分钟，力度以穴位有酸胀感为宜。

糖尿病

【典型症状】
- 口渴多饮
- 容易饥饿、食量大增
- 小便次数多，尿量大
- 容易疲乏，身体消瘦

【穴位按摩功效】

糖尿病主要由遗传和环境等因素共同起作用而引起，以血糖升高为主要标志。按摩四白穴，可调节精神状态；按摩足三里和血海，可促进下肢的血液循环，代谢掉体内废物，改善微循环；按摩腹部的诸多穴位则可健脾和胃，通经活络，从而增加胰岛素的分泌，加速糖的利用，降低糖的吸收；按摩脊柱诸多穴位，尤其是脾俞穴和肾俞穴，有益肾固气、改善糖尿病并发症的作用。

【特效穴位】

四白穴： 在面部，瞳孔直下，眶下孔处。端坐，直视前方，瞳孔直下，在眶下孔凹陷处。

大横穴： 在腹部，肚脐旁开4寸。仰卧，先找到肚脐，再于前正中线旁开4寸处。

中脘穴： 在上腹部，肚脐上4寸。仰卧，在上腹部神阙与胸剑结合点连线的中点处。

气海穴： 在下腹部，肚脐下1.5寸。仰卧，在关元与肚脐连线的中点处。

足三里穴： 在小腿外侧，犊鼻下3寸。端坐后屈膝，取犊鼻，在犊鼻向下4横指处。

血海穴： 在股前区，髌底内侧端上2寸股内侧肌隆起处。侧坐后屈膝90度，用左手掌心对准右髌骨中央，手掌置于膝盖上，拇指与其余四指约成45度，在拇指端所指处。

脾俞穴： 在背部，第11胸椎棘突下，后正中线旁开1.5寸处。

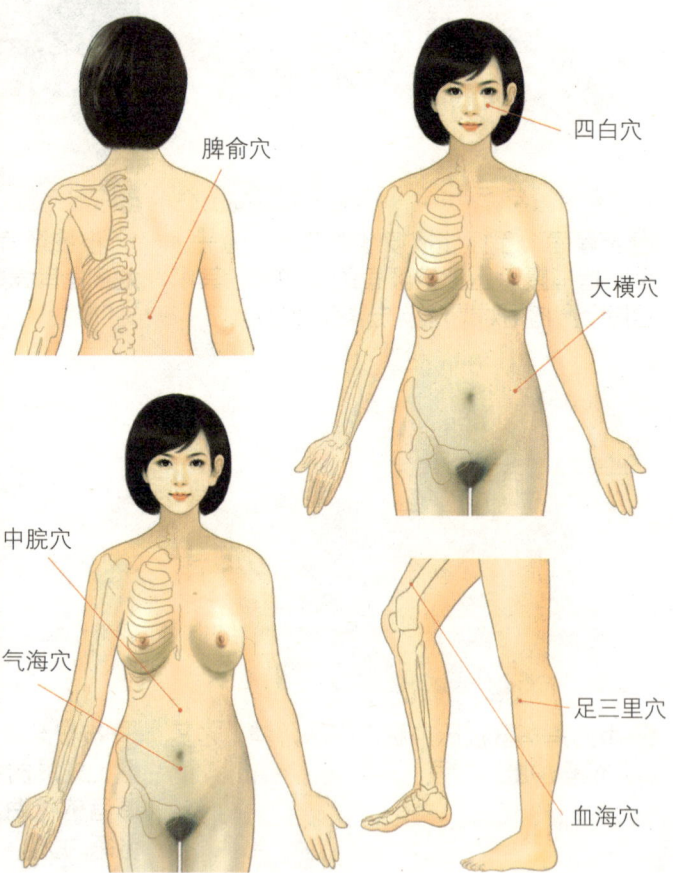

【按摩手法】

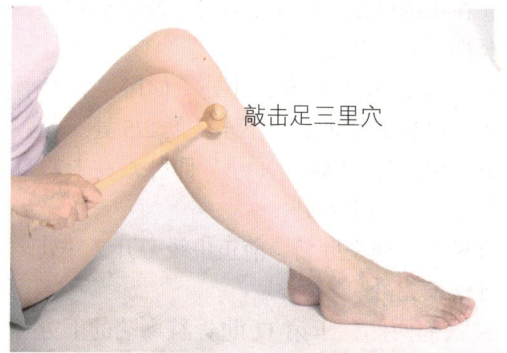
敲击足三里穴

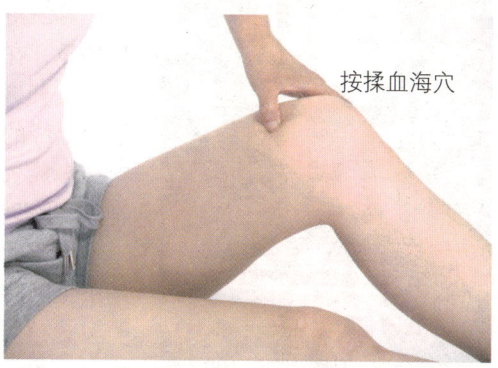
按揉血海穴

❶ 取坐位,一手持按摩槌由轻渐重地敲击足三里穴,至局部产生酸胀感即可。

❷ 端坐,用拇指用力按揉其血海穴约2分钟,其余四指与拇指相对以助力。

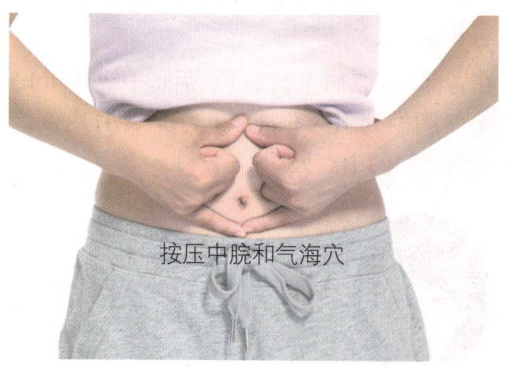
按压中脘和气海穴

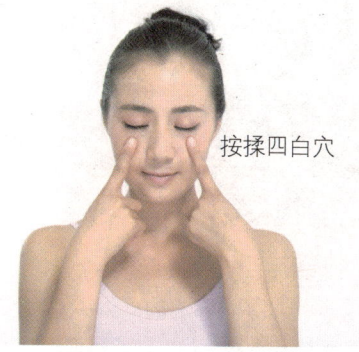
按揉四白穴

❸ 双手手指自然握拳,手掌掌根分别按在双侧大横穴上,同时双手小指按压在气海穴,双手拇指按压在中脘穴。找好位置后,双手同时向下按压,时间约2分钟。

❹ 示指指腹按揉四白穴,顺时针、逆时针分别按揉1分钟左右。

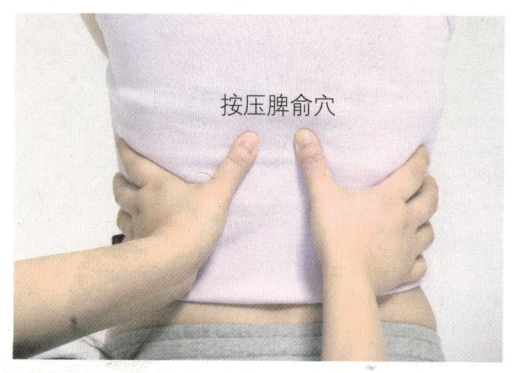
按压脾俞穴

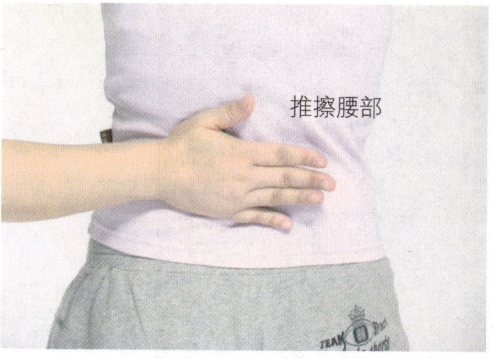
推擦腰部

❺ 按摩者用拇指指腹按压被按摩者背部两侧的脾俞穴约2分钟,力度以被按摩者稍感酸胀为宜。

❻ 被按摩者取坐位,按摩者先用掌根从被按摩者的一侧侧腰推擦至另一侧侧腰,然后用五指指腹勾擦回原处,反复操作2分钟左右,用力稍重些。

肥胖症

【典型症状】

- 出汗多、易疲劳
- 行动笨拙、呼吸急促
- 不耐受重体力活儿
- 并发症多，如"三高"、动脉粥样硬化等

【穴位按摩功效】

当人体体内脂肪，尤其是硝酸甘油的含量偏高，则易发生明显的超重与脂肪层过厚，也就是肥胖症。按摩足三里穴，有利于消除腿部脂肪；按揉腹部的诸多穴位，如关元、中脘、天枢、下脘、大横等，可促进新陈代谢，帮助人体减肥，按摩章门穴，则有利于分解腰部脂肪；按摩足太阳膀胱经上的穴位，有利于利水消肿等，对治疗肥胖症也有效。

【特效穴位】

足三里穴：在小腿外侧，犊鼻下3寸。端坐后屈膝，取犊鼻，在犊鼻向下4横指处。

关元穴：在腹部，肚脐下方3寸处。仰卧，在耻骨联合上缘的中点和肚脐连线上，由下至上的2/5处。

中脘穴：在上腹部，肚脐上4寸。仰卧，在上腹部神阙与胸剑结合点连线的中点处。

天枢穴：在腹部，横平肚脐，前正中线旁开2寸处。端坐，肚脐旁开2横指处。

章门穴：在腰部两侧，于第11肋骨游离端的下方。侧坐，屈肘，正对肘尖，先触摸到第11肋骨游离端，在其下缘处即是。

大横穴：在腹部，肚脐旁开4寸。仰卧，先找到肚脐，再于前正中线旁开4寸处。

膈俞穴：在背部，第7胸椎棘突下，后正中线旁开1.5寸。端坐，在第7胸椎处引一垂线，再于肩胛骨内侧缘引一垂线，两垂线之间的中点处即是。

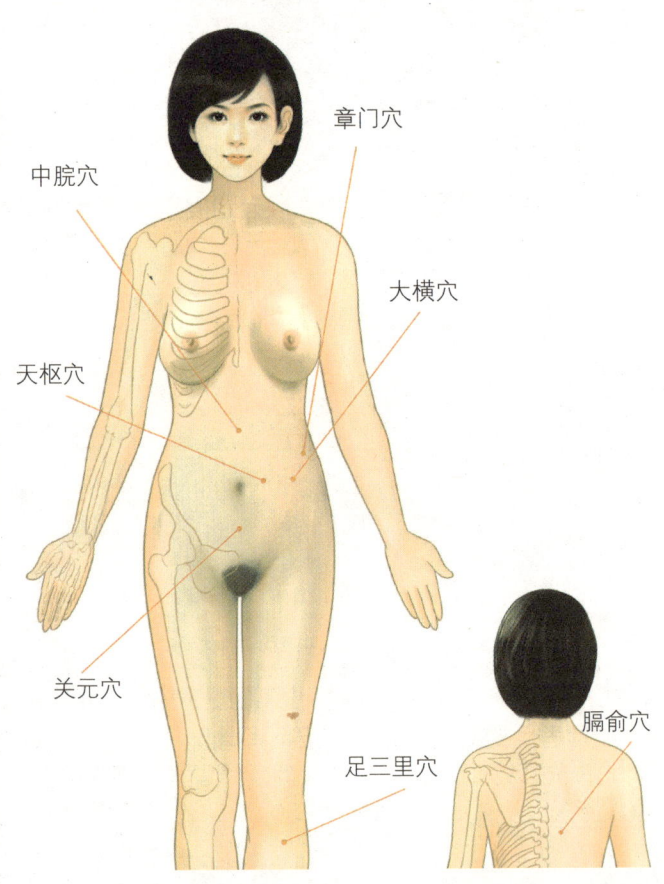

【按摩手法】

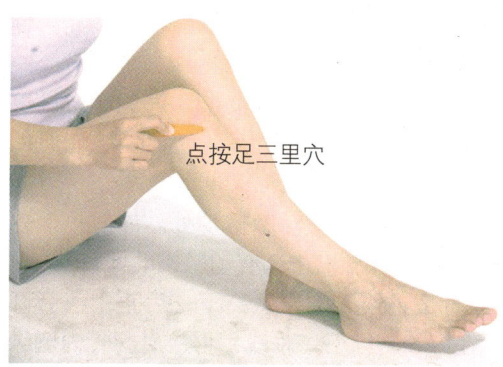

点按足三里穴

❶ 手持按摩工具点按足三里穴，至局部产生酸胀感即可。

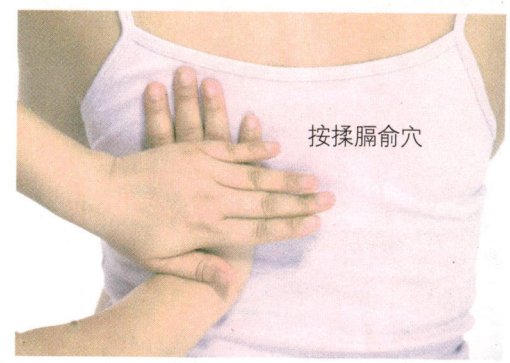

按揉膈俞穴

❷ 被按摩者取坐位，按摩者站于被按摩者的背后，双掌叠加按揉其膀胱经第一侧线，由上至下按摩，再重点按揉膈俞穴、大肠俞穴2～3分钟。

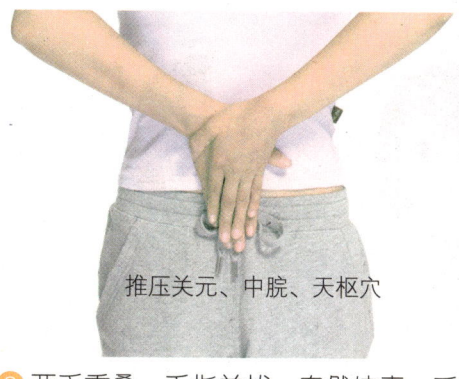

推压关元、中脘、天枢穴

❸ 两手重叠，手指并拢，自然伸直，手指平贴腹部的中脘穴、天枢穴、关元穴，用力向前推按，并用力向下按压2～3分钟。

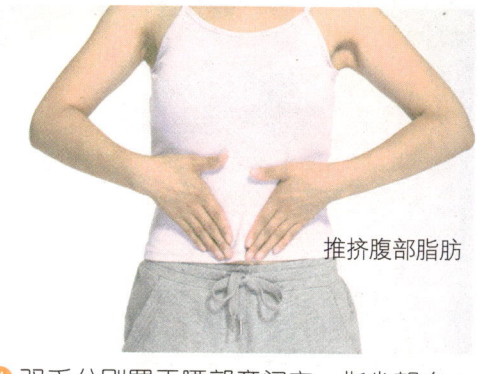

推挤腹部脂肪

❹ 双手分别置于腰部章门穴，指尖朝向一侧，迅速相对推挤腹部脂肪，顺势向相反方向挤压，反复进行约2分钟。

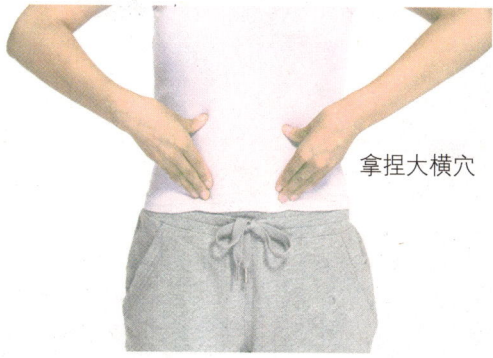

拿捏大横穴

❺ 自然站立，双手拇指与其余四指相对用力，拿捏双侧大横穴，至局部皮肤微红为宜。

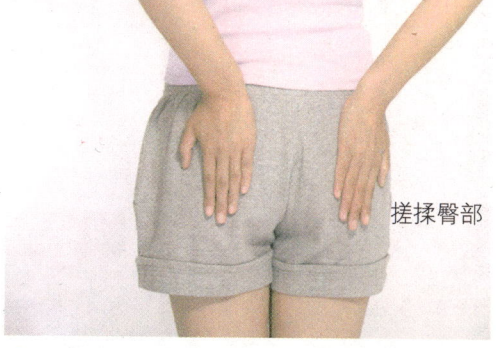

搓揉臀部

❻ 自然站立，双手掌分别置于臀部最高处，然后反复对臀部的四周进行搓揉，至臀部感觉发热为宜。

冠心病

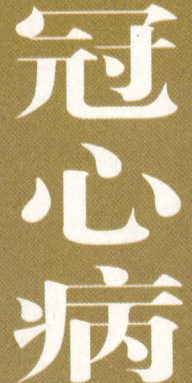

【典型症状】
- 心绞痛
- 心肌梗死
- 心律失常、心力衰竭
- 猝死

【特效穴位】

内关穴：在前臂掌侧，腕掌侧远端横纹上2寸。伸胳膊掌心朝上，腕微屈，从腕横纹上量约2横指处。

神门穴：在手腕上，腕掌侧远端横纹尺侧端，尺侧腕屈肌腱的桡侧缘。仰掌，在腕骨后缘，尺侧腕屈肌的桡侧，掌后第1横纹处。

极泉穴：在腋窝中央，腋动脉搏动处。屈肘，上臂外展，手掌按于后枕，在腋窝中部有动脉搏动处。

心俞穴：在背部，第5胸椎棘突下，后正中线旁开1.5寸。端坐，在第5胸椎引一垂线，再从肩胛骨内侧缘引一垂线，在两条垂线间的中点处。

天突穴：在颈部，前正中线上，胸骨上窝中央处。仰卧，在前正中线上，两锁骨中间，胸骨上窝中央。

膻中穴：位于人体胸部，在前正中线上，两乳头的正中间处。

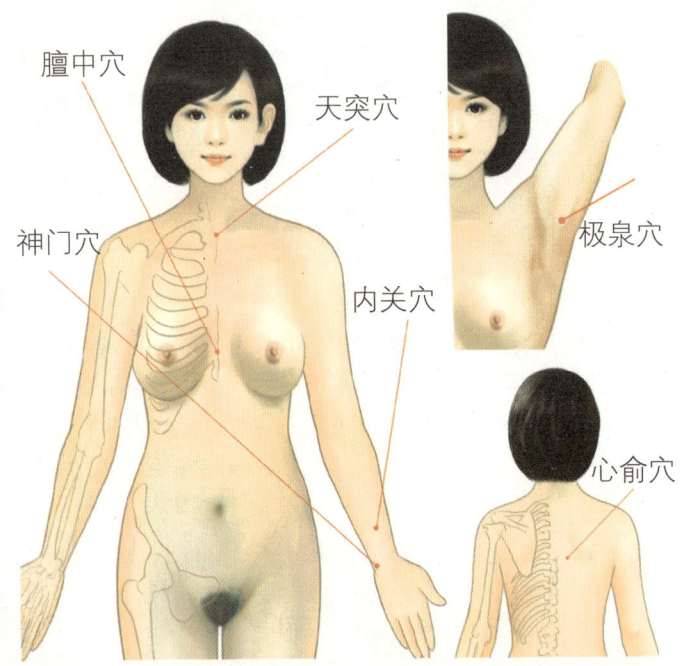

【穴位按摩功效】

冠心病的全称为冠状动脉粥样硬化型心脏病。一旦血管冠状动脉发生明显粥样硬化性狭窄、阻塞或痉挛，则易造成冠状动脉供血不足，心肌缺血或梗死，以致引发冠心病。极泉穴为心经上比较靠近心脏的穴位，具有增强心脏功能的作用，对突发性冠心病有急救功效。内关和神门穴则可调节血液循环，帮助心脏搏动，从而强化心脏功能。心俞穴则为心脏气血输注至足太阳膀胱经的重要穴位，对冠心病有一定的预防和改善作用。

【辅助治疗】

人参银耳汤：取人参5克，银耳10克。将银耳用温水浸泡半天，再洗净；人参去头，切薄片，放入砂锅中，小火熬煮1小时，再加入银耳熬煮1小时。吃银耳喝汤，每日分2次喝完。此汤具有益气补血、生津宁神之功效，对于冠心病的防治具有极大的帮助。

【按摩手法】

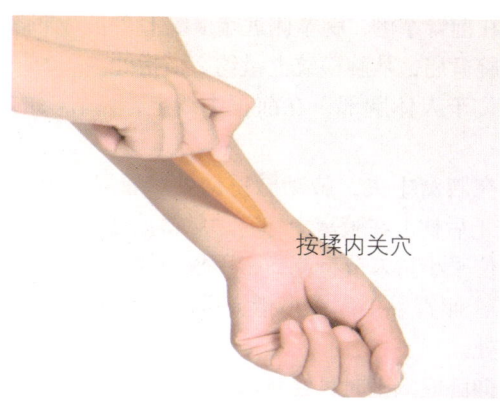
按揉内关穴

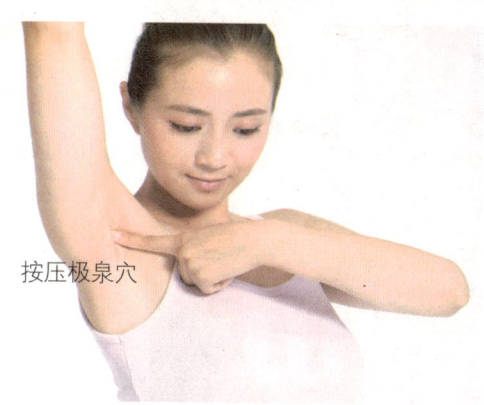
按压极泉穴

❶ 手持按摩棒，用力按揉内关穴，左右手交替进行，每穴每次按揉1分钟。

❷ 示指指腹按压对侧腋窝下的极泉穴，按压力度不宜过大。两穴交替进行，至感觉麻木为宜。

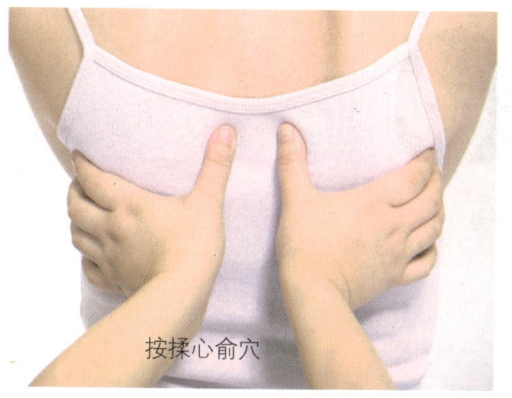
按揉心俞穴

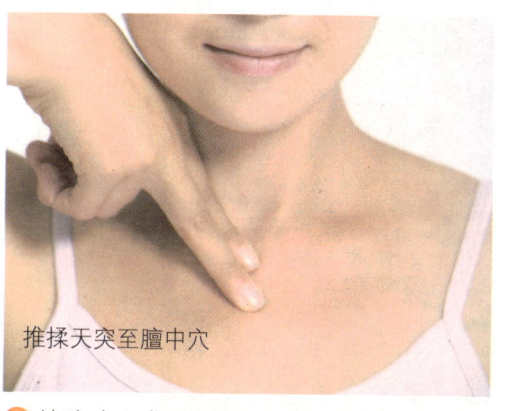
推揉天突至膻中穴

❸ 按摩者用拇指指腹轻轻按揉被按摩者背部的心俞穴，左右两穴各按揉2分钟左右。

❹ 按摩者示指和中指并拢，从被按摩者的天突穴推揉至膻中穴，自上而下反复操作，至局部感觉温热为宜。

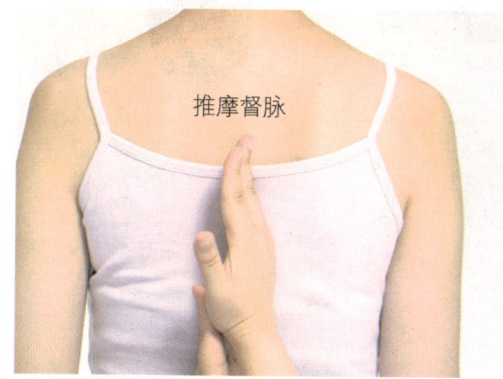
推摩督脉

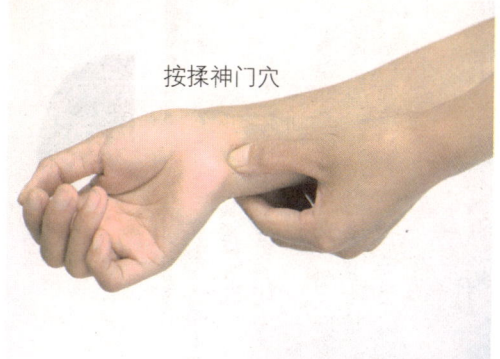
按揉神门穴

❺ 按摩者用手掌侧缘用力推摩被按摩者背部的督脉，至局部感觉温热为宜。

❻ 用拇指指腹先轻揉神门穴1分钟，再重力按压2分钟，最后轻揉1分钟。

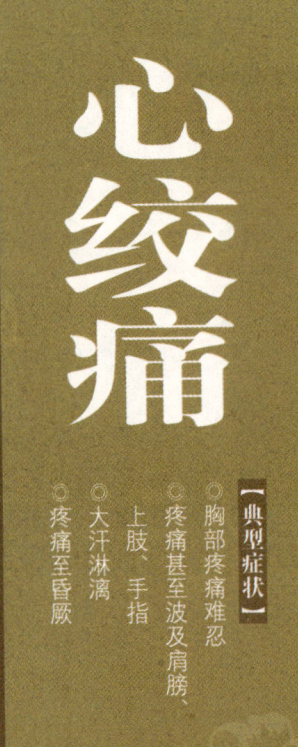

心绞痛

【典型症状】

- 胸部疼痛难忍
- 疼痛甚至波及肩膀、上肢、手指
- 大汗淋漓
- 疼痛至昏厥

【穴位按摩功效】

心绞痛是冠状动脉供血不足，心肌急剧的、暂时缺血与缺氧所引起的心脏疾病，多见于男性，且40岁以上者居多。内关穴为八脉之会，具有宽胸、理气、止痛，疏通中焦气机等功效，对心绞痛有辅助治疗作用。极泉穴可宁心安神，解郁止惊，对于心绞痛有一定的缓解功效。若患者因心绞痛昏厥，要重力按压少冲穴，有疏通气血、回厥的作用。而至阳穴、郄门穴等也为心绞痛的常见急救穴位，要经常用力按摩。

【特效穴位】

内关穴： 在前臂掌侧，腕掌侧远端横纹上2寸。伸胳膊掌心朝上，腕微屈，从腕横纹上量约2横指处。

膻中穴： 位于人体胸部，在前正中线上，两乳头的正中间处。

极泉穴： 在腋窝中央，腋动脉搏动处。屈肘，上臂外展，手掌按于后枕，在腋窝中部有动脉搏动处。

少冲穴： 位于小指末节桡侧，指甲根角侧上方0.1寸处。摊开手掌，伸直手指，在小指指甲底部与小指桡侧缘引线的交点处。

至阳穴： 仰卧或端坐时，在背部，后正中线上，第7胸椎棘突下缘的凹陷处。

郄门穴： 在前臂，曲泽与大陵的连线上，腕掌侧远端横纹上5寸，掌长肌腱与桡侧腕屈肌腱之间。

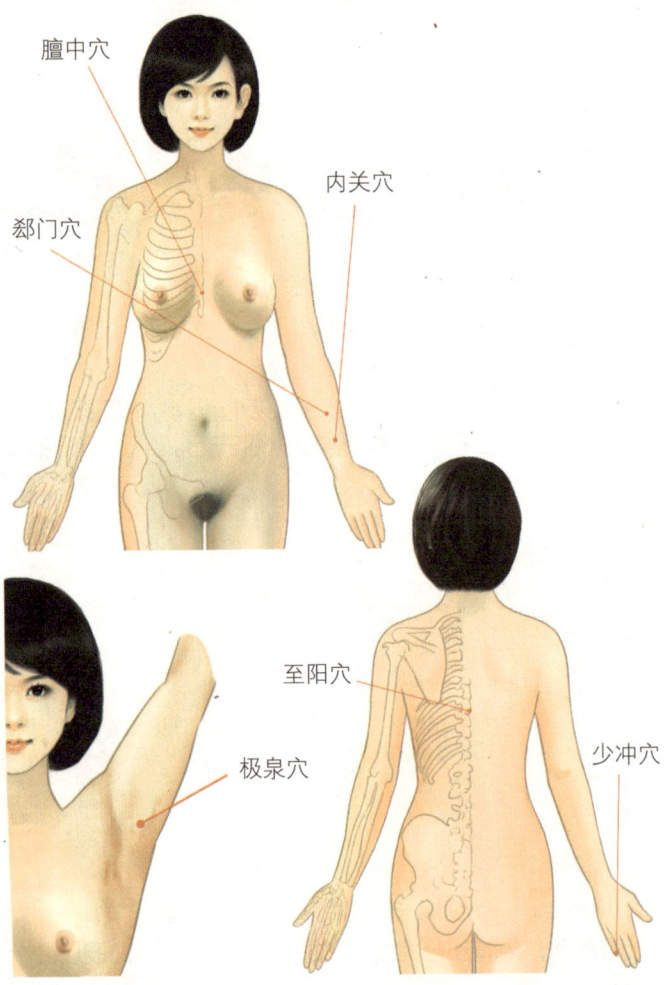

【按摩手法】

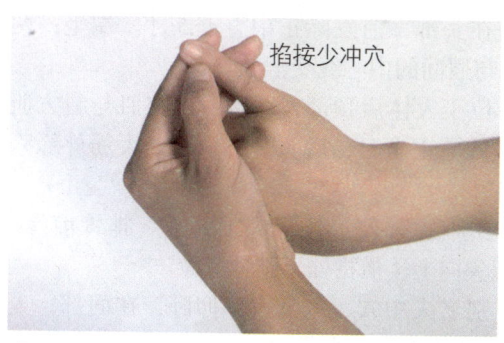
掐按少冲穴

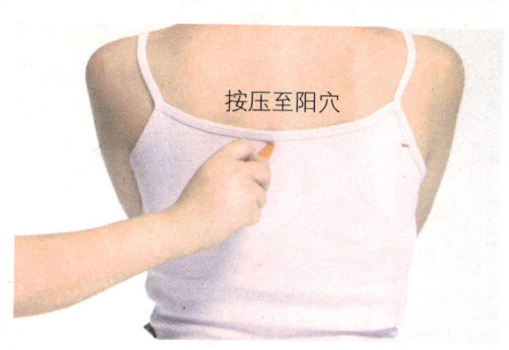
按压至阳穴

❶ 用示指支撑小指指头，用拇指指尖掐按小指上的少冲穴，力度要稍大点。

❷ 用按摩棒重力按压被按摩者背部的至阳穴，反复操作。

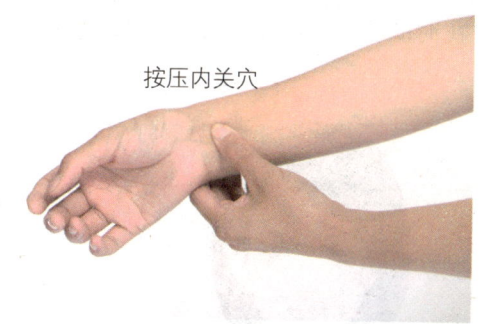
按压内关穴

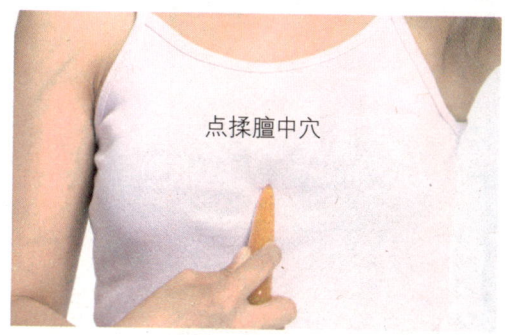
点揉膻中穴

❸ 以一手拇指指腹重力按压另一侧前臂内侧的内关穴，两手交替进行。

❹ 用按摩棒以顺时针方向点揉膻中穴，力量要适中。

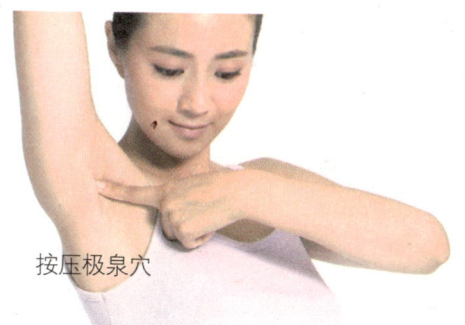
按压极泉穴

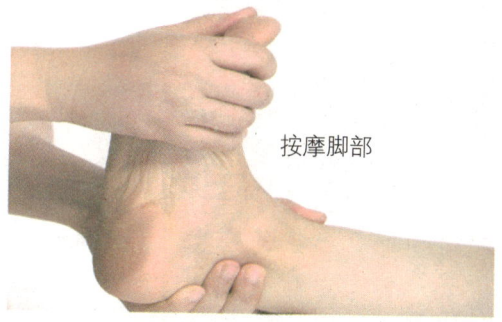
按摩脚部

❺ 用右手示指指腹按压左侧腋窝下的极泉穴，力度适中，至局部感到麻木为宜。

❻ 被按摩者取坐位，按摩者一手托住被按摩者的下肢，向上抬起，再向外展，另一手握住被按摩者脚的外上部，将脚背向内侧屈曲。

【辅助治疗】

酸甜生鸡蛋：取鸡蛋1个，米醋1大碗，红糖适量。将生鸡蛋打入碗中，再加入米醋、红糖调匀即可服用。每日1剂，可分2次喝完。醋和红糖可调节气血，鸡蛋则可养气补血，故这一饮食对于气滞血瘀型心绞痛患者有很好的作用。

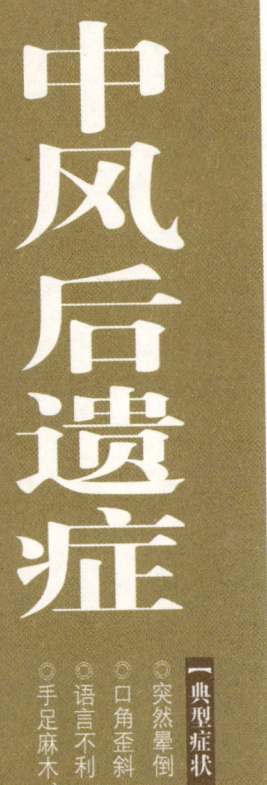

中风后遗症

【典型症状】
◎ 突然晕倒
◎ 口角歪斜
◎ 语言不利
◎ 手足麻木、半身不遂

【特效穴位】

百会穴： 在头部，前发际正中直上5寸。端坐，两耳尖连线中点与眉间的中心线交汇处。

风池穴： 位于人体后颈部，在胸锁乳突肌与斜方肌上端之间凹陷处。正坐时，后头骨下，两条大筋外缘陷窝处即可取穴。

悬钟穴： 在小腿外侧，外踝尖上3寸，腓骨前缘。端坐，从外踝尖向上4横指处，腓骨前缘。

水沟穴： 别名人中穴，鬼宫穴，仰卧，在面部，人中沟的上1/3与中2/3交界处。

三阴交穴： 在小腿内侧，内踝尖上3寸，胫骨内侧后缘处。侧坐，在内踝尖直上4横指，在胫骨内侧后缘处。

尺泽穴： 在肘横纹上，肱二头肌腱桡侧缘凹陷处。仰掌，微屈肘更易取穴。

【穴位按摩功效】

中风主要以脑部缺血及出血性损伤为主的疾病总称，具有高病死率、高致残率等特点。对于中风之后的口角歪斜、语言不利、半身不遂等后遗症，经常按摩穴位和经络具有一定的缓解功效。其中，头部的百会穴、风池穴，有利于促进头部血液循环，帮助中风后遗症的恢复；人中穴的重压可以帮助晕厥者快速回醒；三阴交、悬钟和尺泽穴的按摩，振奋精神，促进血液循环的同时更可以改善四肢麻木、半身不遂等症状。

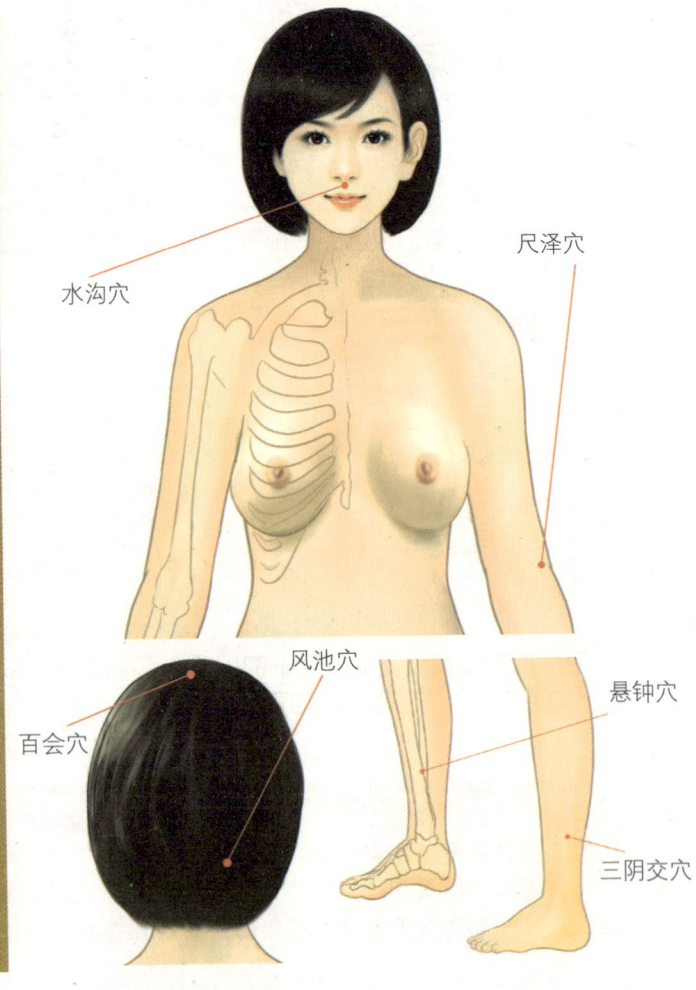

【按摩手法】

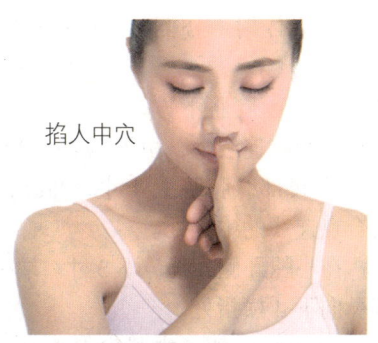
掐人中穴

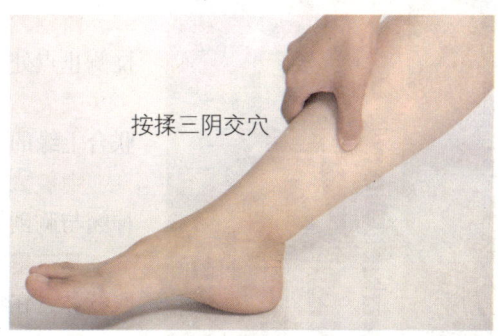
按揉三阴交穴

❶ 用拇指指端重力掐按鼻唇沟的水沟穴(人中穴)，至局部产生酸胀和微痛感为宜。

❷ 一手的拇指指腹按住三阴交穴，按摩1~2分钟即可。

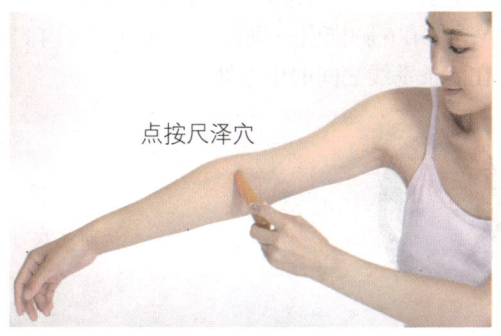
点按尺泽穴

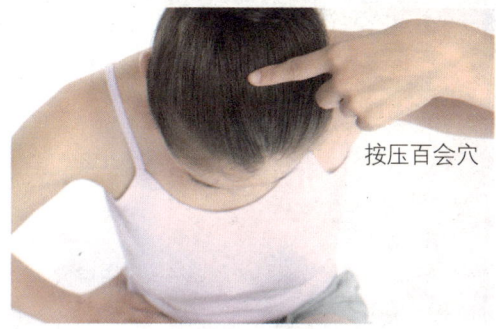
按压百会穴

❸ 用按摩棒重力点按尺泽穴，每次点按2分钟左右。

❹ 用示指指端按压头部的百会穴，至穴位处产生酸胀感为宜。

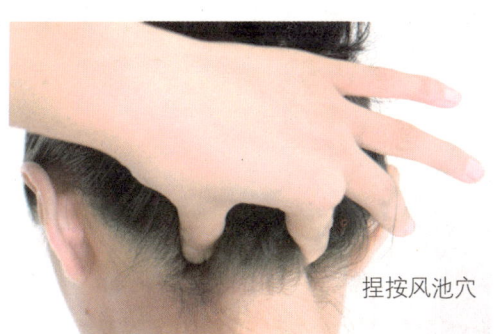
捏按风池穴

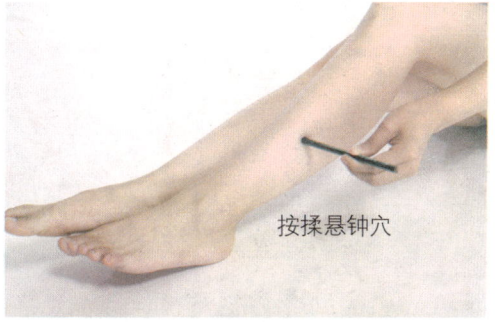
按揉悬钟穴

❺ 拇指与示指对捏，稍用力捏按头部两侧的风池穴，至局部产生温热感为宜。

❻ 用按摩棒或者铅笔重力按揉悬钟穴，至局部穴位产生温热感为宜。

【辅助治疗】

三套小动作，血脂降下来：1.端坐，手腕伸直，双掌分别平放于肚脐上方的两侧，然后同时向上轻推，至腋窝处稍用力，上下反复操作约2分钟。2.换姿势，平躺于床上，肛门向上提缩，似憋大便状，然后再放松，反复操作约2分钟。3.保持平躺，收缩肚脐周围的腹部肌肉，同时吸气，再放松呼气，反复操作约2分钟。

脂肪肝

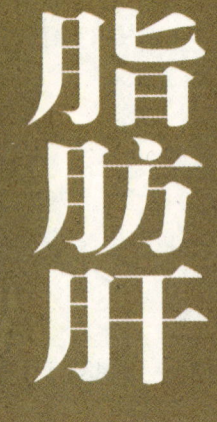

【典型症状】
- 食欲不振、体重下降
- 易疲劳、全身乏力
- 恶心呕吐
- 下肢水肿

【穴位按摩功效】

脂肪肝多半是因肝细胞内脂肪堆积过多而引起的疾病，与血液黏稠度、肝功能等有着紧密联系。按摩足三里、三阴交两穴，可以降低血脂，调节血液黏稠度，从而有效预防和改善脂肪肝也有好处；按摩中脘穴、曲池穴则是主肝大穴，多按摩此穴对脂肪肝有辅助疗效；而肝俞穴则可疏肝利胆，则有利于脂肪肝的预防和缓解。促进肝脏运动，对脂肪肝有辅助疗效；

【特效穴位】

曲池穴：位于人体肘部桡侧，弯曲前臂时在肘横纹桡侧止点处即是。

关元穴：在腹部，肚脐下方3寸处。仰卧，在耻骨联合上缘的中点和肚脐连线上，由下至上的2/5处。

中脘穴：在上腹部，肚脐上4寸。仰卧，在上腹部神阙与胸剑结合点连线的中点处。

足三里穴：在小腿外侧，犊鼻下3寸。端坐后屈膝，取犊鼻，在犊鼻向下4横指处。

三阴交穴：在小腿内侧，内踝尖上3寸，胫骨内侧后缘处。侧坐，在内踝尖直上4横指，在胫骨内侧后缘处。

肝俞穴：在背部，第6胸椎棘突下，后正中线旁开1.5寸处。端坐，在第6胸椎引一垂线，再从肩胛骨内侧缘引一垂线，在两条垂线之间的中点处。

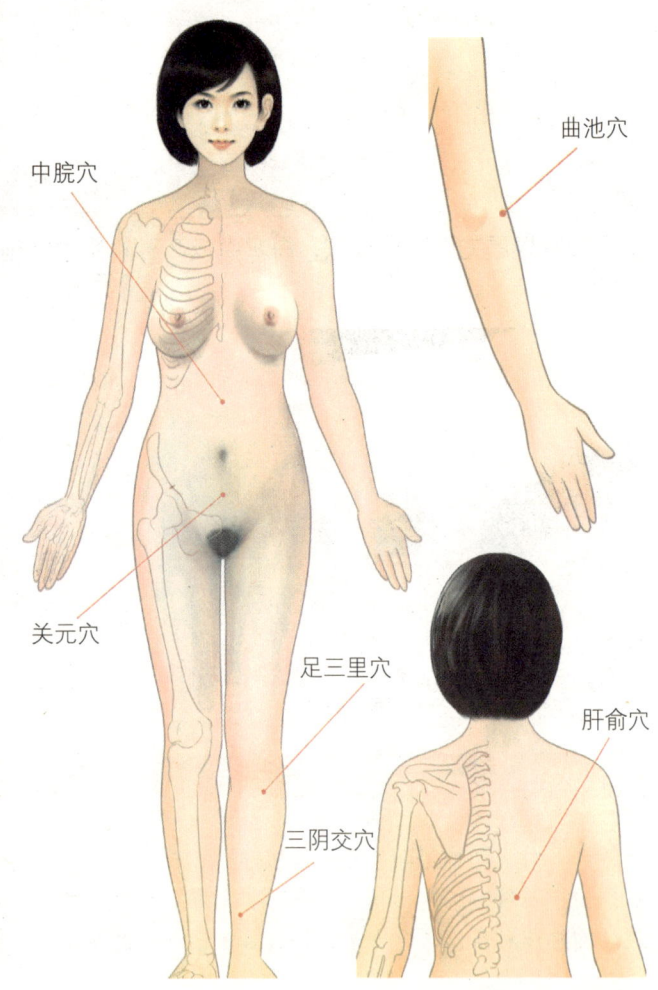

【按摩手法】

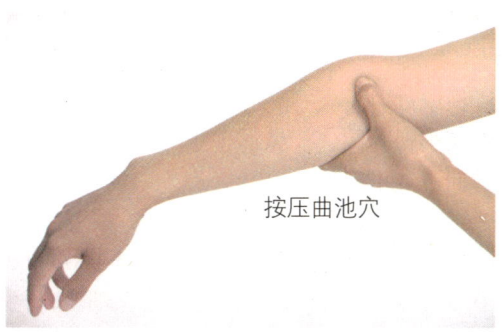

按压曲池穴

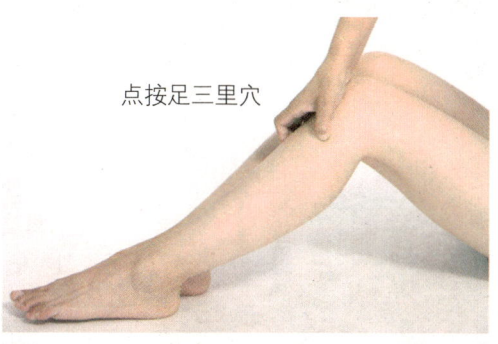

点按足三里穴

❶ 用拇指指端重力按压曲池穴，直至产生酸胀感，并向手放射，左右手交替按压。

❷ 一手四指屈曲按在小腿处，将拇指指端在足三里穴重力点按，左右腿交替进行。

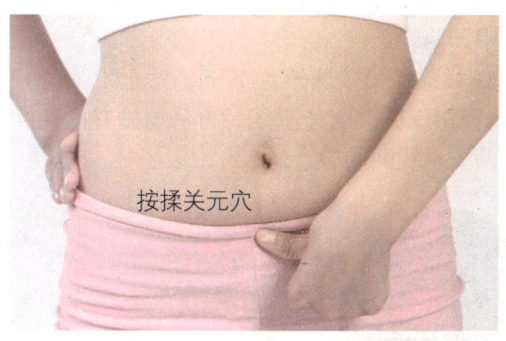

按揉关元穴

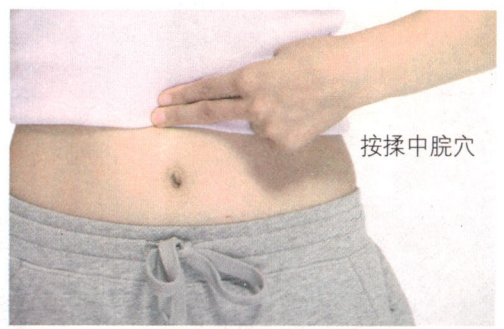

按揉中脘穴

❸ 拇指指腹顺时针方向按揉关元穴，至局部产生酸胀感为宜。

❹ 示指和中指指腹紧闭，先顺时针再逆时针方向分别按揉中脘穴1分钟左右。

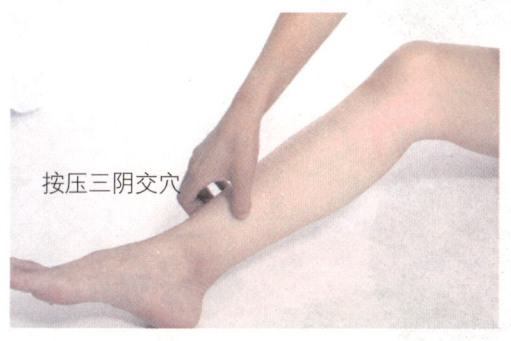

按压三阴交穴

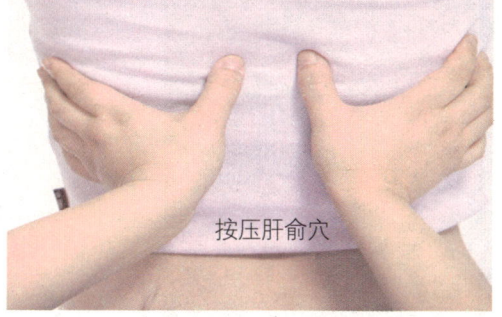

按压肝俞穴

❺ 拇指指腹按压三阴交穴，力度以穴位处稍感酸胀为宜。

❻ 用手指指腹或指关节按压背部的肝俞穴，并画圈状按摩，至局部微热即可。

【辅助治疗】

南瓜炒洋葱：取洋葱300克，南瓜100克，蒜末少许，盐、醋、白糖、胡椒粉各适量。先将南瓜去皮、洗净、切块；洋葱去皮、洗净、切圈。热油锅，炒香蒜末，放入南瓜和洋葱翻炒，再放入调料，并加适量的水炒熟即可。洋葱含有可降低胆固醇的混合物；南瓜则可促进肠蠕动。本菜有助于预防和缓解脂肪肝症状。

更年期综合征

【典型症状】
- 月经不调
- 心情烦躁、容易发脾气
- 腰膝酸软、失眠多梦
- 健忘多疑

【特效穴位】

神门穴：在手腕上，腕掌侧远端横纹尺侧端，尺侧腕屈肌腱的桡侧缘。仰掌，在腕骨后缘，尺侧腕屈肌的桡侧，掌后第1横纹处。

足三里穴：在小腿外侧，犊鼻下3寸。端坐后屈膝，取犊鼻，在犊鼻向下4横指处。

三阴交穴：在小腿内侧，内踝尖上3寸，胫骨内侧后缘处。侧坐，在内踝尖直上4横指，在胫骨内侧后缘处。

百会穴：在头部，前发际正中直上5寸。端坐，两耳尖连线中点与眉间的中心线交汇处。

印堂穴：位于人体头部，两眉头连线的中点处即是。

涌泉穴：在足底，足心最凹陷处。端坐卷足，在足底掌心前一正中凹陷处。

心俞穴：在背部，第5胸椎棘突下，后正中线旁开1.5寸。端坐，在第5胸椎引一垂线，再从肩胛骨内侧缘引一垂线，在两条垂线间的中点处。

【穴位按摩功效】

女性到了一定年龄，由于卵巢功能衰退、雌激素水平下降，一般都会引发更年期综合征。临睡前按摩一下神门穴，可舒缓身心，打开郁结，从而有利于促进睡眠；按摩百会穴和印堂穴，则可舒缓大脑皮层，调节心情；涌泉穴用处多，不仅可以疏解压力，还有利于延缓衰老，从而推迟更年期的到来；心俞穴则与心、脑密切关联，经常按摩，有利于缓解更年期综合征。

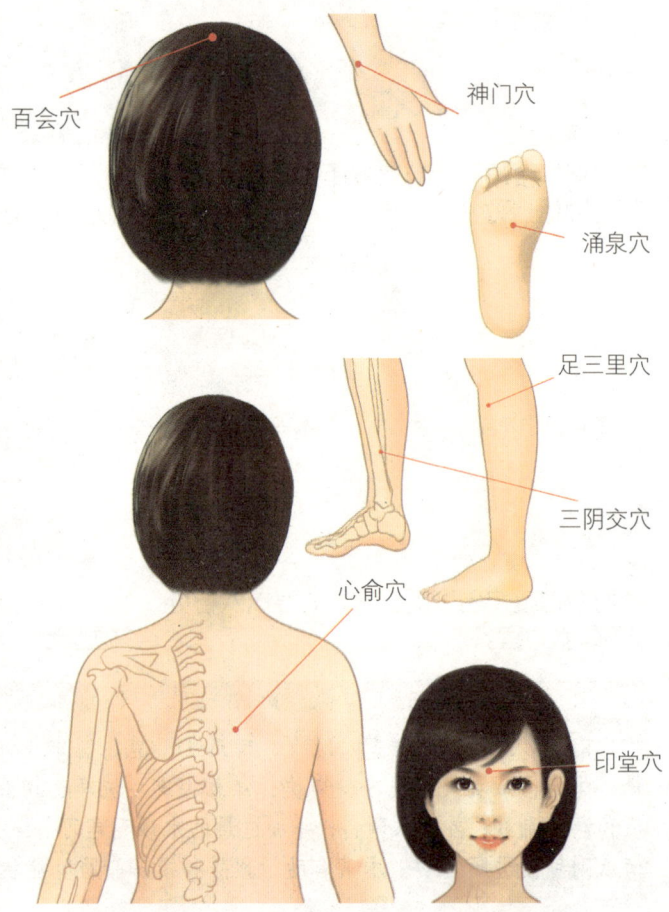

百会穴　神门穴　涌泉穴　足三里穴　三阴交穴　心俞穴　印堂穴

【按摩手法】

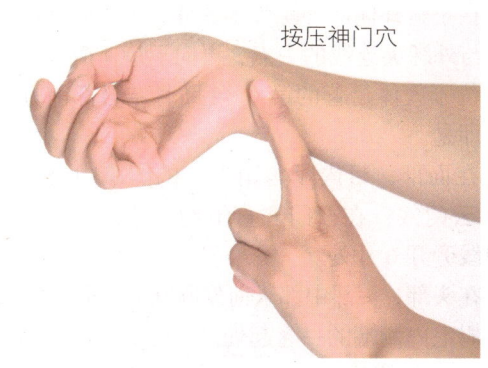

按压神门穴

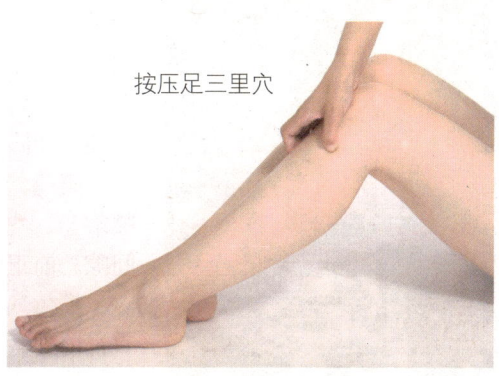

按压足三里穴

① 端坐，一手示指按揉另一手的神门穴，左右手交替按摩。就寝时按摩效果更明显。

② 端坐，一手虎口卡在对侧膝下，拇指与其余四指对捏，并用拇指指腹重力按压足三里。

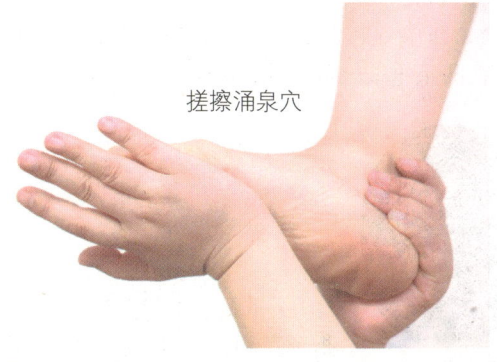

搓擦涌泉穴

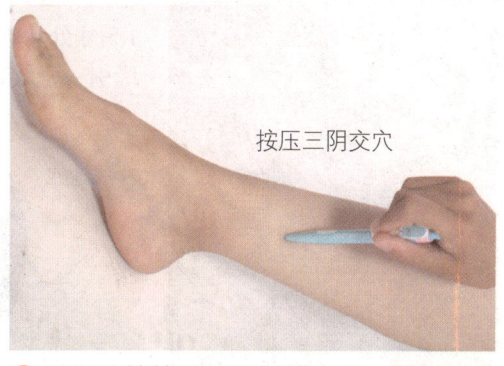

按压三阴交穴

③ 被按摩者取平卧姿势，按摩者一只手托住被按摩者脚腕后侧，一只手的掌根放在被按摩者的脚底，反复搓擦涌泉穴2分钟，至其足心发热为宜，双脚交替进行。

④ 用圆珠笔笔端按压三阴交穴，至局部皮肤发热发红，两侧交替进行。

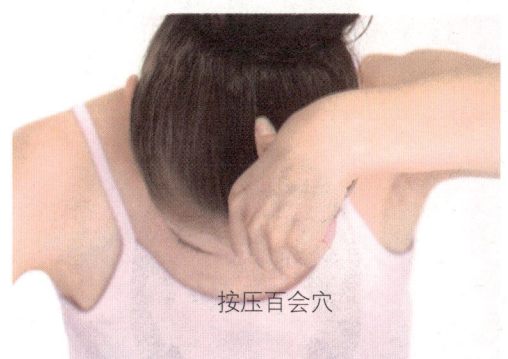

按压百会穴

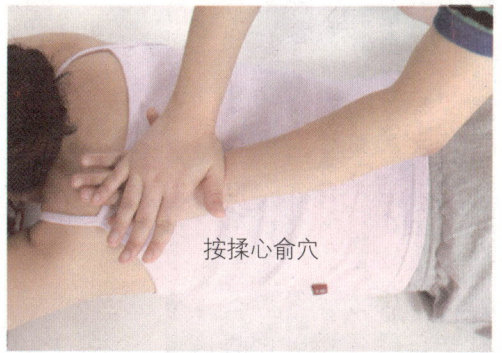

按揉心俞穴

⑤ 用拇指指腹按压头顶的百会穴，力度以穴位处稍感酸胀为宜。

⑥ 被按摩者取俯卧位，按摩者的双手手掌重叠，掌心贴在被按摩者的皮肤上，然后用力按揉其心俞穴。

白内障

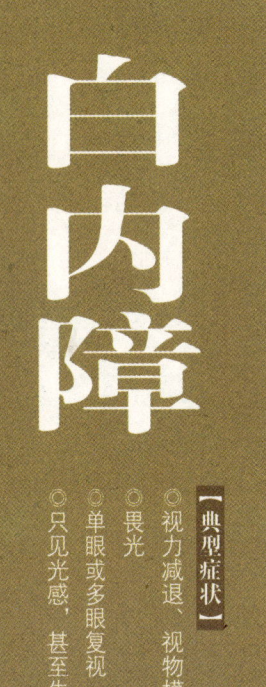

【典型症状】
- 视力减退、视物模糊
- 畏光
- 单眼或多眼复视
- 只见光感，甚至失明

【穴位按摩功效】

白内障为眼科疾病，以眼睛晶状体混浊为主要症状，包括先天性和后天性两种。其中，后天性白内障与机体老化、代谢异常、意外受伤等有密切关系。按摩眼睛上的诸多穴位，如睛明、攒竹、风池等，有助于降低眼压，帮助眼睛得到很好的休息，从而预防白内障的发生或恶化。而对光明穴和太冲穴的按摩，有利于促进血液循环，帮助眼睛缓解白内障症状。另外，肝与眼睛有着密切的关系，经常按摩肝俞穴，可使眼睛变得更加光亮，更加有神。

【特效穴位】

光明穴：在小腿外侧的外踝尖上5寸，腓骨前缘处。端坐，在膝中与外踝尖连线的中点，再向下量4横指处。

太冲穴：位于人体足背的第1、2跖骨结合部前方，摸到一凹陷处即是。

睛明穴：在面部，目内眦角稍上方的凹陷中。手叉腰端坐，先取云门穴，在云门穴直下约1寸、平第1肋间隙、前正中线旁开6寸处。

攒竹穴：在头部，头部中部入前发际0.5寸处。端坐，直视前方，在眉毛内侧端的一隆起处。

风池穴：位于人体后颈部，在胸锁乳突肌与斜方肌上端之间凹陷处。正坐时，后头骨下，两条大筋外缘陷窝处即可取穴。

肝俞穴：在背部，第6胸椎棘突下，后正中线旁开1.5寸处。端坐，在第6胸椎引一垂线，再从肩胛骨内侧缘引一垂线，在两条垂线之间的中点处。

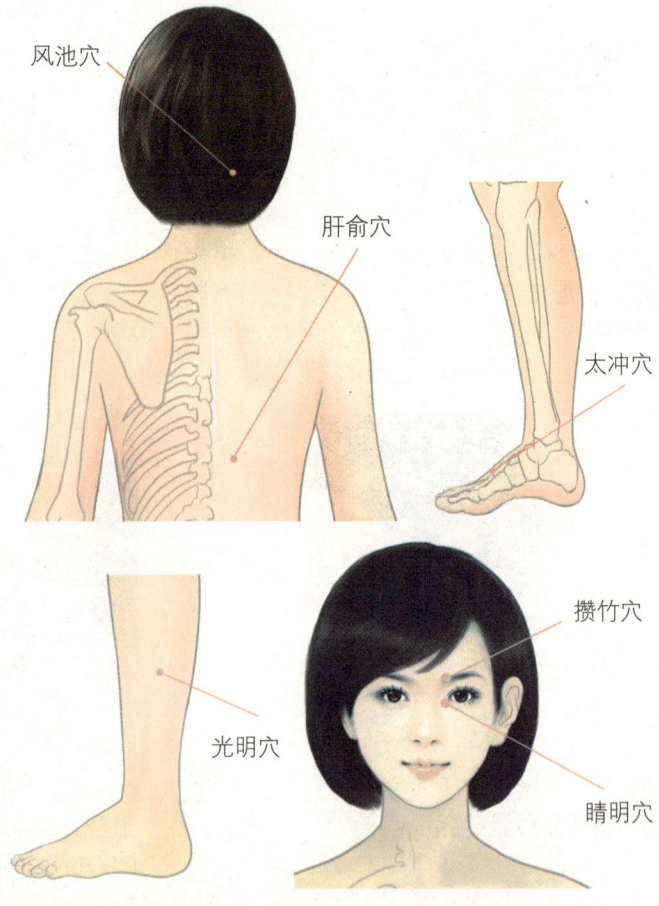

【按摩手法】

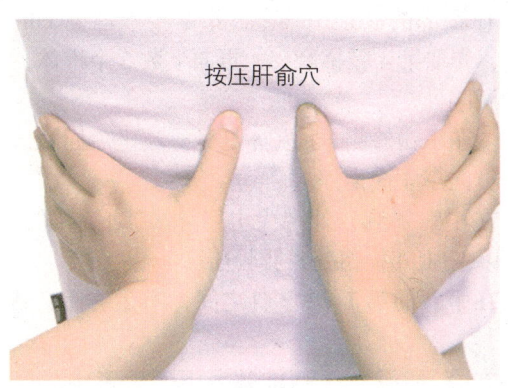
按压肝俞穴

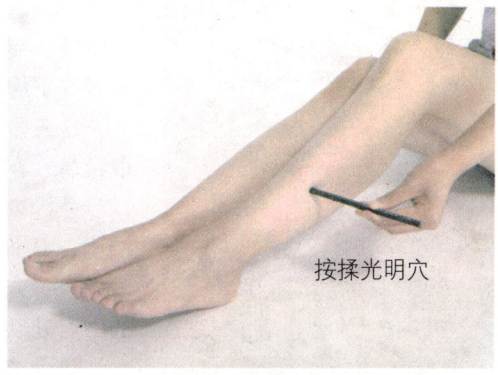
按揉光明穴

❶ 被按摩者取俯卧位或坐位,按摩者将两手拇指分别置于被按摩者背部两侧的肝俞穴上,顺时针方向按揉1分钟左右,再逆时针方向按揉1分钟即可。

❷ 端坐,用按摩棒或者铅笔按揉腿部一侧的光明穴,一松一放操作,双腿交替按揉。

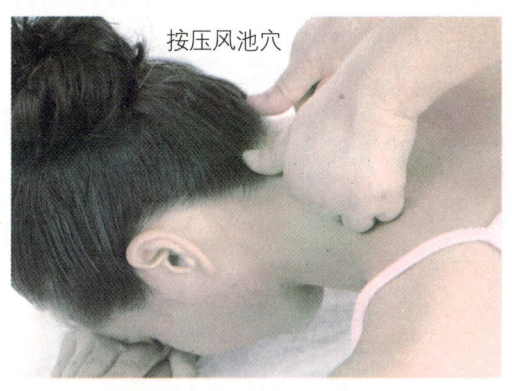
按压风池穴

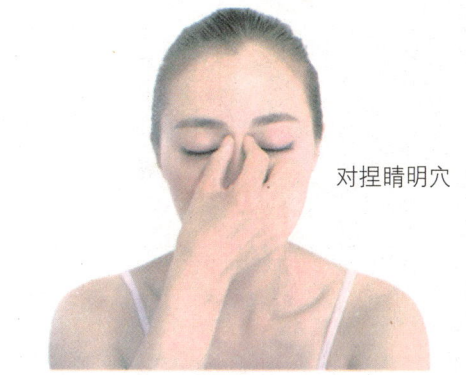
对捏睛明穴

❸ 被按摩者取坐位或者俯卧位,按摩者用双手拇指指腹重力按压头部两侧的风池穴3分钟,至头部产生酸胀感为宜。

❹ 一手拇指与示指对捏,重力按揉两侧的睛明穴,至眼睛舒适为宜。

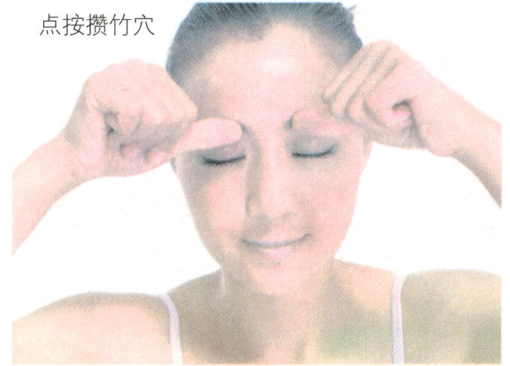
点按攒竹穴

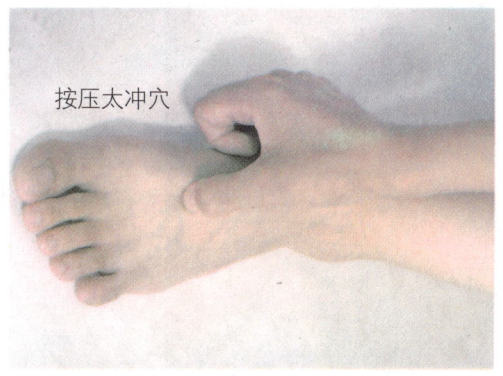
按压太冲穴

❺ 用拇指指端点按攒竹穴,至局部产生胀热感。

❻ 用拇指指端重力按压一脚上的太冲穴,至穴位处略觉酸胀即可。

骨质疏松

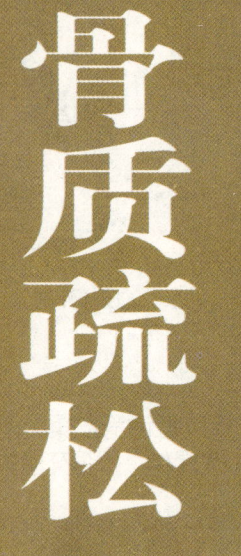

【典型症状】
- 身长缩短、驼背
- 易骨折
- 疼痛感白天轻、晚上重
- 弯腰不便

【穴位按摩功效】

骨质疏松常见于中老年人,随着年龄的增长,骨密度退行性逐渐下降,骨变得越来越脆弱,易骨折。一般情况下,骨质疏松患者不宜经常进行穴位和经络的按摩,而且按摩时力度要稍轻。其中,命门穴、足三里穴、悬钟穴等均有强健骨骼、抑制骨密度快速下降的作用,从而有效地预防和缓解骨质疏松症状。

【特效穴位】

命门穴:在腰部的后正中线上,第2腰椎棘突下的凹陷处。端坐,先取第4腰椎棘突,再向上数2个椎体,在棘突下缘的凹陷处。

足三里穴:在小腿外侧,犊鼻下3寸。端坐后屈膝,取犊鼻,在犊鼻向下4横指处。

悬钟穴:在小腿外侧,外踝尖上3寸,腓骨前缘。端坐,从外踝尖向上4横指处,腓骨前缘。

合谷穴:在手背的第1、2掌骨之间,第2掌骨桡侧的中点处。

脾俞穴:在背部,第11胸椎棘突下,后正中线旁开1.5寸处。端坐,在第11胸椎引一垂线,再从肩胛骨内侧缘引一垂线,两条垂线之间距离的中点处即是。

肾俞穴:在腰部,第2腰椎棘突下,后正中线旁开1.5寸。端坐,在第2腰椎上引一垂线,再从肩胛骨内侧缘引一垂线,在两条垂线间的中点处。

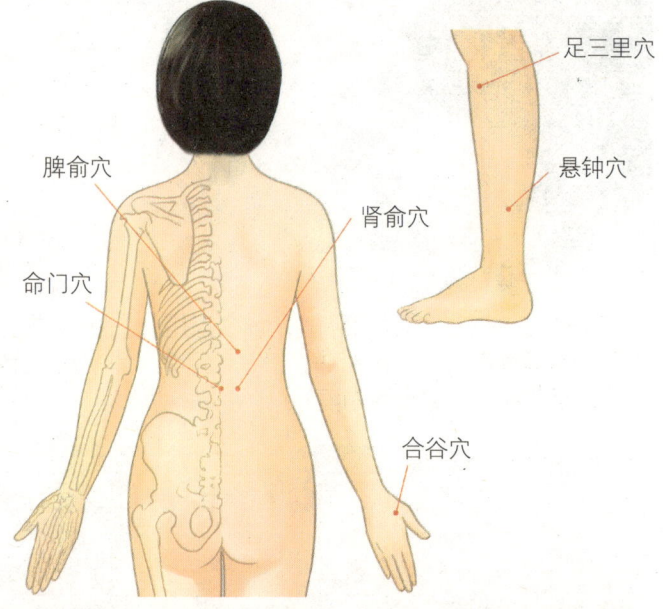

【辅助治疗】

跳绳运动:跳绳虽简单,作用却非常大。它不仅操作简单,更是老少皆宜的运动。在不断的跳跃中,身体的血液循环加快,地面的冲击力更可激发骨质的行程,对于骨质疏松有很好的预防作用。需要注意的是,已经患有骨质疏松与年龄较大的人,不宜做这项运动。

【按摩手法】

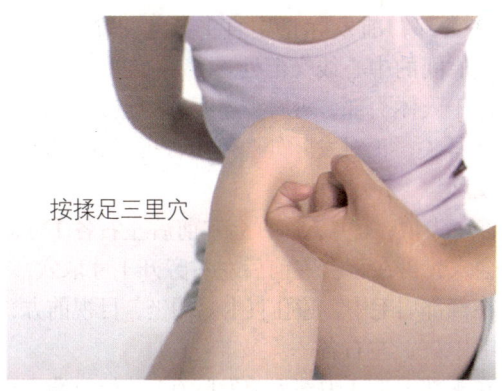
按揉足三里穴

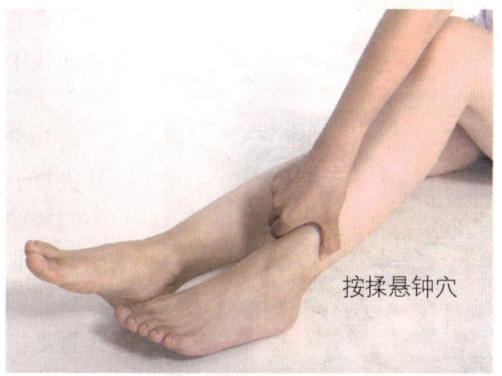
按揉悬钟穴

❶ 取坐位,示指屈曲,以指背按揉足三里穴2~3分钟。用力不可过大,局部有酸胀感,并向下放射为宜。

❷ 以一手拇指指腹着力于悬钟穴,先顺时针后逆时针方向分别按压1~2分钟,左右交替按揉。

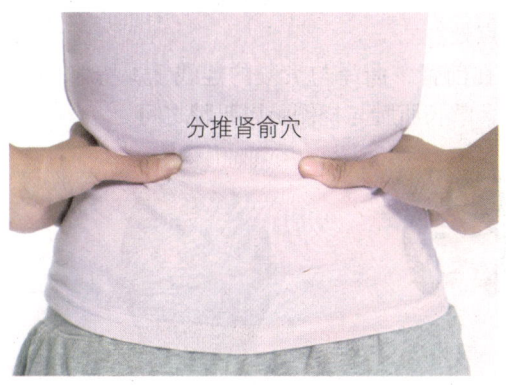
分推肾俞穴

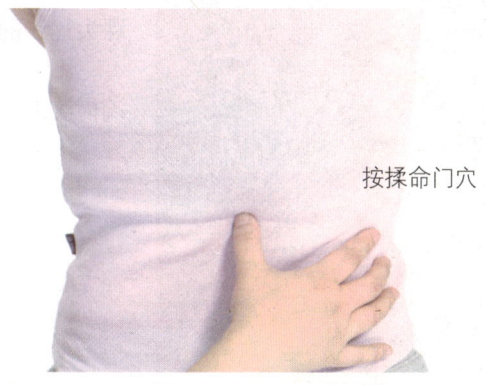
按揉命门穴

❸ 双手叉腰,以拇指指尖用力向下分推肾俞穴,再重点按揉肾俞穴,力度不宜过大,至局部发热有酸胀感为宜。

❹ 被按摩者俯卧,按摩者拇指指腹轻轻按揉其命门穴,至局部微红即可。

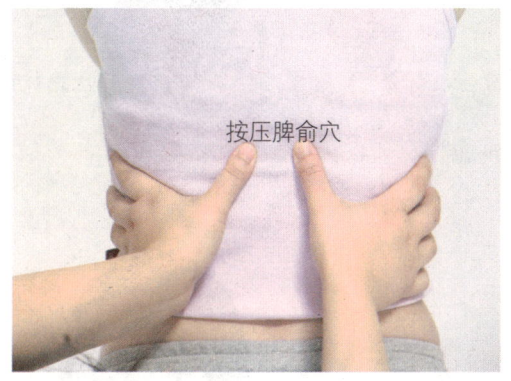
按压脾俞穴

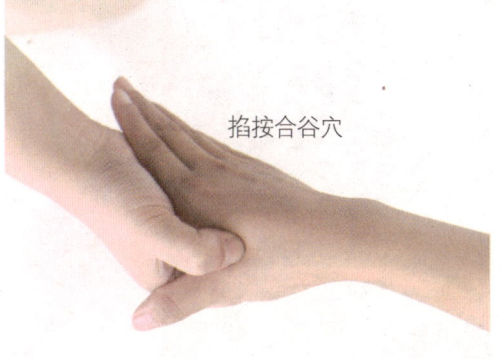
掐按合谷穴

❺ 被按摩者取俯卧位,按摩者双手拇指指端分别按压被按摩者两侧的脾俞穴,力度不宜过重,至局部发热有酸胀感为宜。

❻ 按摩者与被按摩者掌心相对,按摩者拇指掐按被按摩者的合谷穴,至其局部发热有酸胀感为宜,左右交替掐按。

老年痴呆

【典型症状】
- 记忆力下降
- 易疲乏、易沮丧
- 脾气暴躁
- 严重时生活不能自理

【穴位按摩功效】

痴呆常见于老年人群中，由于脑部器质性病变，致使在意识清晰的情况下智能全面减退，以致影响正常的生活、工作或社交。按摩郄门穴，有利于抑制自主神经，安定精神状态。而头部的诸多穴位，如百会、角孙、四神聪、鱼腰、攒竹穴等，可提神醒脑，强化记忆力。面部的印堂、鱼腰、攒竹穴等，可改善大脑皮层功能，阻止记忆缺失或下降。经常按摩丰隆穴，即可缓解头晕、头痛、心烦等症状。

【特效穴位】

百会穴：在头部，前发际正中直上5寸。端坐，两耳尖连线中点与眉间的中心线交汇处。

印堂穴：位于人体头部，两眉头连线的中点处即是。

角孙穴：在耳尖，正对发际处。侧坐，折耳郭向前，在耳尖直上入发际。

四神聪穴：在头顶，有4穴，百会穴前后左右各1寸。端坐，先取百会穴，再在百会穴前后左右旁开1寸取穴。

鱼腰穴：在额部眉毛中，瞳孔直上。端坐，目视前方，瞳孔直上，眉毛中央，左右各一。

攒竹穴：在头部，头部中部入前发际0.5寸处。端坐，直视前方，在眉毛内侧端的一隆起处。

丰隆穴：在小腿外侧，外踝尖上8寸，胫骨前肌前缘2横指处。端坐，屈膝，先确定犊鼻穴，在犊鼻与外踝尖连线的中点处。

郄门穴：在前臂，曲泽与大陵的连线上，腕掌侧远端横纹上5寸，掌长肌腱与桡侧腕屈肌腱之间。

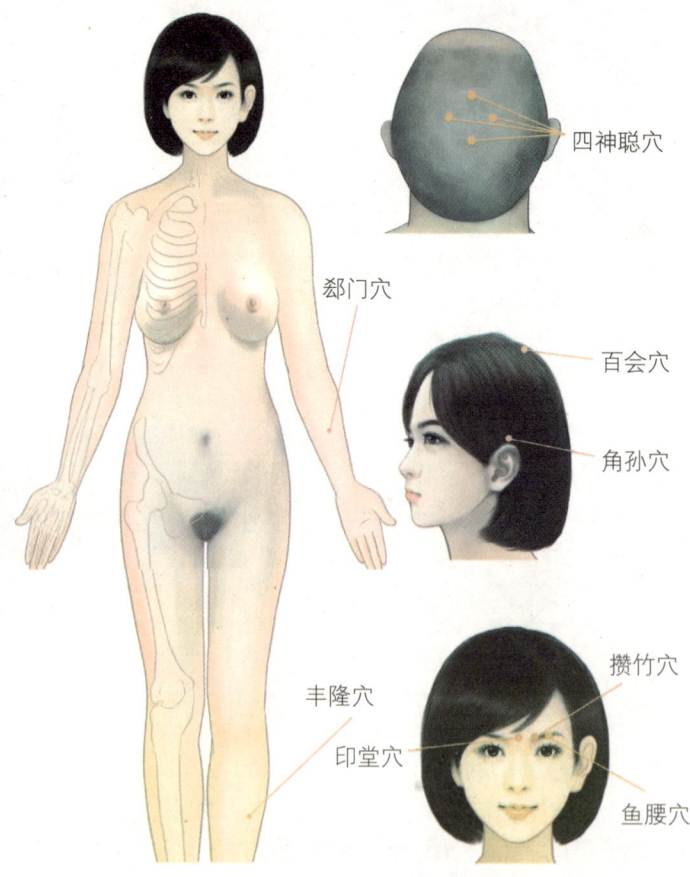

【按摩手法】

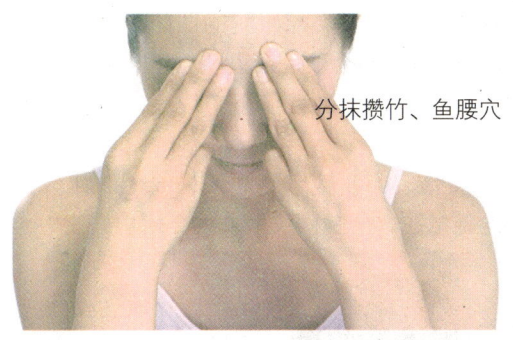

分抹攒竹、鱼腰穴

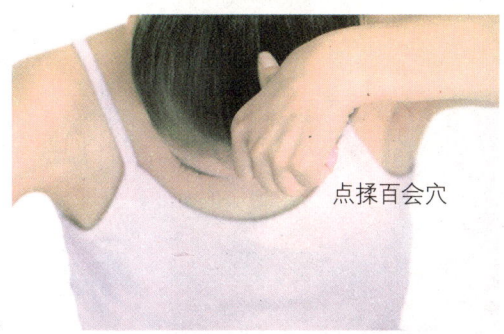

点揉百会穴

❶ 双手示指、中指、无名指并拢，分抹攒竹，经鱼腰至两侧丝竹空，分抹的速度不宜过快。

❷ 拇指指端置于百会穴上，其余四指握拳以助力，点揉3分钟，至局部发热为宜。

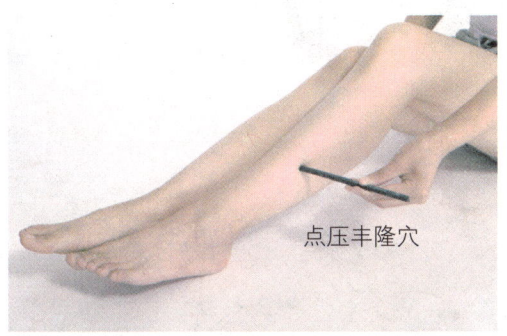

点压丰隆穴

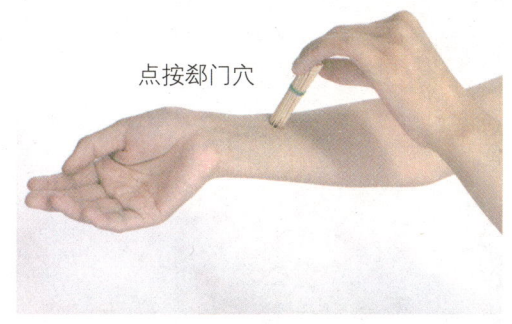

点按郄门穴

❸ 以铅笔笔端重力点压丰隆穴约3分钟，至局部酸胀即可，双侧交替进行。

❹ 用牙签按压郄门穴3~5分钟，至局部有酸麻感并向上或向下放射即可。

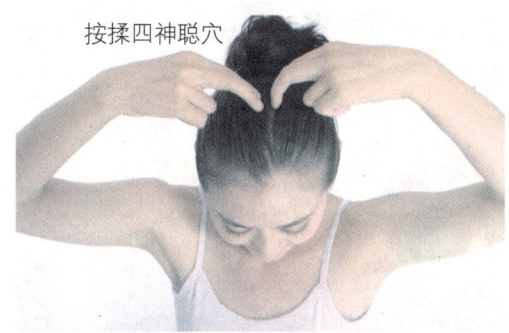

按揉四神聪穴

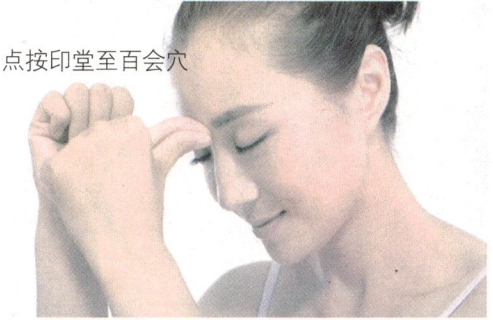

点按印堂至百会穴

❺ 双手示指、中指分别按揉四神聪穴，逐渐用力，每次按揉2分钟。

❻ 双手拇指指腹叠加点按印堂穴，然后沿着前正中线向上点按，至百会穴即可。

【辅助治疗】

核桃莲子粥：取核桃仁、黑芝麻、莲子各10克，粳米50克。先将核桃仁、黑芝麻、莲子、粳米分别洗净，再将前三者与粳米共煮粥。每日分2剂食用。核桃仁有补脑益智、提升记忆力的功效，黑芝麻可补脑安神，莲子则可清心醒脑，三者一起煮粥，对于老年痴呆有一定的缓解作用。

痛风

【典型症状】
- 表皮红肿、关节刺痛
- 发热口干
- 全身乏力
- 心悸、寒战

【穴位按摩功效】

尿酸在人体血液中的浓度如果过高，在软组织中极易形成针状结晶，从而导致身体免疫系统过度反应而引发炎症。从中医角度看，痛风患者大多有肠胃不适的症状，以至于心包积液过多，使心脏输血能力下降而无法送至微血管末梢的关节，导致关节堆积尿酸晶。可见，要想缓解痛风症状，首先就要使尿酸晶排出，这就需要按摩心包经，使心脏恢复正常功能。其中，昆仑、膻中、内关穴就应经常进行按摩。

【特效穴位】

昆仑穴：在踝区，外踝尖与跟腱的凹陷处。侧坐，在外踝尖与脚踝后的大筋之间的凹陷即是。

膻中穴：位于人体胸部，在前正中线上，两乳头的正中间处。

内关穴：在前臂掌侧，腕掌侧远端横纹上2寸。伸胳膊掌心朝上，腕微屈，从腕横纹上量约2横指处。

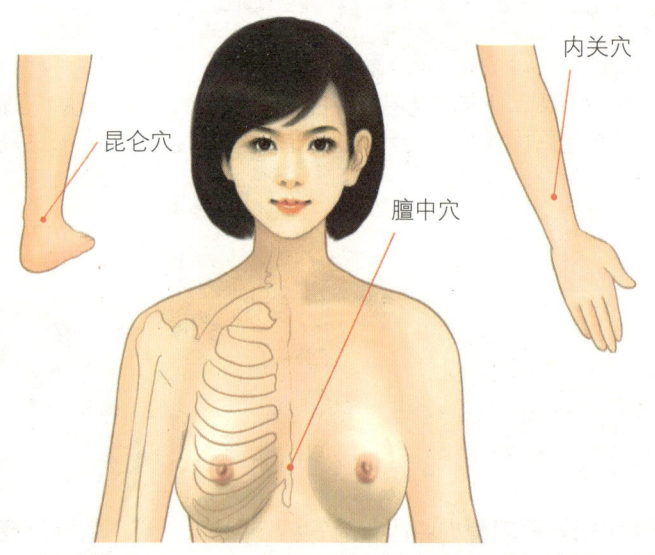

【按摩手法】

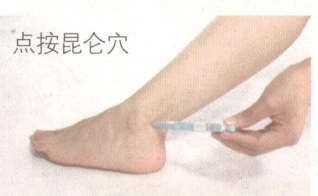
点按昆仑穴

❶ 圆珠笔点按昆仑穴，至局部产生酸胀感即可。

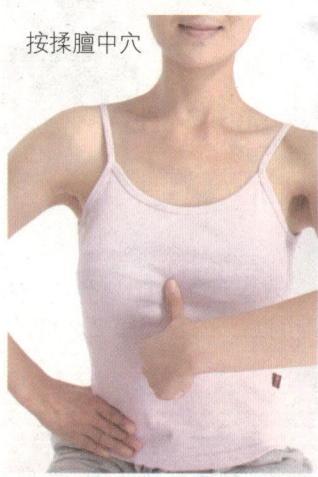
按揉膻中穴

❷ 取坐位，用拇指顺时针和逆时针交替画圈按揉其膻中穴，至局部产生酸胀感即可。

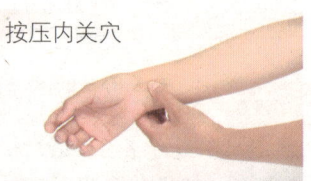
按压内关穴

❸ 拇指指腹重力按压内关穴，可稍用力，每次按揉2分钟。

第四章 有效改善呼吸系统症状

按摩对症治疗保健全书

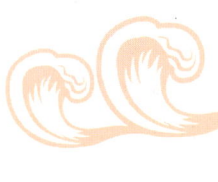

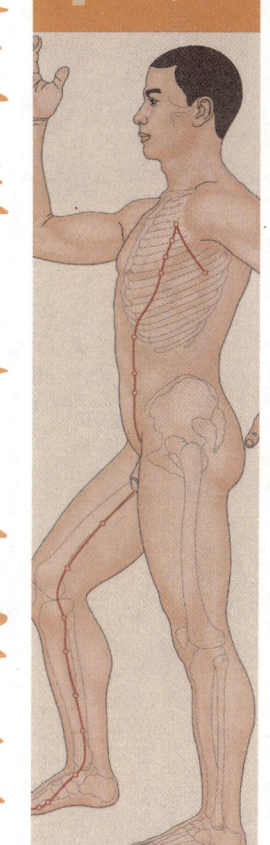

● 任何生物都需要呼吸，呼吸是维持生物新陈代谢以及其他活动所必须的基本生理过程，而呼吸系统主要担当着与外界进行气体交换的工作，帮助人体呼出二氧化碳，吸进新鲜的氧气。呼吸系统一旦发生病变，就会影响机体的正常活动，也就会出现多方面的病症，主要包括鼻腔、咽、喉、气管、支气管以及肺的不适。每个病症有何表征、如何区分、怎样对症选穴、怎么按摩治疗……本章逐条为你呈现，让你看得详细、学得容易、记得清楚，从此疏通呼吸要道，保证呼吸顺畅。

感冒

【典型症状】
- 打喷嚏、流鼻涕
- 高热、鼻塞
- 头痛
- 恶心呕吐

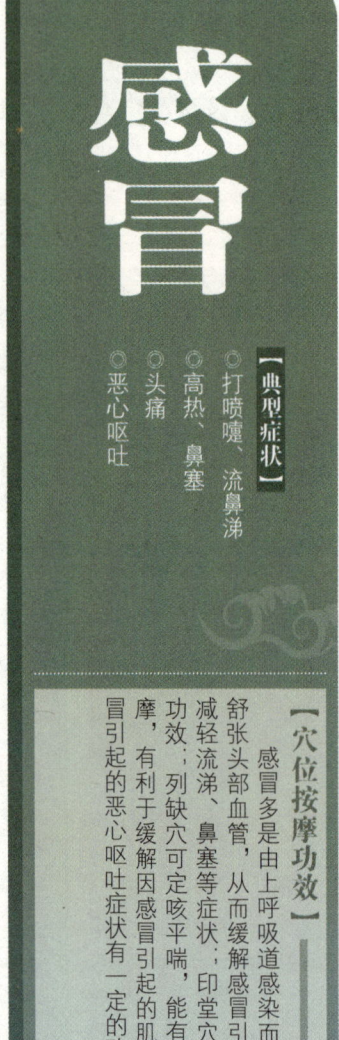

【特效穴位】

合谷穴： 在手背的第1、2掌骨间，于第2掌骨桡侧的中点处。

列缺穴： 在前臂桡侧缘，桡骨茎突上方，腕横纹上1.5寸，肱桡肌与拇长展肌腱之间。左右两手虎口交叉，一手示指压在另一手的桡骨茎突上，示指尖到达之处即是。

印堂穴： 位于人体头部，两眉头连线的中点处即是。

太阳穴： 在头部，眉梢与目外眦之间，向后约1横指处。

迎香穴： 在面部，鼻翼的外缘中点旁，鼻唇沟中。端坐，手指从鼻翼沿鼻唇沟向上推，在鼻唇沟中点处。

大椎穴： 在背部的后正中线上，第7颈椎棘突下的凹陷处。端坐，先找到颈背交界处的最高点，其下缘凹陷处即是。

委中穴： 在膝部，横纹中点，股二头肌腱与半腱肌肌腱的中间处。俯卧，屈膝，在大腿后面的股二头肌肌腱和半腱肌肌腱的中间。

【穴位按摩功效】

感冒多是由上呼吸道感染而产生多种病毒或细菌引起的。按摩太阳穴，可舒张头部血管，从而缓解感冒引起的头痛不适；按摩迎香穴，则可疏通鼻腔，对于感冒引起的鼻子发炎症状有缓解功效；列缺穴可定咳平喘，能有效地缓解感冒引起的咳嗽症状；而印堂穴的按摩，对于感冒引起的肌肉酸痛等不适，有利于缓解因感冒引起的鼻塞等症状；减轻流涕、鼻塞等症状。合谷穴具有止吐功效，对于感冒引起的恶心呕吐症状有一定的改善作用。

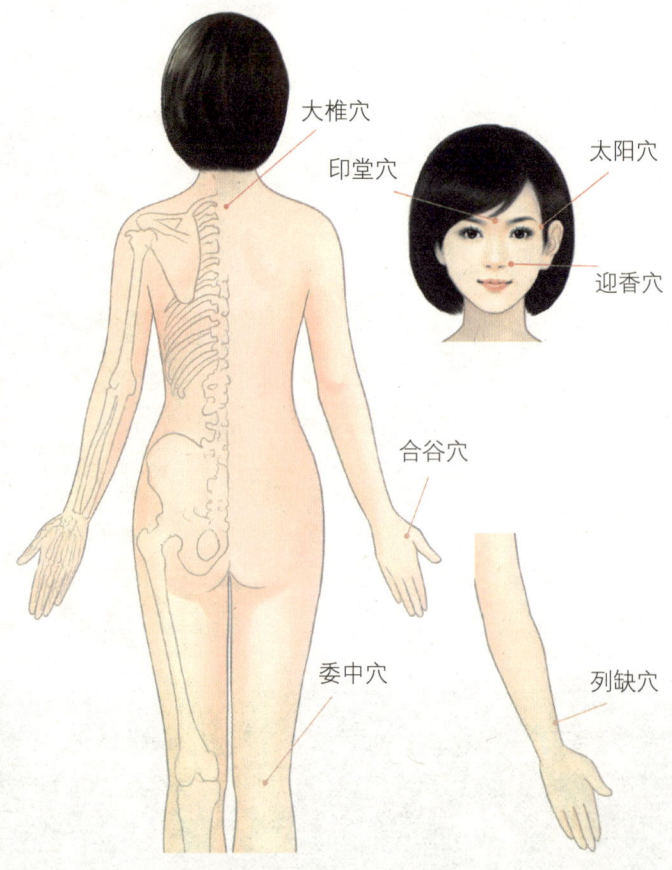

【按摩手法】

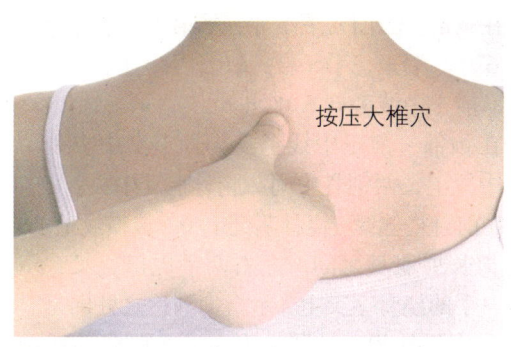

按压大椎穴

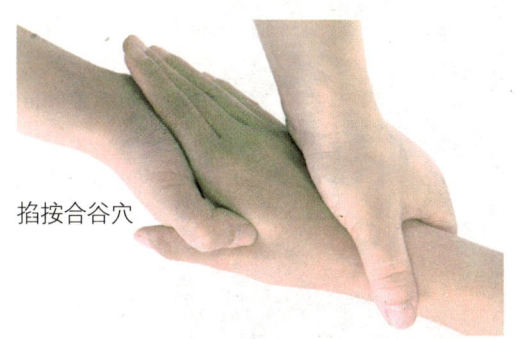

掐按合谷穴

① 按摩者用拇指重力按压被按摩者的大椎穴,至穴位处感觉酸胀为宜。

② 按摩者用拇指指端用力掐按被按摩者的合谷穴,以局部产生酸胀感,并放射至手臂为宜。

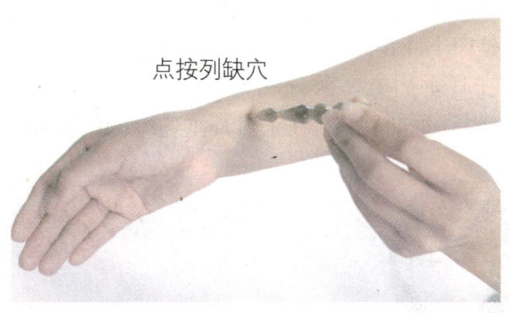

点按列缺穴

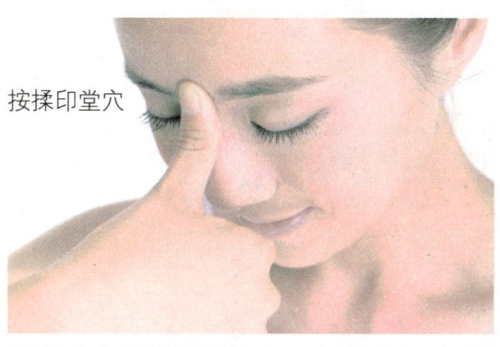

按揉印堂穴

③ 用按摩棒点按列缺穴,左右穴交替进行,以局部产生酸胀感为宜。

④ 拇指指腹按揉印堂穴,力度适中,以局部产生温热感为宜。

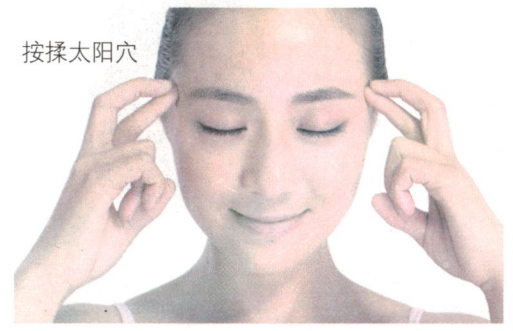

按揉太阳穴

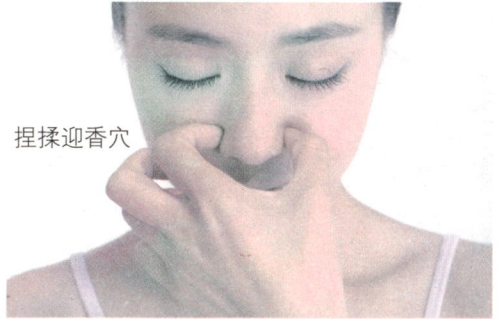

捏揉迎香穴

⑤ 双手示指和中指并拢,并分别置于头部两侧的太阳穴,同时按揉2分钟左右即可。

⑥ 一手的拇指和示指相对,分别捏揉鼻翼两侧的迎香穴,至局部产生温热感为宜。

【辅助治疗】

麻黄汤:取麻黄9克,桂枝、杏仁各6克,甘草3克,生姜、葱白、豆豉各少许。先将麻黄、桂枝、杏仁、甘草等放入锅中,加水煎煮,再加入生姜、葱白、豆豉一起煎煮,去渣留汁,趁热服用即可。此汤具有祛风解表、发汗散热之功效,对于感冒引起的高热、恶寒、头痛等症均有明显的疗效。

咳嗽

【典型症状】
- 干咳、喉咙痒痛
- 发热、恶寒
- 流鼻涕
- 头痛、全身酸痛

【穴位按摩功效】

咳嗽在呼吸系统中属于比较常见的症状。当呼吸道黏膜受到异物、炎症分泌物或过敏性因素等刺激后，人体会反射性地咳嗽。按摩时可重点选在胸部的肺区操作，其中中府穴可有效缓解咳嗽、气喘等肺部症状；天突穴则有助于改善咳嗽引起的胸痛症状。手部的列缺穴则有利于止咳、平喘，并可缓解咳嗽引起的咽喉肿痛。腿部的丰隆和足三里穴，均可止咳化痰，有利于舒缓咳嗽症状。

【特效穴位】

中府穴：在胸部，云门穴下1寸，平第1肋间隙处，前正中线旁开6寸。端坐，手叉腰，取云门，直下1寸，平第1肋间隙，前正中线旁开6寸处。

天突穴：在颈部，前正中线上，胸骨上窝中央处。仰卧，在前正中线上，两锁骨中间，胸骨上窝中央。

列缺穴：在前臂桡侧缘，桡骨茎突上方，腕横纹上1.5寸，肱桡肌与拇长展肌腱之间。左右两手虎口交叉，一手示指压在另一手的桡骨茎突上，示指尖到达之处即是。

丰隆穴：在小腿外侧，外踝尖上8寸，胫骨前肌前缘2横指处。端坐，屈膝，先确定犊鼻穴，在犊鼻与外踝尖连线的中点处。

足三里穴：在小腿外侧，犊鼻下3寸。端坐后屈膝，取犊鼻，在犊鼻向下4横指处。

翳风穴：在耳垂后方，颞骨乳突下端前方凹陷处。端坐，张大嘴，将耳垂向后按，在正对耳垂边缘的凹陷处。

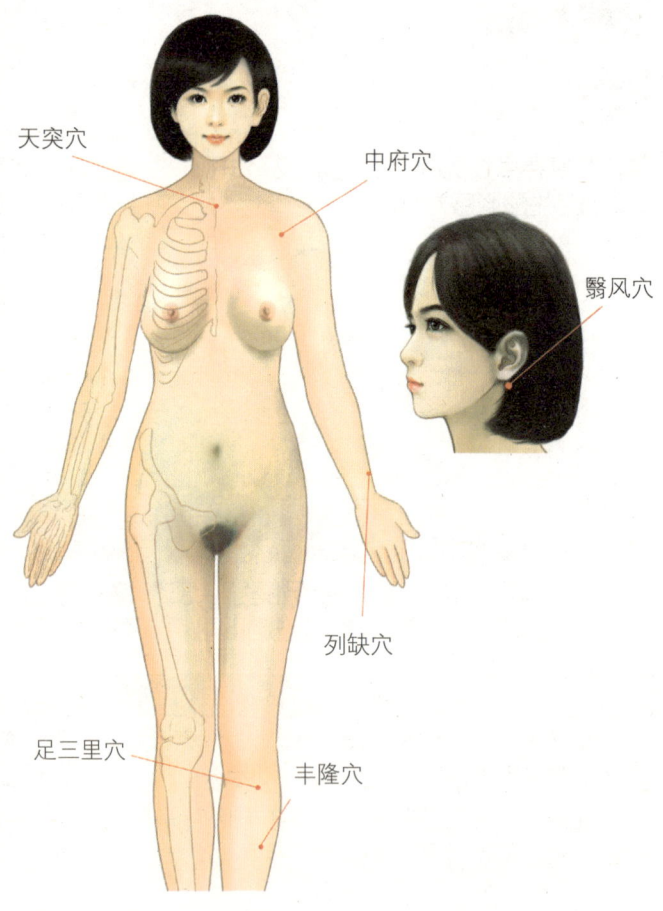

【按摩手法】

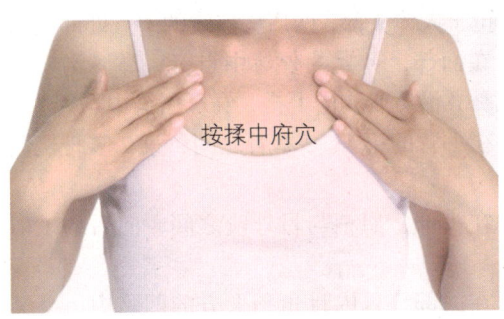

按揉中府穴

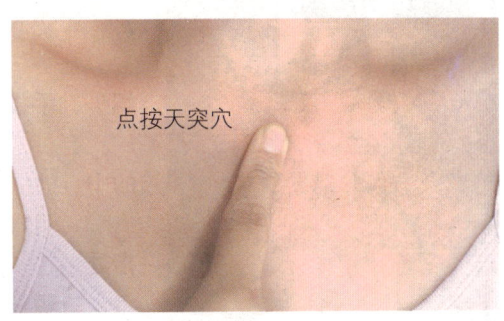

点按天突穴

❶ 双手四指分别置于同侧的胸大肌胸骨缘，沿肋间隙向外推摩至中府穴，反复推摩；再以两拇指长按中府穴。

❷ 示指指端置于天突穴，并向下方点按5分钟左右，至局部有酸胀感，并放射至气管即可。

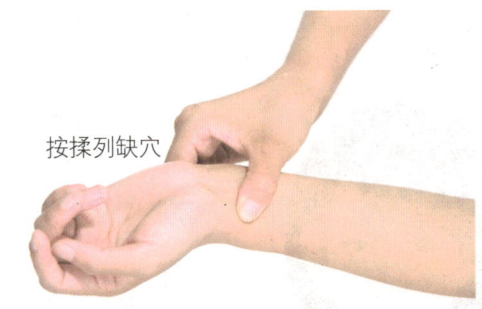

按揉列缺穴

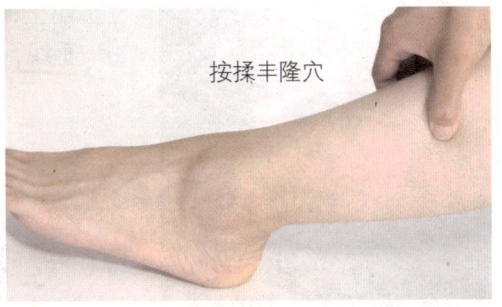

按揉丰隆穴

❸ 右手拇指指腹用力按揉左手的列缺穴，其余四指放置于手腕对侧以助力，两手交替进行。

❹ 两手拇指指腹分别置于同侧的丰隆穴上，并重力按揉，至局部产生灼热感为宜。

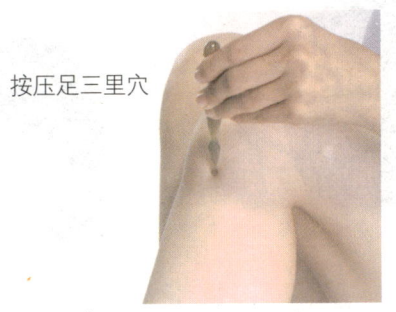

按压足三里穴

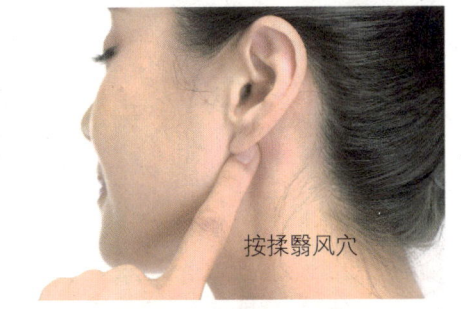

按揉翳风穴

❺ 用按摩棒按压足三里穴，力度要适中，至局部有压迫感为宜。

❻ 用示指指尖重力按揉同侧的翳风穴，至局部产生酸胀感，然后换另一侧按摩。

【辅助治疗】

橘子酒：取橘子600克，冰糖300克，高度白酒1000毫升。先将橘子连皮一起浸泡于水中，再洗净，去蒂后一切两半，然后在瓶子里依次放入冰糖、橘子、白酒，密封保存1个月。可直接食用，也可用热水或苏打水泡着饮用，晚饭前或睡觉前饮用效果最佳。此方具有散寒功效，更可止咳平喘。

过敏性鼻炎

【典型症状】
- 鼻子充血或水肿
- 鼻塞、流清鼻涕
- 鼻痒、打喷嚏
- 喉咙不适、咳嗽

【穴位按摩功效】

过敏性鼻炎多由遗传或吸入外界过敏性抗原而引起的病症。迎香穴是主治鼻病的大穴,经常按摩此穴有助于改善面部局部血液循环,对因鼻炎引发的鼻塞、憋气等症有不错的功效。另外,鼻部的睛明穴,有利于通鼻、醒神等,对鼻炎有辅助治疗作用。肺俞穴有通窍功效,对改善鼻炎症状,防治和改善鼻炎症状。

【特效穴位】

印堂穴:位于人体头部,两眉头连线的中点处即是。

迎香穴:在面部,鼻翼的外缘中点旁,鼻唇沟中。端坐,手指从鼻翼沿鼻唇沟向上推,在鼻唇沟中点处。

合谷穴:在手背的第1、2掌骨之间,第2掌骨桡侧的中点处。

太阳穴:在头部,眉梢与目外眦之间,向后约1横指处。

睛明穴:在面部,目内眦角稍上方的凹陷中。手叉腰端坐,先取云门穴,在云门穴直下约1寸、平第1肋间隙、前正中线旁开6寸处。

肺俞穴:在背部,第3胸椎棘突下,后正中线旁开1.5寸。端坐,在第3胸椎上引一垂线,再从肩胛骨内侧缘引一垂线,在两垂线的中点处。

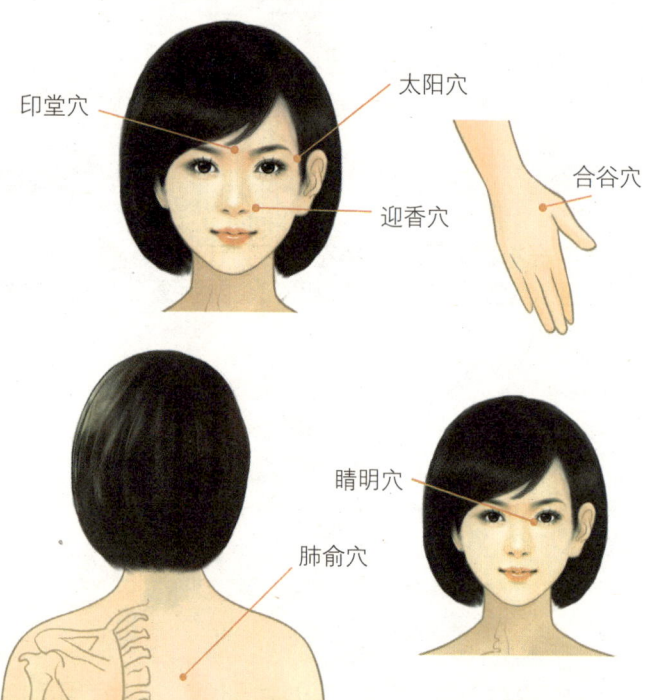

【辅助治疗】

冰片鸡蛋黄汁:取鸡蛋1个,冰片少许。先将鸡蛋洗净,取蛋黄,再将冰片与生鸡蛋黄一起搅匀即可。用此药汁滴鼻,每日1~2次,每次1~2滴。该药汁具有清除鼻涕、改善鼻炎症状的功效,过敏性鼻炎患者尤其适用。

【按摩手法】

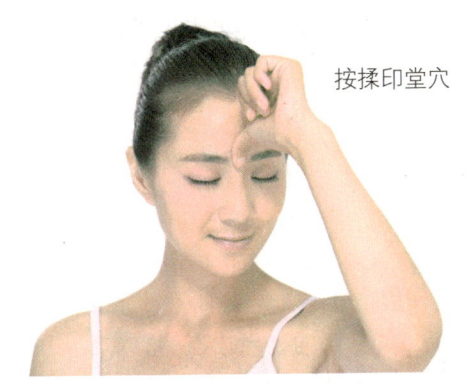

按揉印堂穴

❶ 拇指指腹按顺时针方向按揉印堂穴，以局部温热为度，每日早晚按揉60次即可。

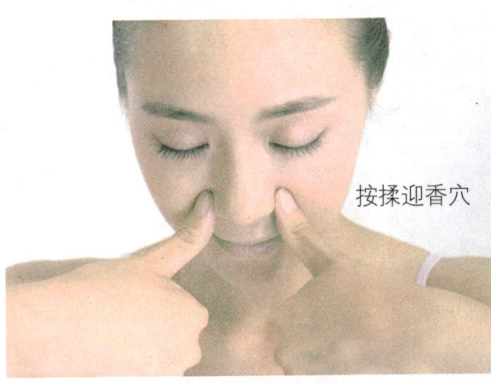

按揉迎香穴

❷ 拇指指腹按揉鼻部的迎香穴，先按顺时针方向再按逆时针方向按摩，至局部发热为宜。

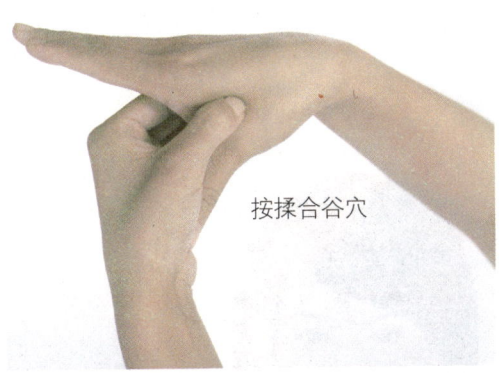

按揉合谷穴

❸ 拇指指腹按揉合谷穴，力度不可太轻，以局部产生酸胀感并放射至手臂为宜。

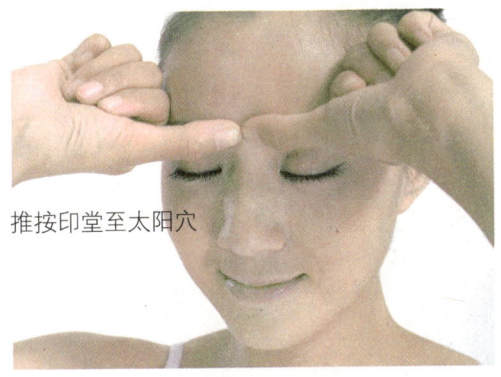

推按印堂至太阳穴

❹ 用双手拇指指腹置于印堂穴上，并逐渐向两侧推按，至太阳穴。推按的力度要重点，反复操作。

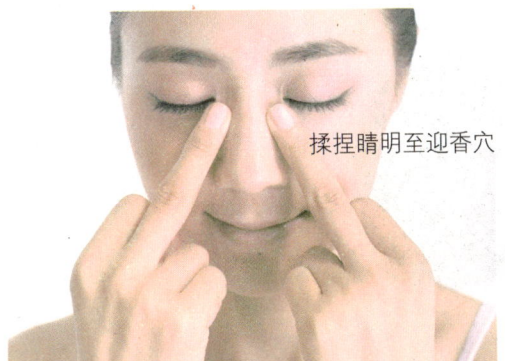

揉捏睛明至迎香穴

❺ 用双手中指指腹分别置于鼻部两侧，然后自上而下进行对揉、对捏，从睛明穴一直按摩至迎香穴。

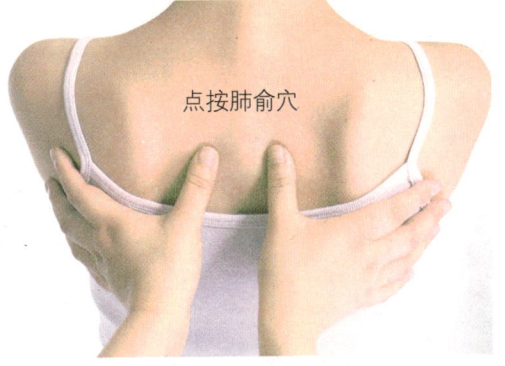

点按肺俞穴

❻ 按摩者双手拇指指端点按被按摩者背部左右两边的肺俞穴，至其局部产生酸胀感为宜。

慢性鼻炎

【典型症状】
- 鼻塞、鼻涕较多
- 声音重浊
- 呼吸困难,需张嘴呼吸
- 嗅觉迟钝

【穴位按摩功效】

慢性鼻炎多半是由外界因素,如物理或化学等的刺激而引发炎症,导致鼻腔黏膜充血、肿胀。按摩印堂至上星、头维、太阳等,有利于疏通鼻根处,有利于缓解因鼻炎引起的头痛、头晕等症状;按摩鼻子上的睛明、迎香,可帮助鼻子排出脓鼻涕,从而帮助人体恢复正常和畅快的呼吸;按摩风门、曲池,则具有通窍作用,有助于鼻炎的好转。

【特效穴位】

睛明穴: 在面部,目内眦角稍上方的凹陷中。手叉腰端坐,先取云门穴,在云门穴直下约1寸、平第1肋间隙、前正中线旁开6寸处。

头维穴: 端坐,在头部,额角发际上0.5寸,头正中线旁开4.5寸。

印堂穴: 位于人体头部,两眉头连线的中点处即是。

上星穴: 在头部,前发际正中直上1寸。端坐,在头部,前发际正中直上量1横指处。

迎香穴: 在面部,鼻翼的外缘中点旁,鼻唇沟中。端坐,手指从鼻翼沿鼻唇沟向上推,在鼻唇沟中点处。

风门穴: 在背部,第2胸椎棘突下,后正中线旁开1.5寸。端坐,由第2胸椎引一垂线,再从肩胛骨内侧缘引一垂线,在两垂线的中点处。

曲池穴: 位于人体肘部桡侧,弯曲前臂时在肘横纹桡侧止点处即是。

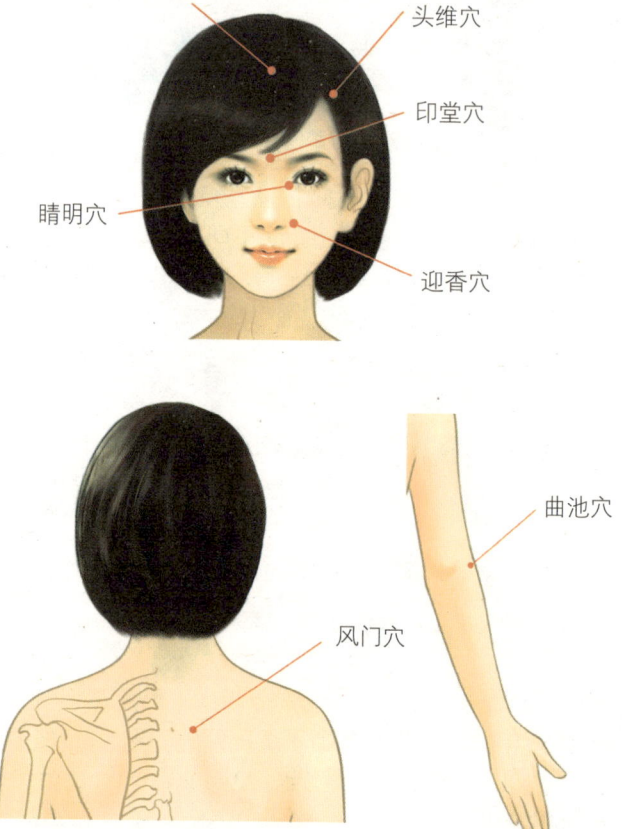

【按摩手法】

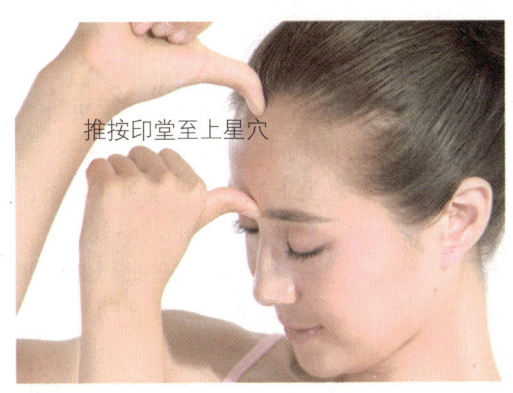
推按印堂至上星穴

① 拇指指腹向上用力,从印堂穴推按至上星穴,其余四指半握拳以助力,至局部产生温热感为宜。

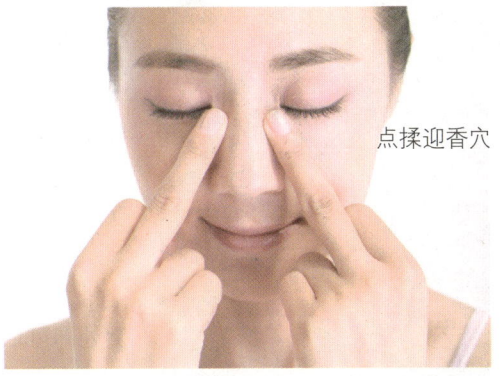
点揉迎香穴

② 中指指端点揉迎香穴,力度要轻重交替进行,左右两穴交替操作。

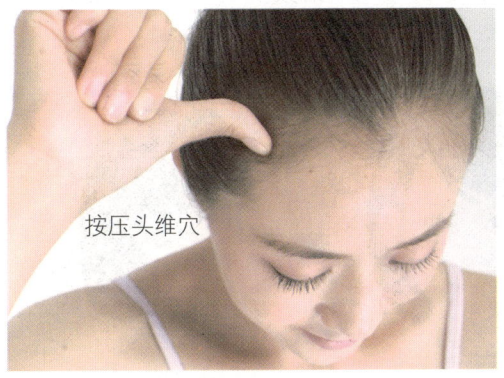
按压头维穴

③ 用拇指指端按压头维穴,力度要适中,至局部产生酸胀感为宜。

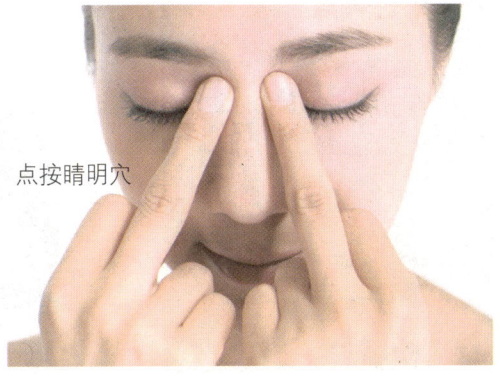
点按睛明穴

④ 用两手中指指端分别点按两个睛明穴,力度可轻重交替进行,至局部产生酸胀感为宜。

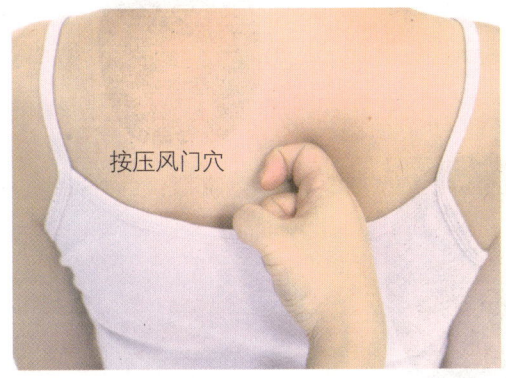
按压风门穴

⑤ 按摩者用示指指关节重力按压被按摩者的风门穴,至其局部产生温热和酸胀感为宜。

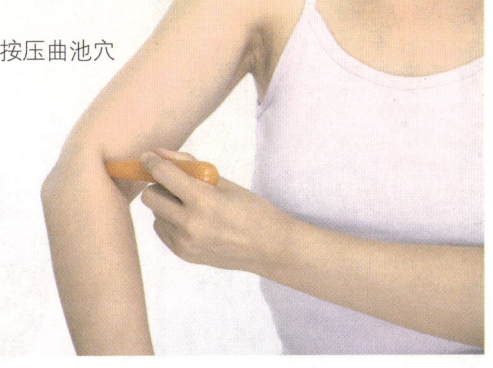
按压曲池穴

⑥ 用按摩棒按压曲池穴,左右手交替按摩,至穴位处产生酸胀感为宜。

咽喉肿痛

【典型症状】
- 咽喉红肿疼痛
- 吞咽时疼痛加剧
- 声音嘶哑
- 偶有发热

【穴位按摩功效】

咽喉肿痛是咽喉部常见的病症，多见于扁桃体炎、咽炎、扁桃体周围脓肿等。按摩天突穴，可化痰利咽，有效地改善各种咽喉不适；按摩廉泉穴，有利于清热、化痰、利喉，对于咽喉肿痛症状有一定的缓解功效；按摩翳风穴，有利于清热、消炎，缓解咽喉肿痛不适；按摩风池、大椎、鱼际，有一定的降火、止痛功效，对治疗咽喉肿痛不适有显著疗效。

【特效穴位】

廉泉穴：端坐仰头，在颈部，前正中线上，喉结上方，舌骨上缘凹陷处。

天突穴：在颈部，前正中线上，胸骨上窝中央处。仰卧，在前正中线上，两锁骨中间，胸骨上窝中央。

翳风穴：在耳垂后方，乳突下端前方凹陷处。端坐，张大嘴，将耳垂向后按，在正对耳垂边缘的凹陷处。

风池穴：位于人体后颈部，在胸锁乳突肌与斜方肌上端之间凹陷处。正坐时，后头骨下，两条大筋外缘陷窝处即可取穴。

大椎穴：在背部的后正中线上，第7颈椎棘突下的凹陷处。端坐，先找到颈背交界处的最高点，其下缘凹陷处即是。

鱼际穴：仰掌，第1掌指关节后凹陷处，即在第1掌骨中点桡侧，赤白肉际处。

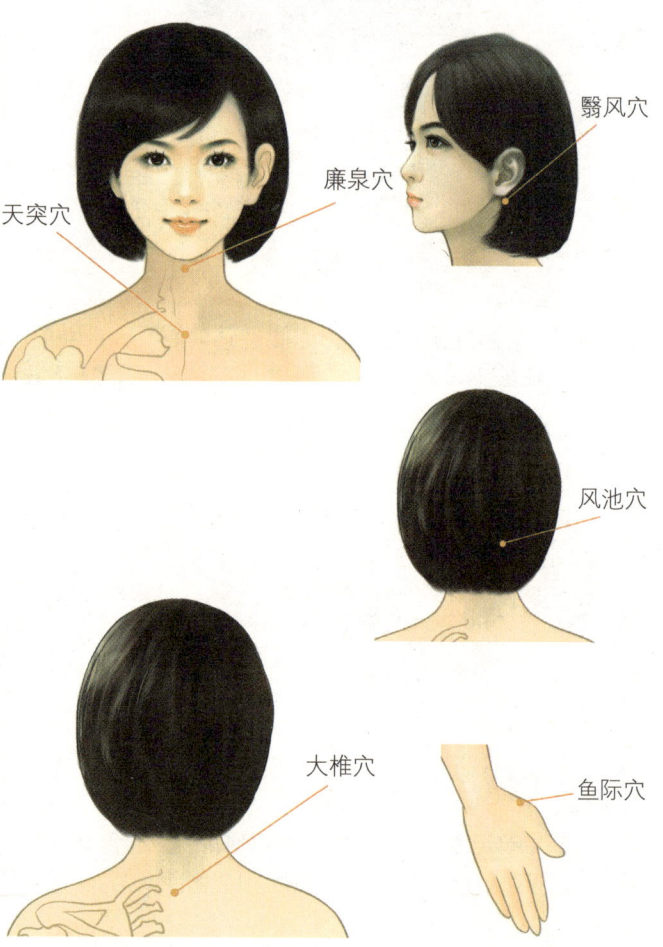

【按摩手法】

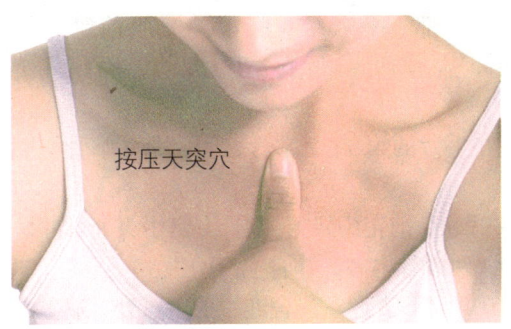

按压天突穴

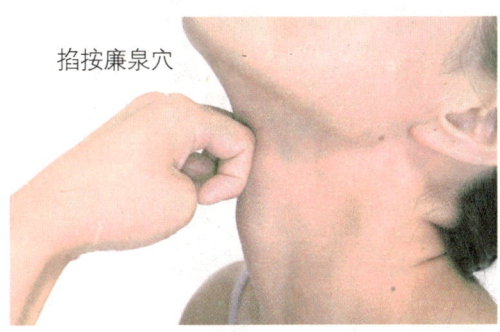

掐按廉泉穴

❶ 端坐，用拇指指腹按压天突穴，按压力度要适中，至局部感觉酸胀为宜。

❷ 将中指和示指弯曲如钩状，蘸少许温水以润滑，掐按廉泉穴，至局部出现紫红色瘀血为宜。

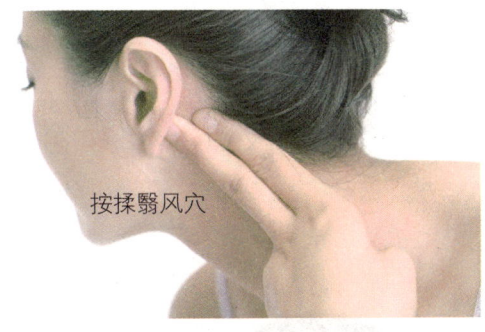

按揉翳风穴

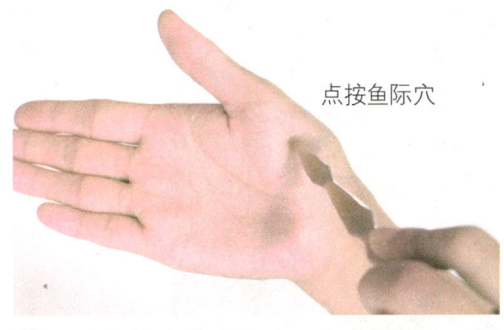

点按鱼际穴

❸ 将示指、中指并拢，按揉耳后的翳风穴，至局部皮肤感觉温热为宜。

❹ 用按摩棒点按鱼际穴，力度稍重点，以穴位处感觉酸胀为宜。

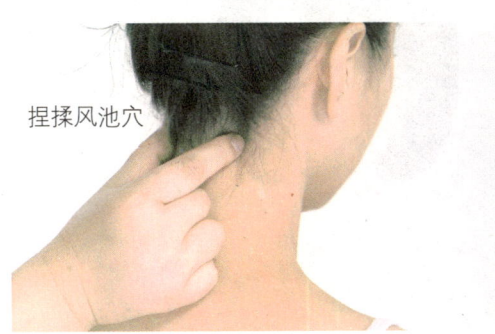

捏揉风池穴

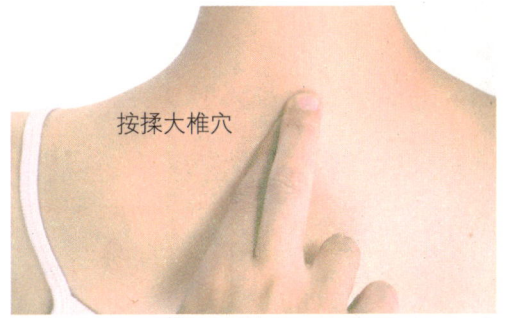

按揉大椎穴

❺ 按摩者用拇指和示指对捏被按摩者头后部的两个风池穴，一张一弛，反复操作30次。

❻ 按摩者用示指、中指指腹叠加在一起按揉被按摩者颈后的大椎穴，力度稍重，以其局部感觉温热为宜。

【辅助治疗】

黄瓜猕猴桃汁：取黄瓜100克，猕猴桃50克，蜂蜜适量。先将黄瓜洗净，留皮切块；猕猴桃去皮后切块，同黄瓜一起放入榨汁机中，加入适量凉开水搅拌即可。于餐前1小时饮用，可加入蜂蜜调味。有利于治疗身热烦渴、咽喉肿痛等不适。

慢性咽炎

【典型症状】

- 咽喉分泌物不易咳出
- 咽喉痒、干燥、微痛
- 晨起咳嗽、刷牙恶心
- 干咳，甚至咳血

【特效穴位】

人迎穴：在颈部，平喉结，胸锁乳突肌前缘处。端坐，头微抬，在颈部，喉结旁开1.5寸，胸锁乳突肌前缘处。

合谷穴：在手背的第1、2掌骨之间，第2掌骨桡侧的中点处。

天突穴：在颈部，前正中线上，胸骨上窝中央处。仰卧，在前正中线上，两锁骨中间，胸骨上窝中央。

水突穴：在颈部，人迎与气舍连线的中点处。端坐，抬头，人迎直下1寸，胸锁乳突肌的前缘。

天鼎穴：在颈部外侧，喉结旁开3寸，胸锁乳突肌后缘，扶突与缺盆连线的中点处。

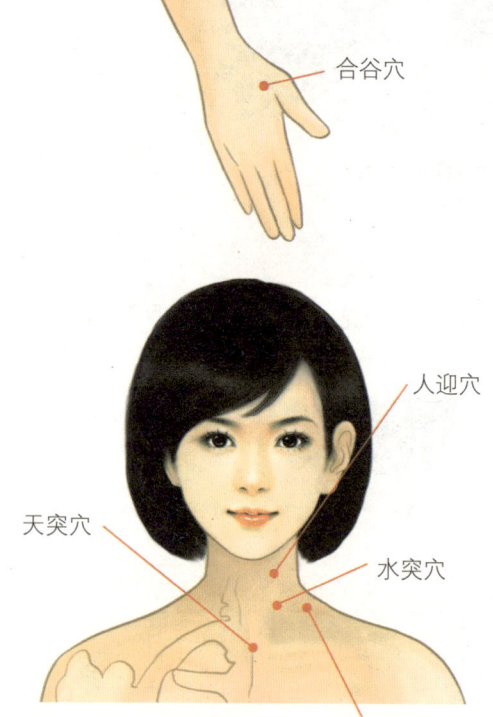

合谷穴
人迎穴
天突穴
水突穴
天鼎穴

【穴位按摩功效】

急性咽炎若是没有得到及时的治疗，日积月累后多半就会转成慢性咽炎。其中，按摩人迎穴对气喘、支气管炎、咽炎均有良好疗效，主要可以减缓咽喉肿痛、音哑等症状；天突和水突穴有清咽散结、呼吸困难、声音嘶哑等症状；合谷穴则可减轻喉咙肿痛、理气化痰的功效，经常按摩可减轻喉咙肿痛、呼吸困难、声音嘶哑等症状；合谷穴具有止痛作用，对咽炎引起的喉咙肿痛也有明显疗效；天鼎穴有利咽宽喉、润喉开音的作用，对慢性咽炎有一定的辅助治疗作用。

【辅助治疗】

金橘冰糖酒：取金橘500克，冰糖250克，中度白酒1000毫升。先将金橘洗净，再晾干，并与冰糖一起倒入瓶子中，然后倒入白酒，密封保存1个月。金橘可抑制咽喉痛，慢性咽炎患者可适当多饮用一些，可很好地缓解咽喉不适，对咽喉疼痛尤其管用。

【按摩手法】

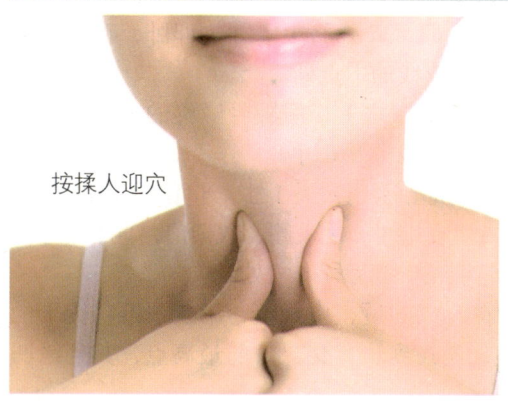

按揉人迎穴

❶ 双手拇指指腹按揉人迎穴，按揉的力度要适中。

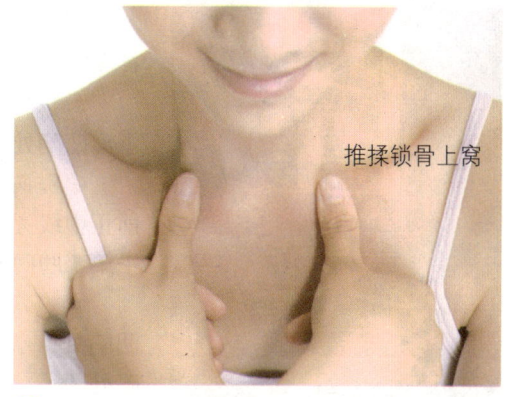

推揉锁骨上窝

❷ 双手拇指指腹置于喉结两旁，然后向锁骨上窝推揉，反复操作至局部产生温热感为宜。

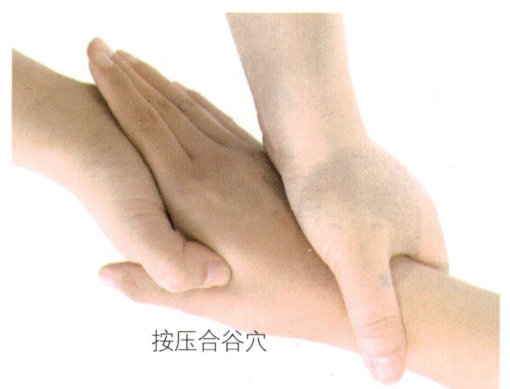

按压合谷穴

❸ 按摩者一手握住被按摩者的手腕，另一只手拇指指腹按压被按摩者的合谷穴，力度稍重，至局部皮肤感觉温热为宜。

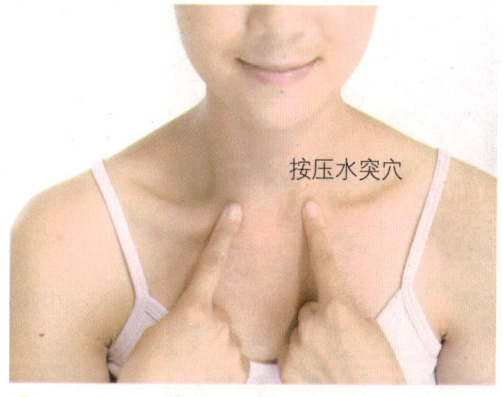

按压水突穴

❹ 示指指腹按压水突穴，力度不宜过重，至局部皮肤感觉温热为宜。

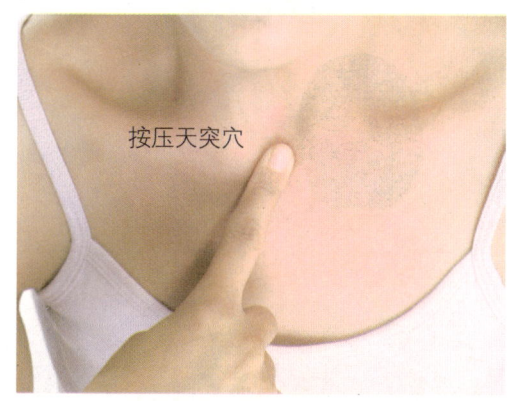

按压天突穴

❺ 示指指腹重力按压天突穴，按压3分钟左右，至局部皮肤感觉酸胀为宜。

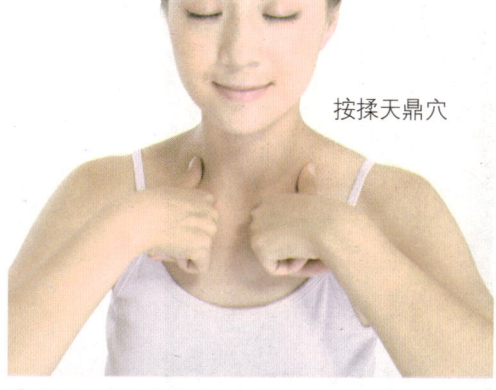

按揉天鼎穴

❻ 用双手拇指指腹按揉左右两侧的天鼎穴，力度适中，至局部产生温热感为宜。

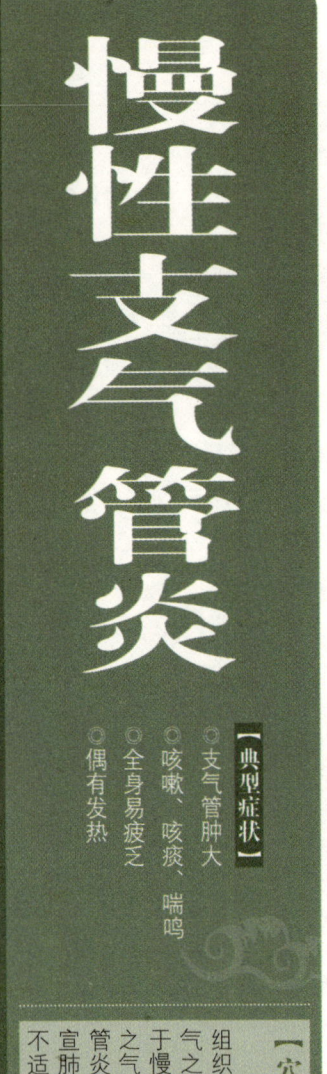

慢性支气管炎

【典型症状】
- 支气管肿大
- 咳嗽、咳痰、喘鸣
- 全身易疲乏
- 偶有发热

【穴位按摩功效】

慢性支气管炎是气管、支气管黏膜及其周围组织的慢性非特异性炎症。按摩云门穴有肃降肺气之效，可有效缓解咳嗽、气喘等症；中府穴是肺脏与脾脏经络之气的交通要道，可以除去体内的烦热，对于慢性支气管炎及气喘的特效保健穴；肺俞穴则有利于解表宣肺、止咳平喘，常用来预防和缓解肺部的各种不适及慢性支气管炎等。

【特效穴位】

中脘穴： 在上腹部，肚脐上4寸。仰卧，在上腹部神阙与胸剑结合点连线的中点处。

云门穴： 在胸前壁之上，肩胛骨喙突的上方，锁骨下窝凹陷处，前正中线旁开6寸处。

中府穴： 在胸部，云门穴下1寸，平第1肋间隙处，前正中线旁开6寸。端坐，手叉腰，取云门，直下1寸，平第1肋间隙，前正中线旁开6寸处。

大椎穴： 在背部的后正中线上，第7颈椎棘突下的凹陷处。端坐，先找到颈背交界处的最高点，其下缘凹陷处即是。

肾俞穴： 在腰部，第2腰椎棘突下，后正中线旁开1.5寸。端坐，在第2腰椎上引一垂线，再从肩胛骨内侧缘引一垂线，在两条垂线间的中点处。

肺俞穴： 在背部，第3胸椎棘突下，后正中线旁开1.5寸。端坐，在第3胸椎上引一垂线，再从肩胛骨内侧缘引一垂线，在两垂线的中点处。

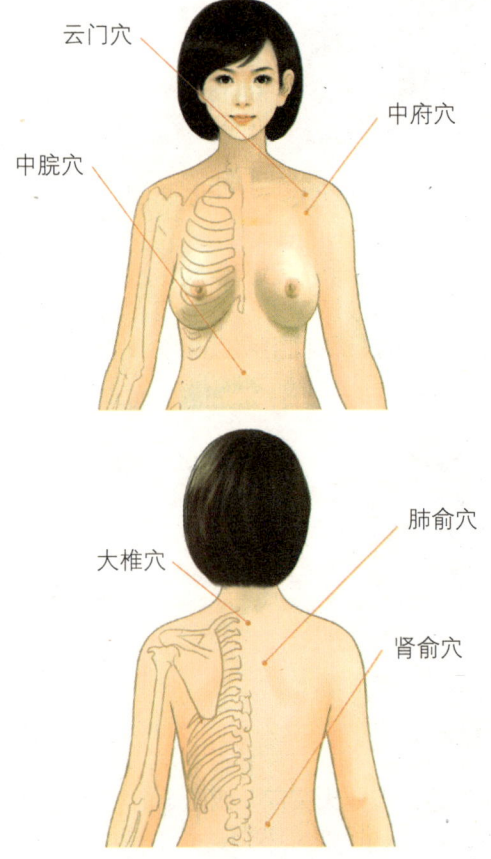

【按摩手法】

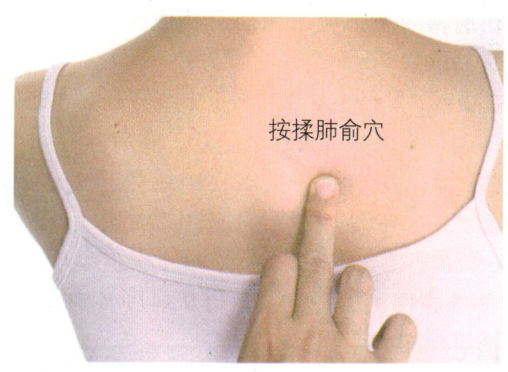

❶ 按摩者以单手中指指腹重力按揉被按摩者的肺俞穴，至其局部皮肤产生酸痛感为宜。

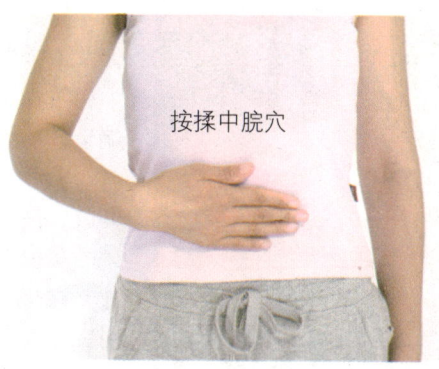

❷ 整个手掌张开，置于腹部的中脘穴，并按顺时针方按揉，至感觉温热为宜。

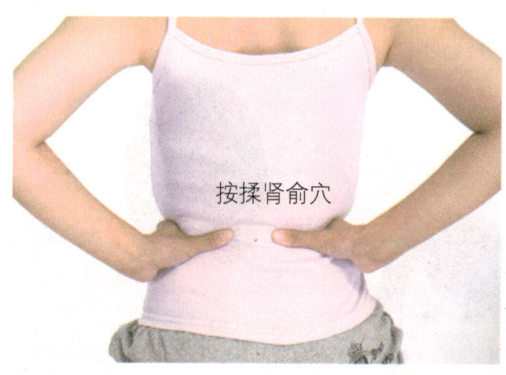

❸ 取坐位，双手拇指指腹分别按揉腰背部两侧的肾俞穴，其余四指置于臀部以助力。按揉时要逐渐用力。至局部有温热感为宜。

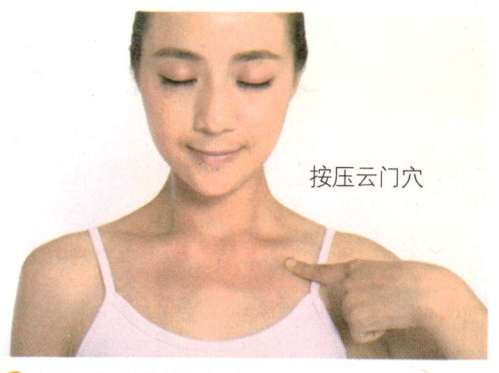

❹ 用示指指腹重力按压云门穴，至局部有温热感为宜。

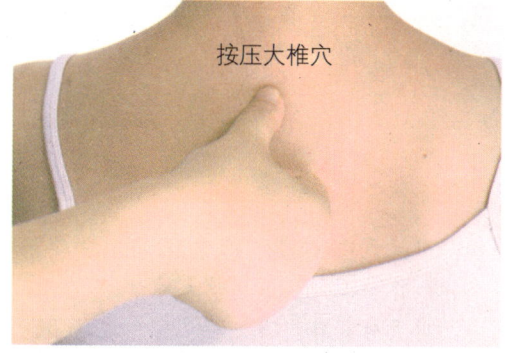

❺ 被按摩者取俯卧位或者坐位，按摩者用拇指指腹按压被按摩者的大椎穴，力度要逐渐加大，以感觉酸胀为度。

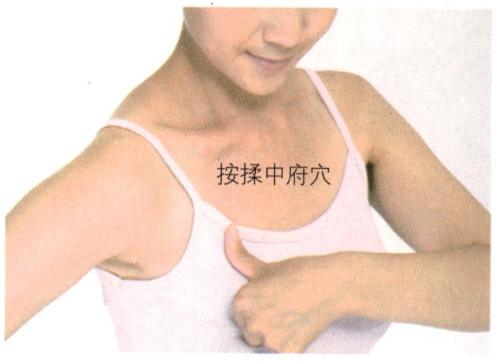

❻ 一手拇指指腹按揉对侧的中府穴，注意力度要适中，以感觉酸胀为度。

肺炎

【典型症状】
- 高热持续不退，反复发作
- 剧烈咳嗽、咳嗽不止
- 深呼吸、咳嗽时胸痛
- 痰或多或少，偶有咯血

【穴位按摩功效】
肺炎在生活中是比较常见的病症，主要由病毒、细菌、真菌的感染或化学物质引起。按摩俞府穴，可止咳平喘、理气降逆，适用于肺部疾病、气喘、支气管炎、咳嗽等均有效；风门穴则可祛风散邪，有利于肃降肺气、宣肺固表、滋阴润肺，对肺炎初期尤其适宜按摩此穴；按摩尺泽穴，对肺炎引起的发热、咽喉痛、剧烈咳嗽、气喘等症均有明显功效；按摩膻中穴，则有助于宽胸理气，主要用于呼吸系统疾病、气喘等肺炎症状。

【特效穴位】

尺泽穴： 在肘横纹上，肱二头肌腱桡侧缘凹陷处。仰掌，微屈肘更易取穴。

不容穴： 在腹部，肚脐上6寸，前正中线旁开2寸处。端坐，从肚脐向上量6横指，再水平旁开2横指。

俞府穴： 在胸部，锁骨下缘，前正中线旁开2寸。仰卧，锁骨下一凹陷，在胸骨中线与锁骨中线的中点处。

肺俞穴： 在背部，第3胸椎棘突下，后正中线旁开1.5寸。端坐，在第3胸椎上引一垂线，再从肩胛骨内侧缘引一垂线，在两垂线的中点处。

膻中穴： 位于人体胸部，在前正中线上，两乳头的正中间处。

风门穴： 在背部，第2胸椎棘突下，后正中线旁开1.5寸。端坐，由第2胸椎引一垂线，再从肩胛骨内侧缘引一垂线，在两垂线的中点处。

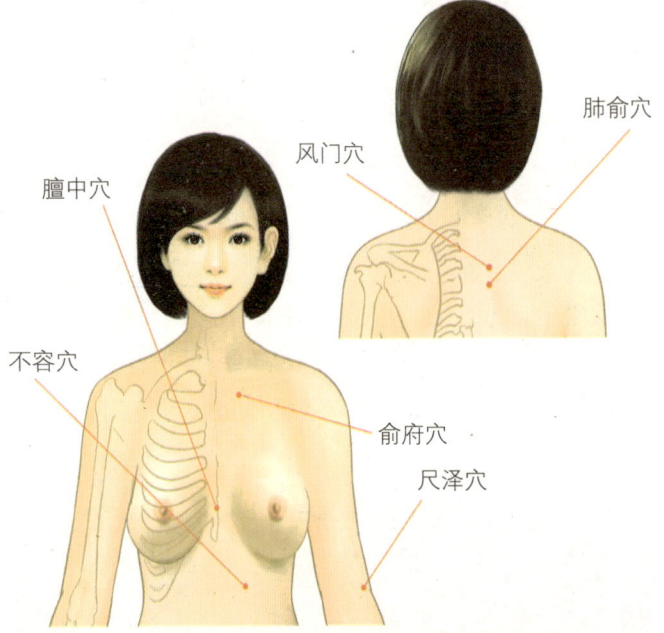

膻中穴　风门穴　肺俞穴　不容穴　俞府穴　尺泽穴

【辅助治疗】

川贝蜂蜜饮： 取川贝粉20克，蜂蜜50克。先将川贝粉、蜂蜜一起放入杯中调匀，再用热水冲饮即可。一天可分两次饮用。川贝有润肺止咳、清心安神之功效，对肺弱气虚、肺热干咳、痰中带血均有疗效，适用于肺炎患者；而蜂蜜更有清热解毒、祛痰、利咽等功效，适用于咳嗽痰多等症，可减轻肺炎症状。

【按摩手法】

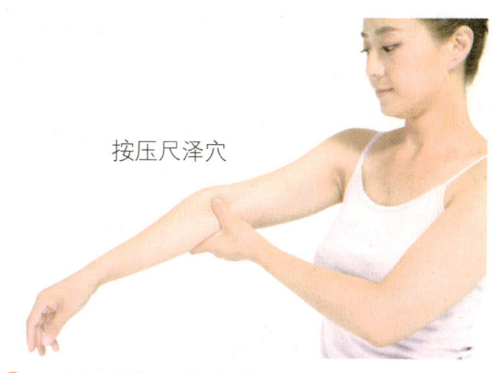
按压尺泽穴

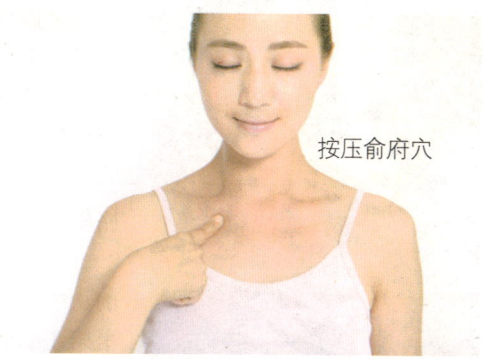
按压俞府穴

❶ 一只手臂向前伸开，另一只手的拇指指腹重力按压尺泽穴，至穴位处感觉酸胀即可。

❷ 一手示指指腹按压同侧的俞府穴，同时呼气，力度应由轻渐重，至局部皮肤温热为宜。

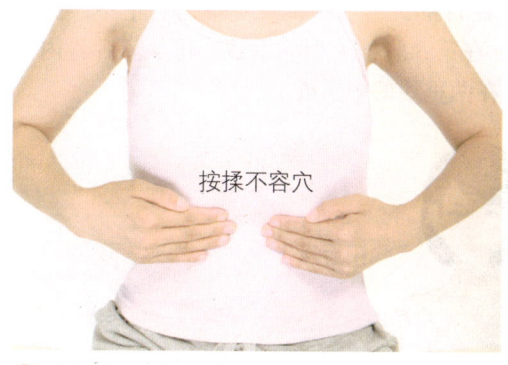
按揉不容穴

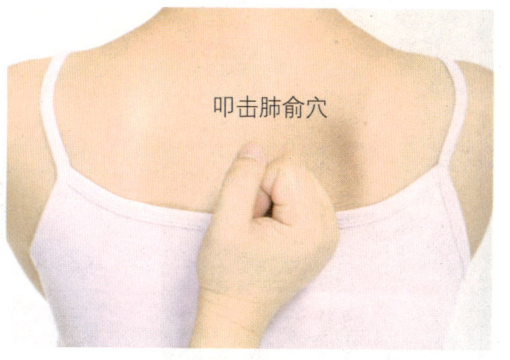
叩击肺俞穴

❸ 除拇指外的其余四指并拢，以指腹按揉不容穴及其周围，并做环状运动，力度由重渐轻，至局部皮肤温热为宜。

❹ 被按摩者取坐位或俯卧位，按摩者将双手握拳，并分别轻叩被按摩者背部两侧的肺俞穴，至其局部产生酸胀感为宜。

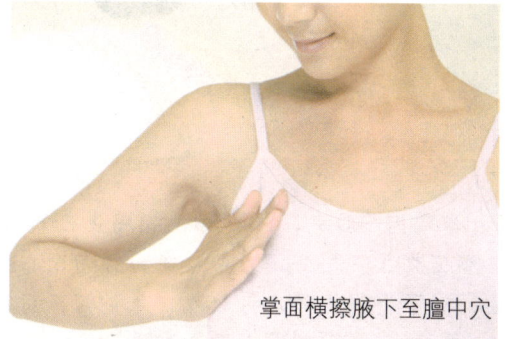
掌面横擦腋下至膻中穴

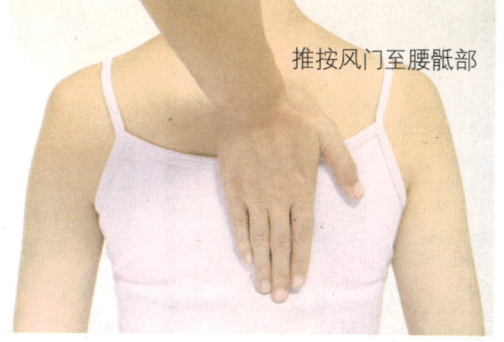
推按风门至腰骶部

❺ 站立或仰卧，先用一手掌面横擦腋下至膻中穴，再用拇指指端重力按压膻中穴，至局部产生酸胀感为宜。

❻ 被按摩者取坐位或俯卧位，按摩者用一手掌面按揉被按摩者的风门穴，并沿膀胱经一直推揉至腰骶部，至局部产生温热感为宜。推动时的动作要平缓。

肺结核

【典型症状】
- 低热
- 疲倦乏力
- 咳嗽、咯血
- 胸部隐隐作痛

【穴位按摩功效】

肺结核俗称痨病，是由结核杆菌在肺部感染所致的慢性传染病，四季均可复发。孔最穴、肺俞穴可调理肺气，常用于改善肺部疾病；当咳嗽不止时，按压孔最穴可加以缓解；当低热、咯血时，按压肺俞穴则有助于舒缓肺部不适。中府穴可肃降肺气，有利于缓解胸痛症状；尺泽穴、内关穴均可润肺养肺，有助于改善咳嗽、咯血症状。

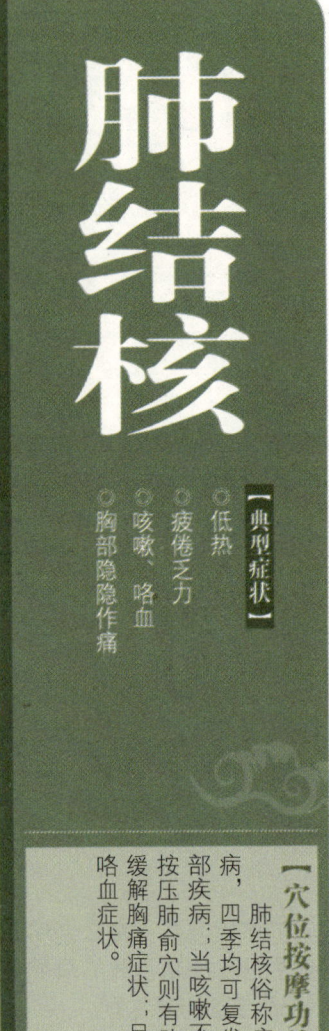

【特效穴位】

尺泽穴：在肘横纹上，肱二头肌腱桡侧缘凹陷处。仰掌，微屈肘更易取穴。

孔最穴：在前臂掌面桡侧，尺泽与太渊的连线上，腕横纹上7寸处。

内关穴：在前臂掌侧，腕掌侧远端横纹上2寸。伸胳膊掌心朝上，腕微屈，从腕横纹上量约2横指处。

中府穴：在胸部，云门穴下1寸，平第1肋间隙处，前正中线旁开6寸。端坐，手叉腰，取云门，直下1寸，平第1肋间隙，前正中线旁开6寸处。

心俞穴：在背部，第5胸椎棘突下，后正中线旁开1.5寸。端坐，在第5胸椎引一垂线，再从肩胛骨内侧缘引一垂线，在两条垂线间的中点处。

肺俞穴：在背部，第3胸椎棘突下，后正中线旁开1.5寸。端坐，在第3胸椎上引一垂线，再从肩胛骨内侧缘引一垂线，在两垂线的中点处。

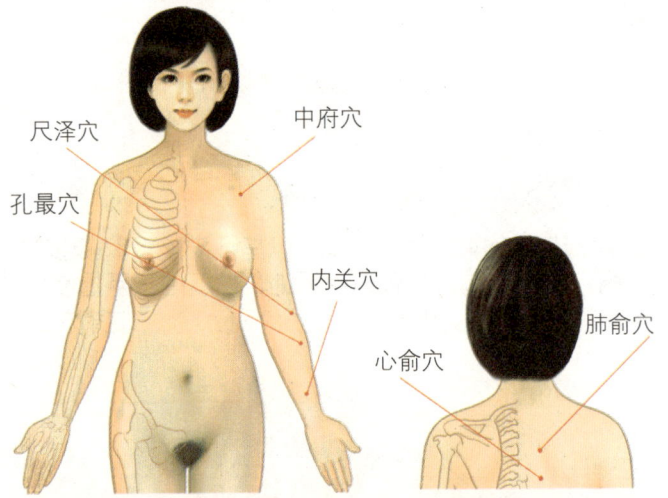

【辅助治疗】

白果鸡丁：取鸡肉500克，白果20克，鸡蛋2个。鸡蛋取蛋清；鸡肉切丁，用蛋清、盐、淀粉拌匀；白果去膜。热油，鸡丁下锅快炒，再放入白果炒匀，待鸡丁熟后捞出。再热油，炒香葱段，烹入黄酒，加入水、盐、鸡精调味，再放入鸡丁、白果翻炒，用水淀粉勾芡，淋上香油即可。白果和鸡肉均可补肺益气、止咳化痰，有利于改善肺部不适，对肺结核也有一定的辅助治疗功效。

【按摩手法】

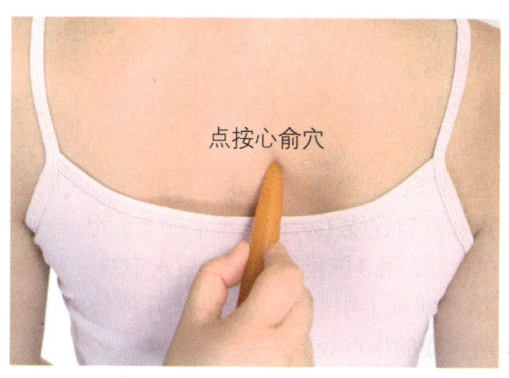

❶ 被按摩者端坐，按摩者用按摩棒用力点按被按摩者的心俞穴，至局部感觉酸胀为宜。

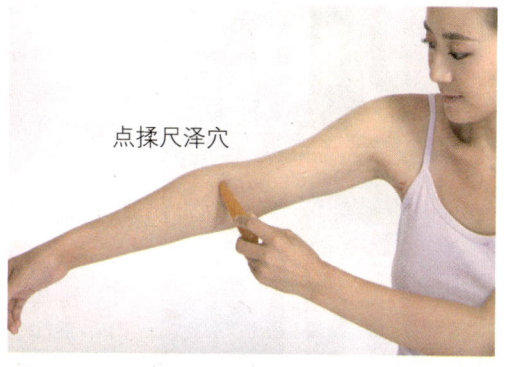

❷ 以按摩棒点揉肘部的尺泽穴，至局部感觉温热为宜。

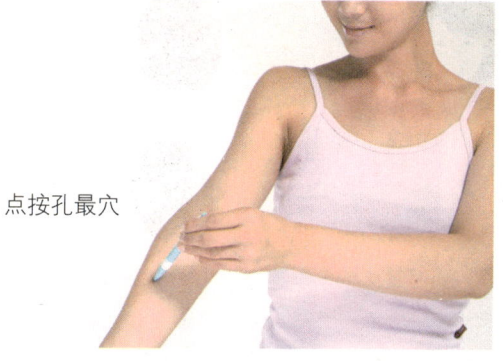

❸ 端坐，一手持圆珠笔，用笔端按压对侧手臂上的孔最穴，至局部产生酸胀感为宜，左右交替点按。

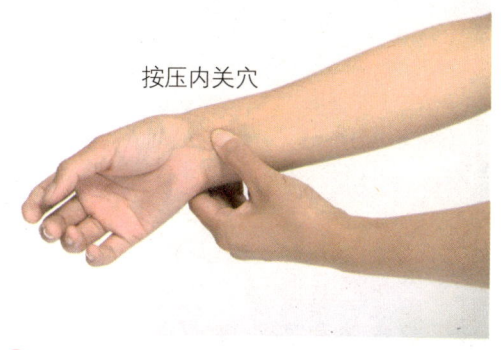

❹ 一手拇指指端着力按压内关穴，按压后再施以按揉，至局部产生酸胀感为宜。

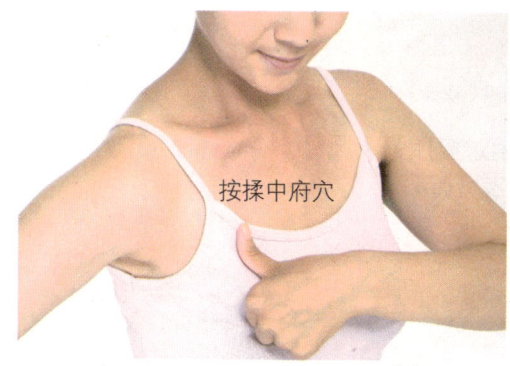

❺ 一手除拇指之外的其余四指并拢，置于一侧的胸大肌胸骨缘上，然后沿肋间隙向外推摩至中府穴，最后用拇指指腹重力按揉中府穴，至上肢有麻胀感为宜。

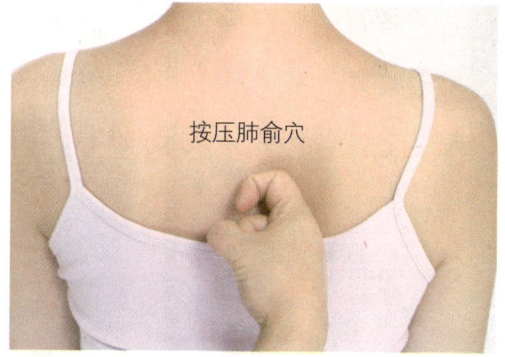

❻ 被按摩者取坐位或俯卧位，按摩者用示指指关节重力按压被按摩者背部的肺俞穴，至局部产生肿胀感为宜。

肺气肿

【典型症状】
- 表皮红肿、关节刺痛
- 头晕目眩
- 全身乏力、嗜睡
- 咳嗽、咯血

【特效穴位】

尺泽穴：在肘横纹上，肱二头肌腱桡侧缘凹陷处。仰掌，微屈肘更易取穴。

气海穴：在下腹部，肚脐下1.5寸。仰卧，在关元与肚脐连线的中点处。

关元穴：在腹部，肚脐下方3寸处。仰卧，在耻骨联合上缘的中点和肚脐连线上，由下至上的2/5处。

肺俞穴：在背部，第3胸椎棘突下，后正中线旁开1.5寸。端坐，在第3胸椎上引一垂线，再从肩胛骨内侧缘引一垂线，在两垂线的中点处。

风池穴：位于人体后颈部，在胸锁乳突肌与斜方肌上端之间凹陷处。正坐时，后头骨下，两条大筋外缘陷窝处即可取穴。

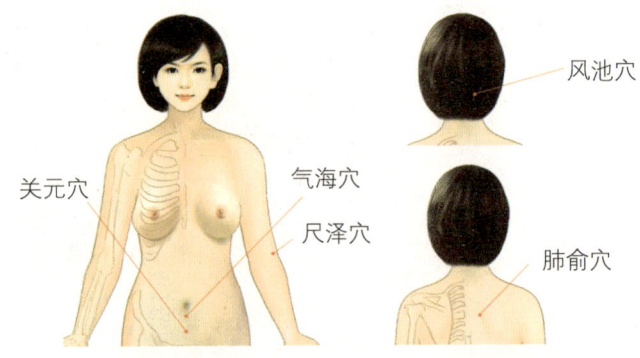

【按摩手法】

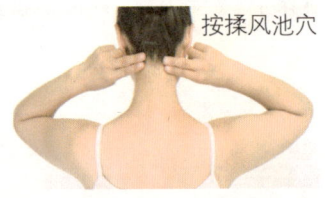

❶ 示、中指相对按揉颈部风池穴，至皮肤发红微热。

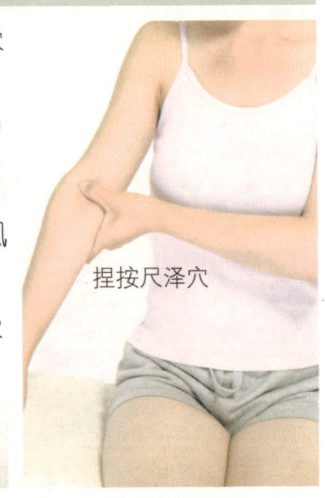
捏按尺泽穴

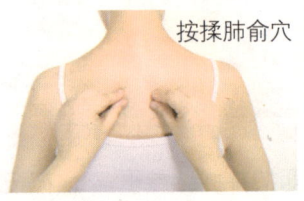
按揉肺俞穴

❸ 按摩者的拇指与示指相对捏按被按摩者背部的肺俞穴，至穴位处感觉酸胀为宜。

❷ 一手拇指指腹稍用力按揉对侧胳膊的尺泽穴，以产生酸胀感为宜。

【穴位按摩功效】

肺气肿多发于老年人，多为吸烟者或慢性支气管炎患者。常按风池穴，可有效缓解因肺气肿引起的头晕、嗜睡、咳嗽等症状；尺泽穴具有补肺气，滋肺阴的功效，是治疗肺部不适的特效穴位，可以达到补气平喘的作用；肺俞穴有利于宽胸理气，平喘止咳，常按肺俞穴，在一定程度上可促进肺泡的回缩，增加血液中的含氧量，改善肺部不适。轻柔和缓地按揉气海穴和关元穴，对肺气肿有辅助治疗作用。

第五章 缓解消化系统症状

按摩对症治疗保健全书

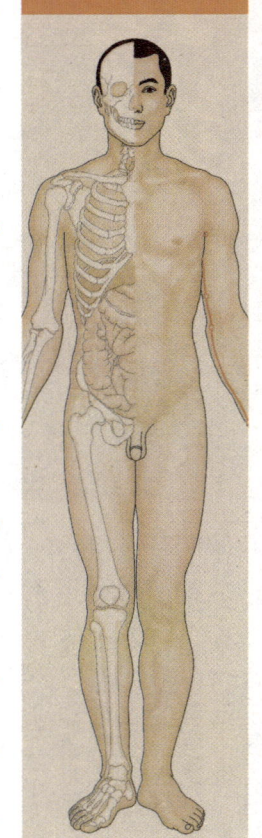

消化系统主要是负责摄取、转运、消化食物，从而吸收营养、排泄废物，完成消化道的新陈代谢过程。这一过程的完成主要基于胃肠道功能的正常发挥，这就必须保证口腔到肛门一路的协调运作。口腔至肛门任何一处的功能失调，都会引起消化道病变，如痔疮、便秘、腹泻、胃炎、胆囊炎、肠炎等。每一种疾病都有自己特定的表现形式，而我们将依据这些典型病理表现来对症取穴，并严格认真地按摩治病，让你的胃肠道通畅，让体内垃圾轻松排出，让健康因子常驻体内。

慢性胆囊炎

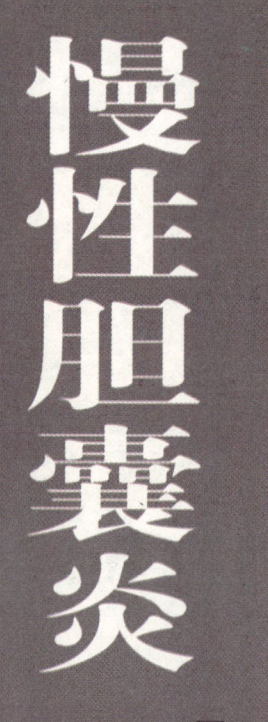

【典型症状】

右上腹隐隐作痛

腹胀、嗳气

恶心、呕吐

不喜油腻食物

【穴位按摩功效】

慢性胆囊炎是胆囊最常见的病症之一,主要由细菌感染或胆固醇代谢失常所致。合谷穴对于各种痛证均具有缓解功效,常按合谷穴有利于缓解慢性胆囊炎引起的腹痛;而日月穴对于腹部的疼痛同样也有效,并可缓解腹胀、嗳气、呕吐等不适。腿部的阳陵泉穴、足三里穴,均可促进血液循环,疏调经脉,主要用于缓解胆道疾病;肾俞穴和胆俞穴可有效改善有关胆的各项病症。

【特效穴位】

合谷穴：在手背的第1、2掌骨之间,第2掌骨桡侧的中点处。

阳陵泉穴：仰卧,在小腿外侧,腓骨头前下方凹陷处。

足三里穴：在小腿外侧,犊鼻下3寸。端坐后屈膝,取犊鼻,在犊鼻向下4横指处。

日月穴：在腹部,乳头下方,第7肋间隙,前正中线旁开4寸。

肾俞穴：在腰部,第2腰椎棘突下,后正中线旁开1.5寸。端坐,在第2腰椎上引一垂线,再从肩胛骨内侧缘引一垂线,在两条垂线间的中点处。

胆俞穴：在背部,第7胸椎棘突下,后正中线旁开1.5寸。端坐,在第10胸椎上引一垂线,再从肩胛骨内侧缘引一垂线,两条垂线间的中点处即是。

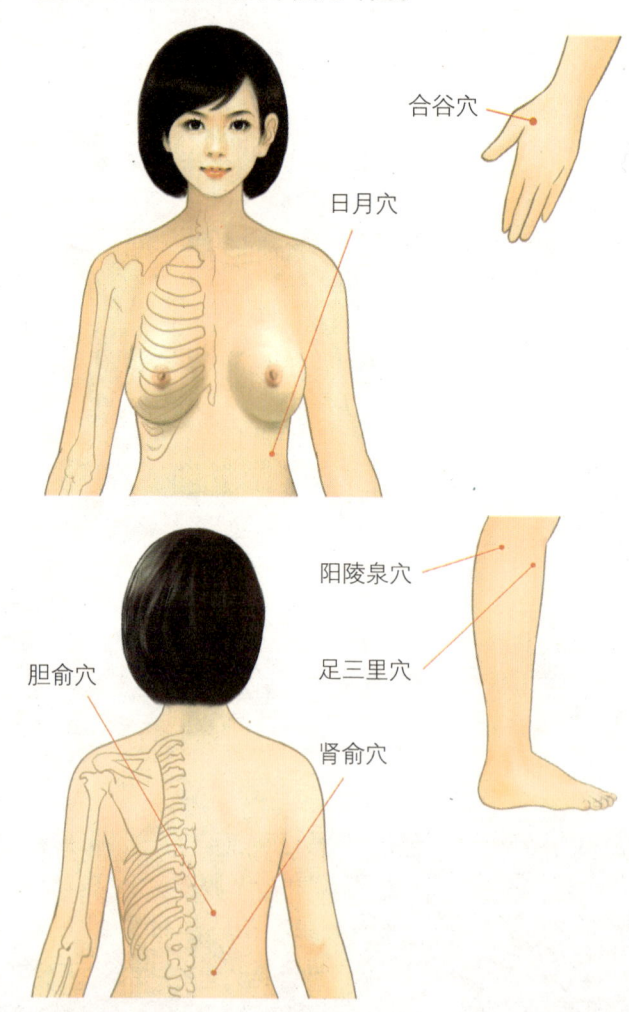

【按摩手法】

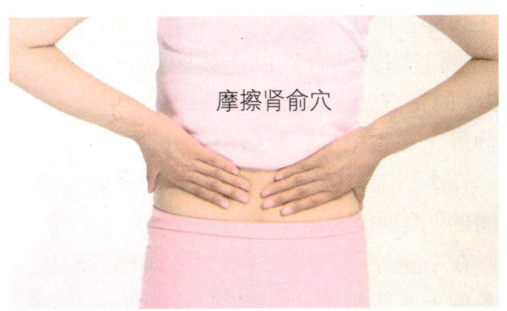

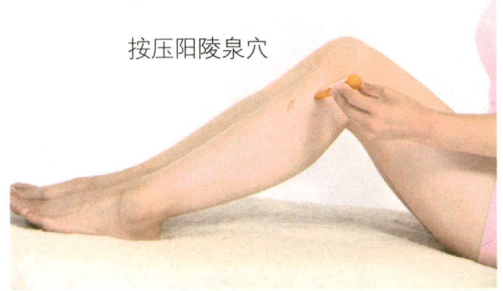

❶ 临睡前，端坐或站立，闭气，舌抵上腭，目视头顶，两手摩擦背部的两个肾俞穴，至局部皮肤发热为宜。

❷ 取坐位，用按摩棒重力按压阳陵泉穴，按照顺时针或逆时针方向按摩，至局部产生麻胀感。

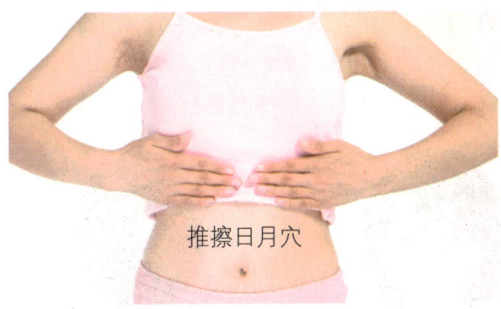

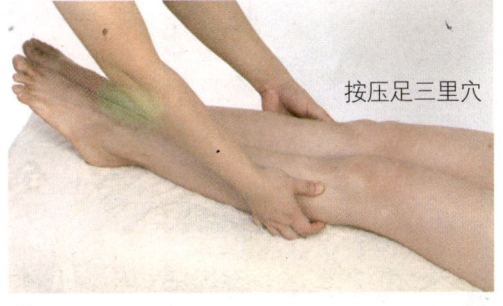

❸ 双掌搓热，以两手掌根部对准日月穴，两手由外向内推擦，至局部皮肤产生灼热感。

❹ 被按摩者仰卧，按摩者双手拇指指腹重力按压被按摩者的足三里穴，按压时力度要稍重些，至穴位处感觉酸胀为宜。

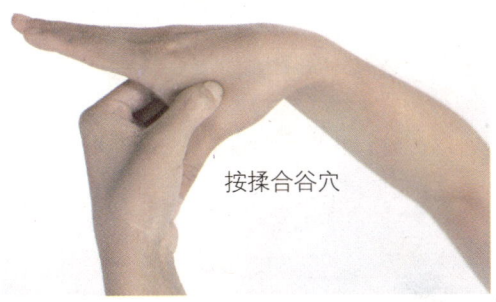

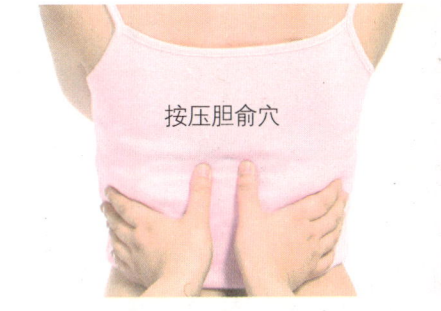

❺ 拇指指腹重力按揉另一只手的合谷穴，其余四指在手掌上助力，按揉时力度要适中，以感觉胀痛为宜。

❻ 按摩者用拇指指腹按压被按摩者的胆俞穴，力度要稍重些，至穴位处感觉疼痛感慢慢缓解为宜。

【辅助治疗】

红豆芦根粥：取红豆50克，绿豆30克，鲜芦根100克。将红豆、绿豆、鲜芦根一起放入锅中，并加入适量水熬煮即可。直接食用，每日可分2次食用完。本品易消化，非常适合胆囊炎患者食用。另外，本品可疏通经脉、活血止痛，适用于胆囊炎患者。

腹泻

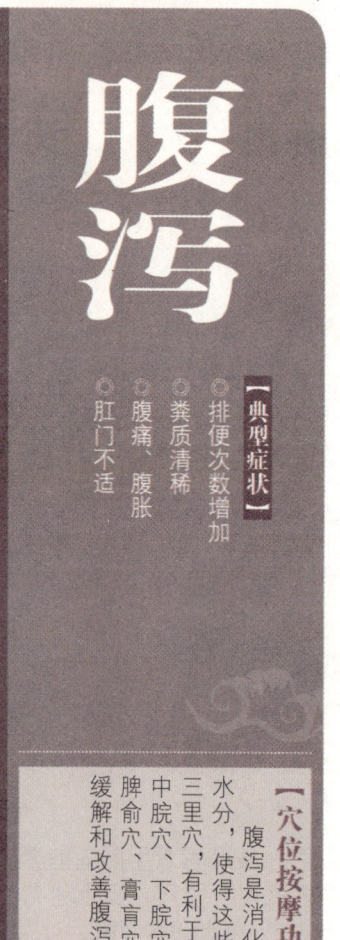

【典型症状】
- 排便次数增加
- 粪质清稀
- 腹痛、腹胀
- 肛门不适

【穴位按摩功效】
腹泻是消化系统异常中的常见疾病，主要是因为大肠不能吸收多余水分，使得这些多余的液体随粪便排出。常按腿部穴位，如阴陵泉、足三里穴，有利于控制腹泻次数，改善腹泻症状；常按腹部穴位，如神阙穴、中脘穴、下脘穴等，可促进消化，减轻腹痛腹胀症状；常按脾俞穴、膏肓穴，可促进体内水循环，帮助人体吸收更多的水分，从而缓解和改善腹泻症状。

【特效穴位】

下脘穴：在腹部，前正中线上，脐中上2寸。仰卧，在上腹部，将神阙与胸剑结合点的连线四等分，在连线的下1/4与上3/4的交点处。

神阙穴：仰卧，在腹中部，肚脐中央处。

阴陵泉穴：在小腿部，膝部内侧，胫骨内侧髁下缘与胫骨内侧缘之间的凹陷中。

足三里穴：在小腿外侧，犊鼻下3寸。端坐后屈膝，取犊鼻，在犊鼻向下4横指处。

脾俞穴：在背部，第11胸椎棘突下，后正中线旁开1.5寸处。端坐，在第11胸椎引一垂线，再从肩胛骨内侧缘引一垂线，两条垂线之间距离的中点处即是。

膏肓穴：在背部，第4胸椎棘突下，后正中线旁开3寸。端坐，两肩胛骨下角水平线与脊柱相交所在的椎体为第7胸椎，向上数3个椎骨，再从其棘突旁边量4横指。

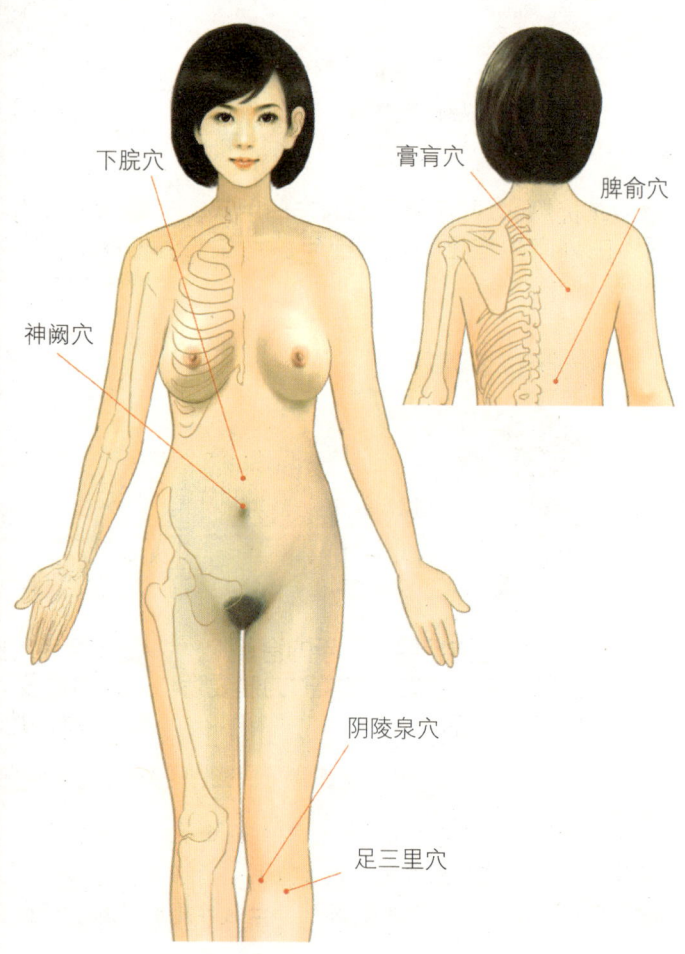

【按摩手法】

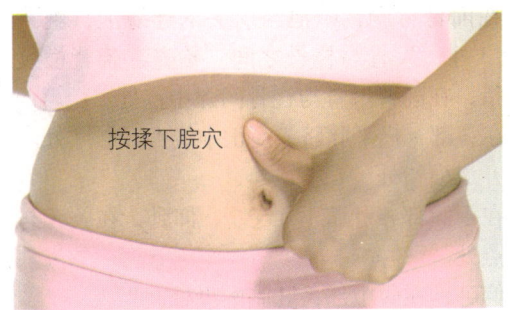
按揉下脘穴

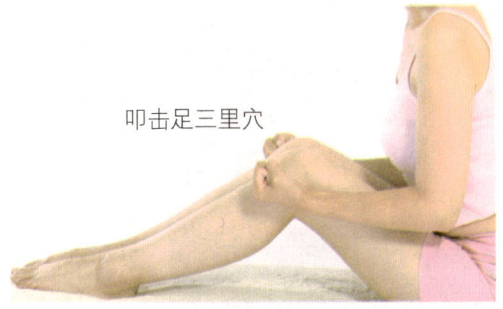
叩击足三里穴

❶ 用拇指指腹按揉下脘穴，力度要稍轻点，每次按摩2分钟。

❷ 手握空拳，连续叩击足三里穴，应逐渐增加力度，至局部皮肤发红微热。

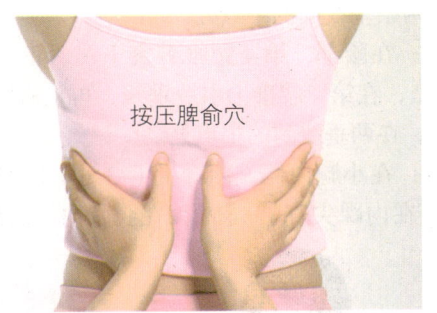
按压脾俞穴

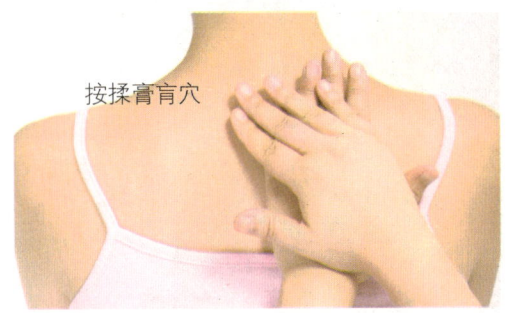
按揉膏肓穴

❸ 被按摩者取俯卧位或坐位，按摩者用拇指指腹按压被按摩者的脾俞穴，应逐渐增加力度。

❹ 被按摩者取坐位或俯卧位，按摩者双手手掌相叠，用掌心按揉被按摩者的膏肓穴，至穴位处产生酸胀感为宜。

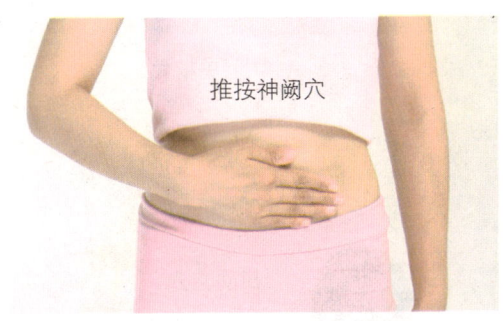
推按神阙穴

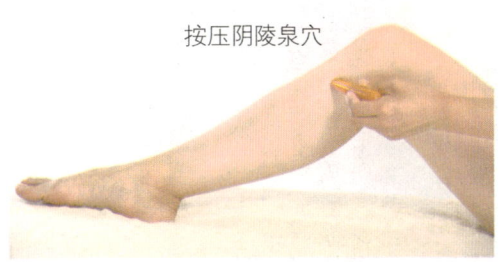
按压阴陵泉穴

❺ 被按摩者取坐位或仰卧位，按摩者单手手掌推按被按摩者的神阙穴，顺时针、逆时针方向各按揉10圈，至局部皮肤感觉温热为宜。

❻ 用按摩棒重力按压阴陵泉穴，至局部皮肤感觉温热、酸胀为宜。

【辅助治疗】

山药鸡蛋汤：取山药250克，鸡蛋1个。先将山药洗净、去皮、切片，再放入热水中煮沸，随即将鸡蛋打散倒入，最后根据个人喜好加入适量调料即可。本品中的山药能促进肠蠕动，帮助人体消化，改善腹泻症状；鸡蛋则可控制腹泻次数，缓解腹部不适。

便秘

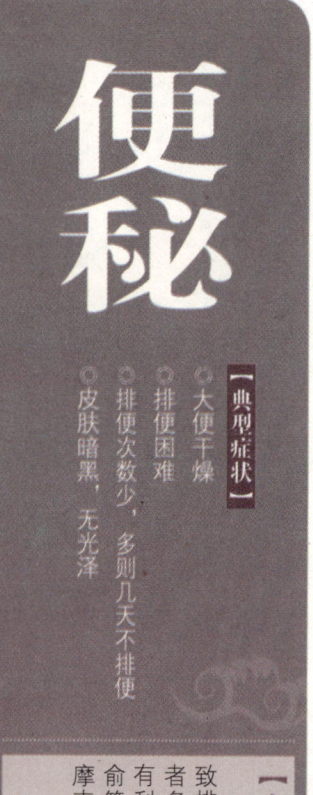

【典型症状】
- 大便干燥
- 排便困难
- 排便次数少，多则几天不排便
- 皮肤暗黑，无光泽

【穴位按摩功效】
若粪便滞留肠内过久，水分被过量吸收，则易使粪便干硬，最终导致排便困难。一般而言，若是超过72小时不排便，则多为便秘。便秘患者多揉揉腹部的天枢、气海、关元、神阙、中脘等穴位，有利于刺激肠蠕动，促进人体消化，帮助排便；按摩大肠俞、肾俞、胃俞等穴位，则可提升人体消化能力，软化粪便，使排便变得更容易；按摩支沟、三阴交穴，有利于促进血液循环，协调微循环。

【特效穴位】

支沟穴： 在前臂背侧，阳池与肘尖的连线上，腕背侧远端横纹上3寸，尺骨与桡骨之间。抬臂，腕背横纹中点向上4横指，在前臂尺骨与桡骨间隙中点处。

天枢穴： 在腹部，横平肚脐，前正中线旁开2寸处。端坐，肚脐旁开2横指处。

气海穴： 在下腹部，肚脐下1.5寸。仰卧，在关元与肚脐连线的中点处。

神阙穴： 仰卧，在腹中部，肚脐中央处。

肾俞穴： 在腰部，第2腰椎棘突下，后正中线旁开1.5寸。端坐，在第2腰椎上引一垂线，再从肩胛骨内侧缘引一垂线，在两条垂线间的中点处。

大肠俞穴： 在腰部，第4腰椎棘突下，后正中线旁开1.5寸。端坐，在第4腰椎上引一垂线，再从肩胛骨内侧缘引一垂线，在两垂线间的中点处。

三阴交穴： 在小腿内侧，内踝尖上3寸，胫骨内侧后缘处。侧坐，在内踝尖直上4横指，在胫骨内侧后缘处。

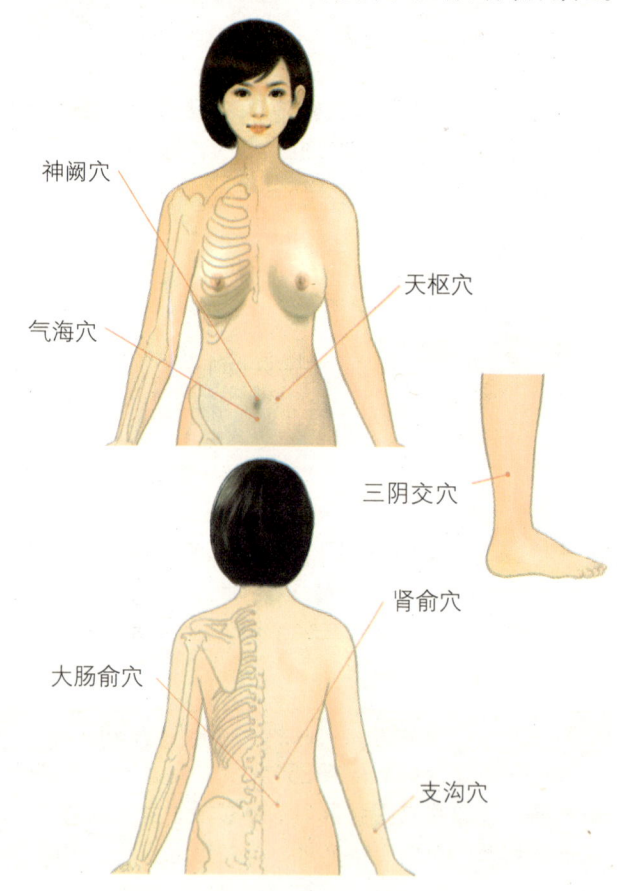

【按摩手法】

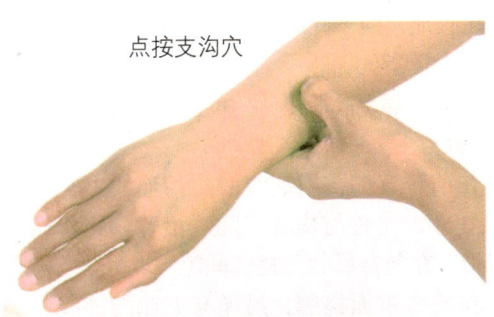
点按支沟穴

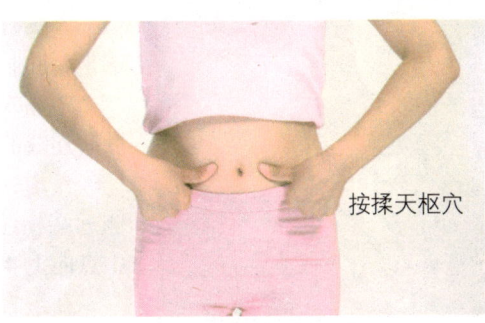
按揉天枢穴

❶ 拇指指端用力点按支沟穴,至局部产生酸胀感为宜。

❷ 拇指指腹按揉腹部两侧的天枢穴,轻重交替进行,以自己的耐受力为度。

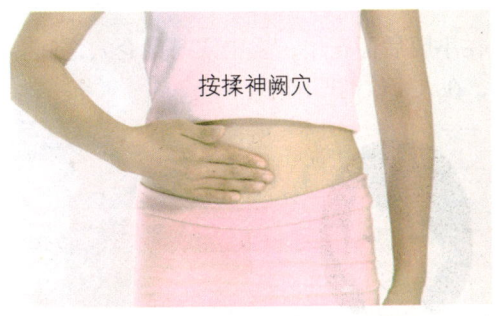
按揉神阙穴

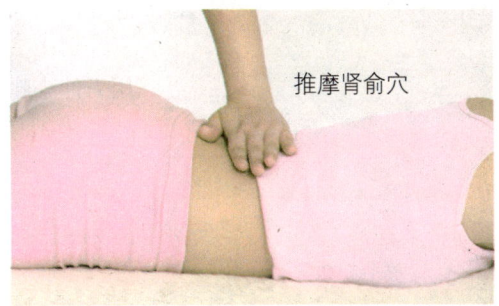
推摩肾俞穴

❸ 将手掌紧贴于神阙穴处,按顺时针方向按揉,以感觉舒适为宜,至腹部肠鸣产生排气感或便意即可。

❹ 被按摩者取俯卧位,按摩者双手手掌贴于被按摩者的肾俞穴处,两手交替横向推摩腰骶部,至感觉温热为宜。

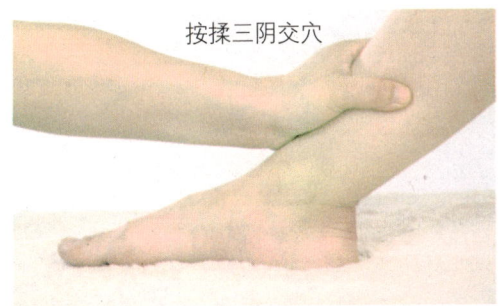
按揉三阴交穴

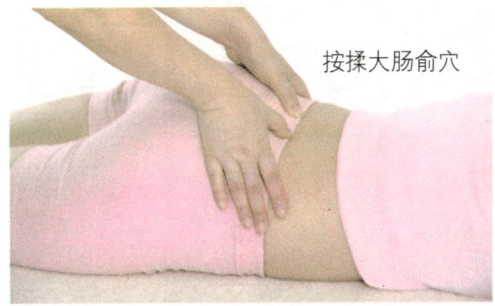
按揉大肠俞穴

❺ 按摩者用拇指指腹按揉被按摩者的三阴交穴,力度要稍重些,至被按摩者感觉局部有酸胀感为宜。

❻ 被按摩者俯卧,按摩者用拇指指腹按揉被按摩者腰部两侧的大肠俞穴,至其局部感觉酸胀为宜。

【辅助治疗】

决明苁蓉粥:取决明子15克,肉苁蓉10克,大米200克。将决明子、肉苁蓉放入锅中,并加入500毫升水,先用中火煮沸,再转用小火煮10~15分钟后取汁,再与大米一起熬煮即可。肉苁蓉具有滋润肠道、促进肠胃蠕动的作用,决明子有泻下作用,两者同煮粥,可有效改善便秘症状。

痔疮

【典型症状】
- 痔核脱出
- 肛门疼痛
- 肛门瘙痒
- 便血

【特效穴位】

天枢穴： 在腹部，横平肚脐，前正中线旁开2寸处。端坐，肚脐旁开2横指处。

气海穴： 在下腹部，肚脐下1.5寸。仰卧，在关元与肚脐连线的中点处。

支沟穴： 在前臂背侧，阳池与肘尖的连线上，腕背侧远端横纹上3寸，尺骨与桡骨之间。抬臂，腕背横纹中点向上4横指，在前臂尺骨与桡骨间隙中点处。

孔最穴： 在前臂掌面桡侧，尺泽与太渊的连线上，腕横纹上7寸处。

血海穴： 在股前区，髌底内侧端上2寸股内侧肌隆起处。

承山穴： 在小腿后面正中，委中穴与昆仑穴之间。用力伸小腿时，在人字纹的凹陷中。

【穴位按摩功效】

痔疮为常见的肛肠疾病之一，常见于久坐一族。长期便秘或腹泻易使痔静脉丛肿胀、充血，导致血管破坏、变形，从而引发痔疮症状。按摩腹部穴位，如天枢、气海等，可推动肠胃动力，促进肠蠕动，提高吸收消化能力，从而预防或改善痔疮症状；按摩手部的支沟、孔最穴，有利于预防和改善痔疮症状；血海穴是生血和活血化瘀的要穴，可改善痔疮所致的出血状况；承山穴可理气、散滞、消炎止痛，降低直肠瘀血。

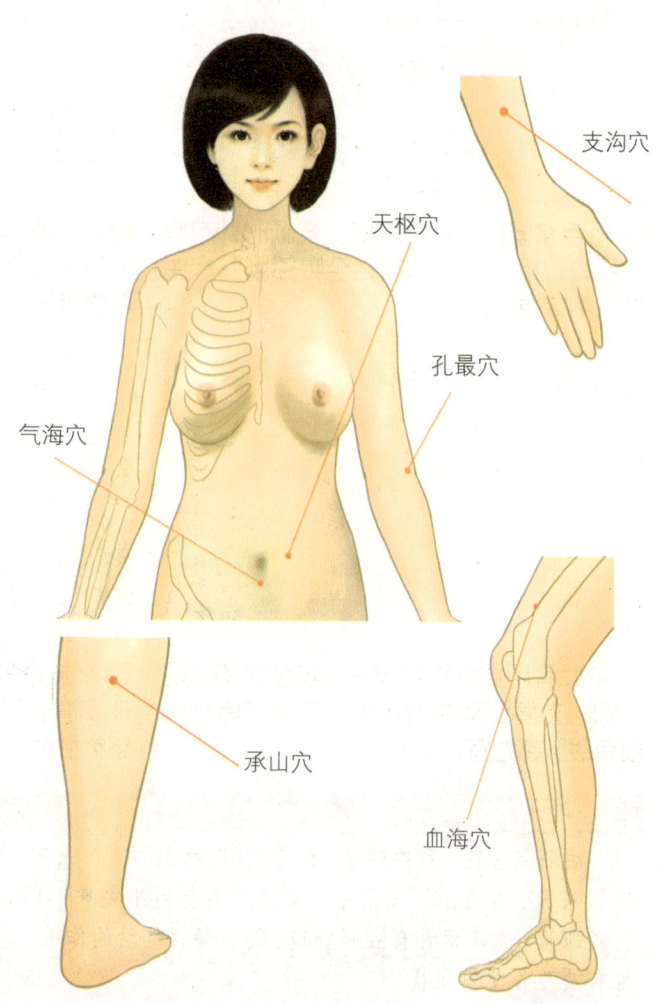

【按摩手法】

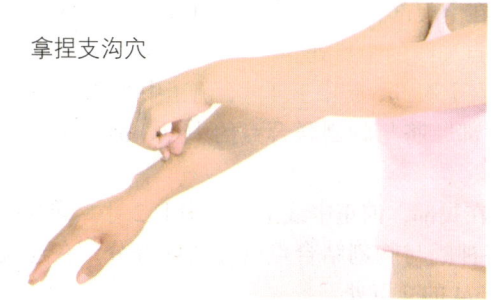

拿捏支沟穴

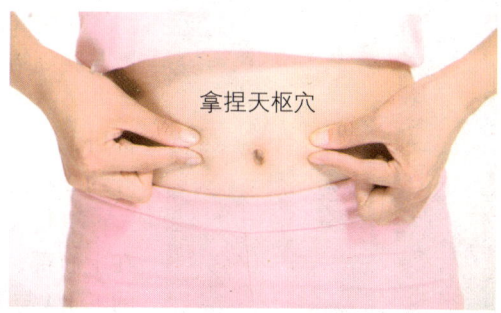

拿捏天枢穴

❶ 将拇指、示指相对，拿捏支沟穴，力度适中，以局部皮肤产生酸胀感为宜，左右交替拿捏。

❷ 被按摩者仰卧，按摩者用拇指与示指对捏、推揉两侧的天枢穴，力度稍轻，至局部产生酸胀感为宜。

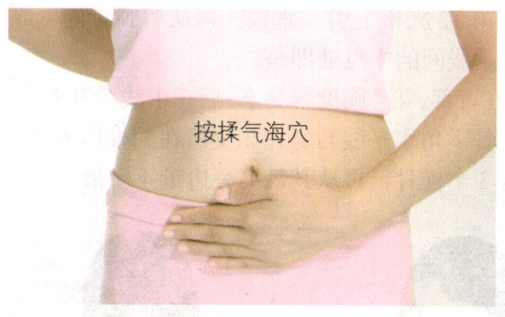

按揉气海穴

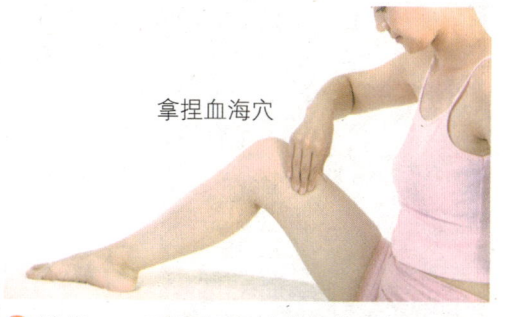

拿捏血海穴

❸ 用手掌按照顺时针方向按揉气海穴，力度适中，以局部皮肤感觉微热为宜。

❹ 端坐，一手拇指和其余四指对捏同侧腿上的血海穴，至穴位处产生酸胀感为宜，左右交替拿捏。

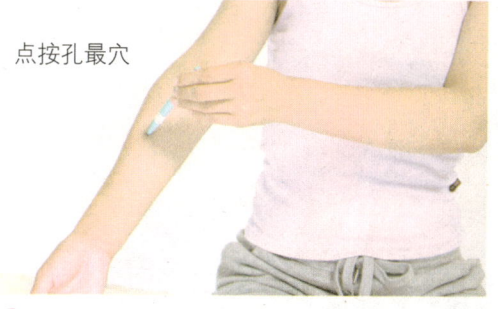

点按孔最穴

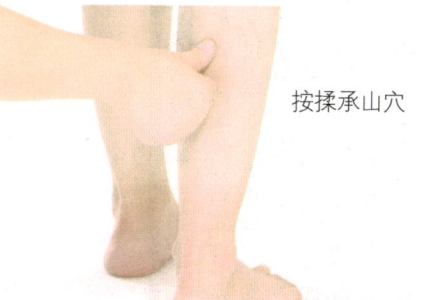

按揉承山穴

❺ 端坐，一手持圆珠笔，用笔端按压对侧手臂上的孔最穴，至局部产生酸胀感为宜，左右交替点按。

❻ 被按摩者站立，按摩者用拇指指腹按揉被按摩者的承山穴，先按顺时针方向再按逆时针方向，至穴位处感觉酸胀为宜。

【辅助治疗】

当归建中汤：取当归12克，桂心、生姜各10克，芍药15克，红枣5颗，甘草5克。将所有材料一起放入锅中，并加入1000毫升水熬煮，熬至剩下300毫升水即可。此药方每天喝1碗，一次喝完，可温补气血，能有效地缓解因痔疮引发的肛门疼痛等症。

慢性胃炎

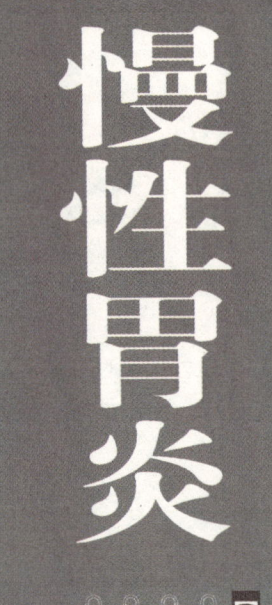

【典型症状】
- 食欲不振
- 上腹部不适
- 恶心呕吐
- 头晕乏力

【穴位按摩功效】

长期食用或服用对胃黏膜有刺激的食物或药物、过度吸烟、精神受到过大的刺激等均会引起慢性胃炎,采用自我按摩的方法治疗慢性胃炎,简便易行,疗效明显,无副作用。腹部的中脘、下脘、梁门等穴,可促进肠蠕动,帮助人体更快消化,从而改善慢性胃炎症状;背部的胃俞、膏肓俞等,则有利于提升食欲、止吐止痛,改善慢性胃炎引起的食欲不振、恶心呕吐等症状;常按足三里穴,有利于和胃养胃,可有效地改善慢性胃炎症状。

【特效穴位】

中脘穴: 在上腹部,肚脐上4寸。仰卧,在上腹部神阙与胸剑结合点连线的中点处。

梁门穴: 在上腹部,脐中上4寸,前正中线旁开2寸。仰卧,在上腹部肚脐与胸剑联合点的中点,前正中线旁开约2横指处。

下脘穴: 在腹部,前正中线上,脐中上2寸。仰卧,在上腹部,将神阙与胸剑结合点的连线四等分,在连线的下1/4与上3/4的交点处。

足三里穴: 在小腿外侧,犊鼻下3寸。端坐后屈膝,取犊鼻,在犊鼻向下4横指处。

胃俞穴: 在背部,第7胸椎棘突下,后正中线旁开1.5寸。端坐,在第12胸椎上引一垂线,再从肩胛骨内侧缘引一垂线,两垂线间的中点处即是。

膏肓穴: 在背部,第4胸椎棘突下,后正中线旁开3寸。端坐,两肩胛骨下角水平线与脊柱相交所在的椎体为第7胸椎,向上数3个椎骨,再从其棘突旁边量4横指。

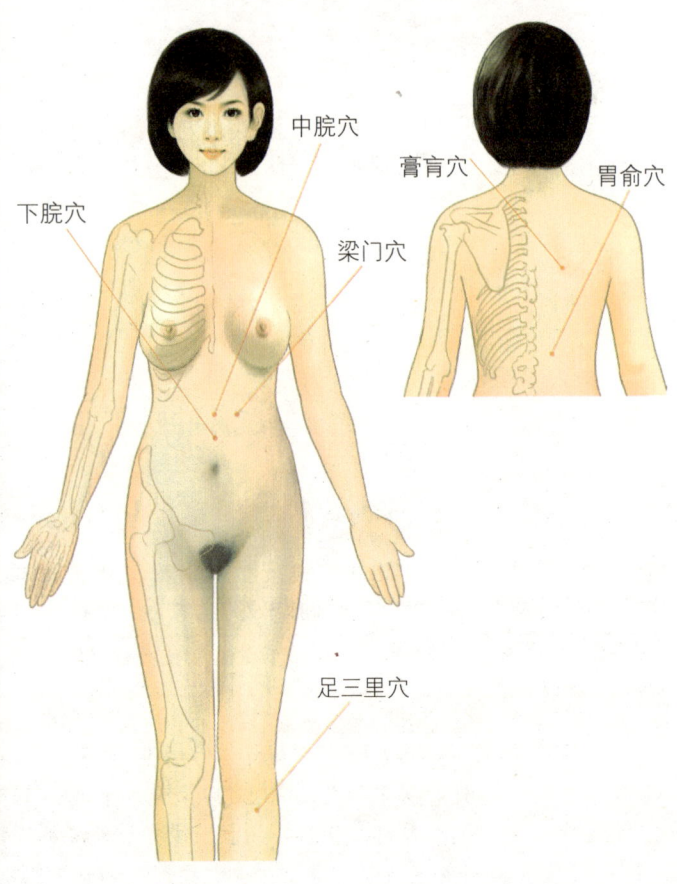

【按摩手法】

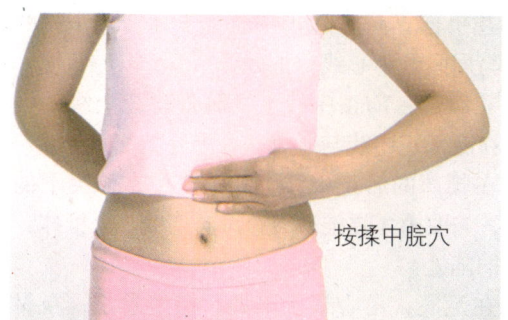

按揉中脘穴

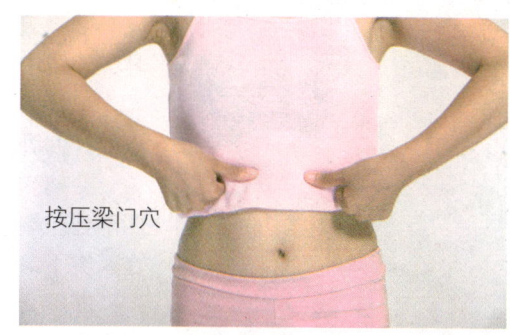

按压梁门穴

❶ 站立或仰卧，用掌心或四指指腹重力按揉中脘穴，至局部皮肤感觉温热为宜。

❷ 用拇指指腹按压腹部两侧的梁门穴，用力适中，至局部皮肤感觉酸胀为宜。

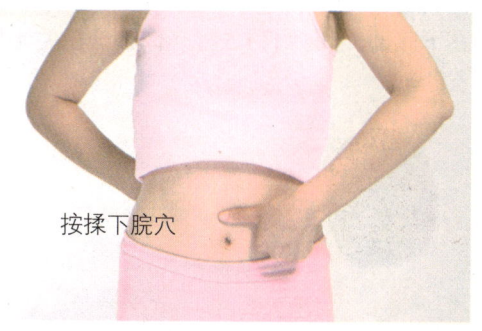

按揉下脘穴

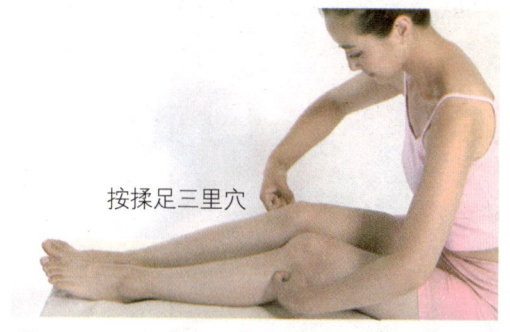

按揉足三里穴

❸ 用拇指指腹重力按揉腹部下脘穴，至穴位处感觉胀痛为宜。

❹ 取坐位，示指屈曲，以指背按揉足三里穴，至穴位处感觉酸胀为宜。用力不可过大，以可耐受为度。

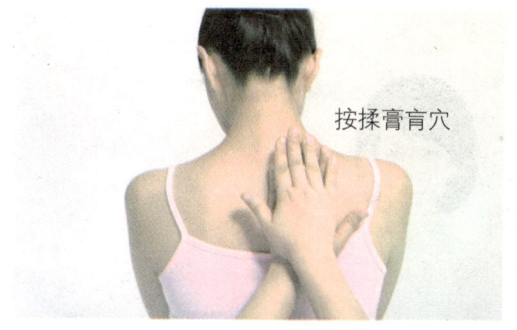

按揉膏肓穴

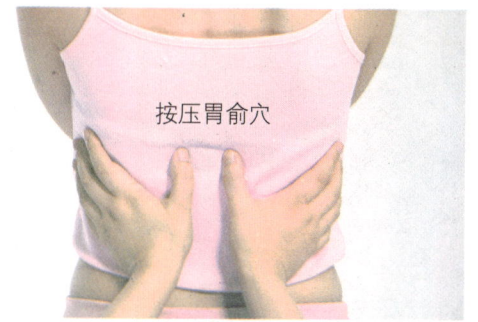

按压胃俞穴

❺ 被按摩者取坐位或俯卧位，按摩者的双手手掌相重叠，用力按揉被按摩者的膏肓穴，至穴位处感觉酸胀为宜。

❻ 被按摩者取坐位或俯卧位，按摩者用拇指指腹按压被按摩者的胃俞穴，注意按压时用力要稍重，每次3分钟。

【辅助治疗】

柿松汤：取柿子干5片，松子适量。将柿子干切块，加入适量水，用大火煮沸，再放入松子，并改用中火焖煮至熟即可。过滤后饮汤，有温胃止痛功效，适用于慢性胃炎、胃脘冷痛等患者。此方一定要用柿子干，否则反而容易引起消化不良。

胃下垂

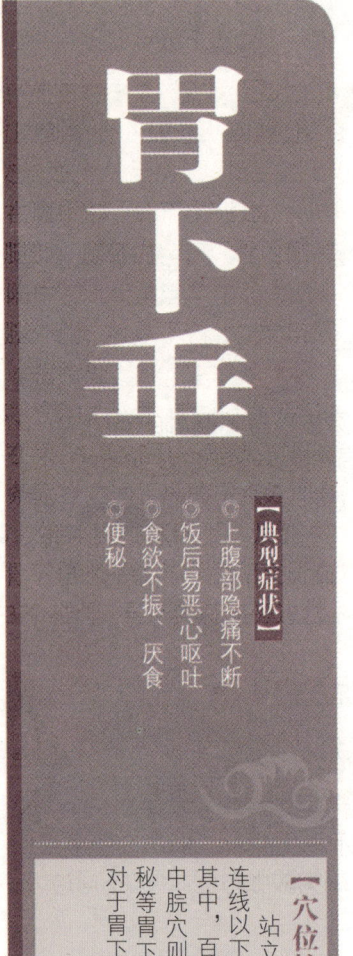

【典型症状】
- 上腹部隐痛不断
- 饭后易恶心呕吐
- 食欲不振，厌食
- 便秘

【穴位按摩功效】

站立时，胃的下缘垂至盆腔，胃小弯弧线的最低点降至髂嵴连线以下即为胃下垂。胃下垂患者可通过按摩来改善和缓解病症。其中，百会穴有助于缓解胃部不适引起的恶心呕吐；曲骨、气海、中脘穴则有利于促进肠蠕动，缓解腹部疼痛，改善食欲不振，促进消化吸收；命门穴则可增进食欲，增强体质；涌泉穴对于胃下垂症状，便秘等胃下垂症状也有一定的功效，可增强体质，帮助胃回复原来位置。

【特效穴位】

百会穴：在头部，前发际正中直上5寸。端坐，两耳尖连线中点与眉间的中心线交汇处。

曲骨穴：在腹部，前正中线上，耻骨联合上缘的中点处。仰卧，在腹部正中线与耻骨联合上缘的交点处。

命门穴：在腰部的后正中线上，第2腰椎棘突下的凹陷处。端坐，先取第4腰椎棘突，再向上数2个椎体，在棘突下缘的凹陷处。

涌泉穴：在足底，足心最凹陷处。端坐卷足，在足底掌心前一正中的凹陷处。

中脘穴：在上腹部，肚脐上4寸。仰卧，在上腹部神阙与胸剑结合点连线的中点处。

气海穴：在下腹部，肚脐下1.5寸。仰卧，在关元与肚脐连线的中点处。

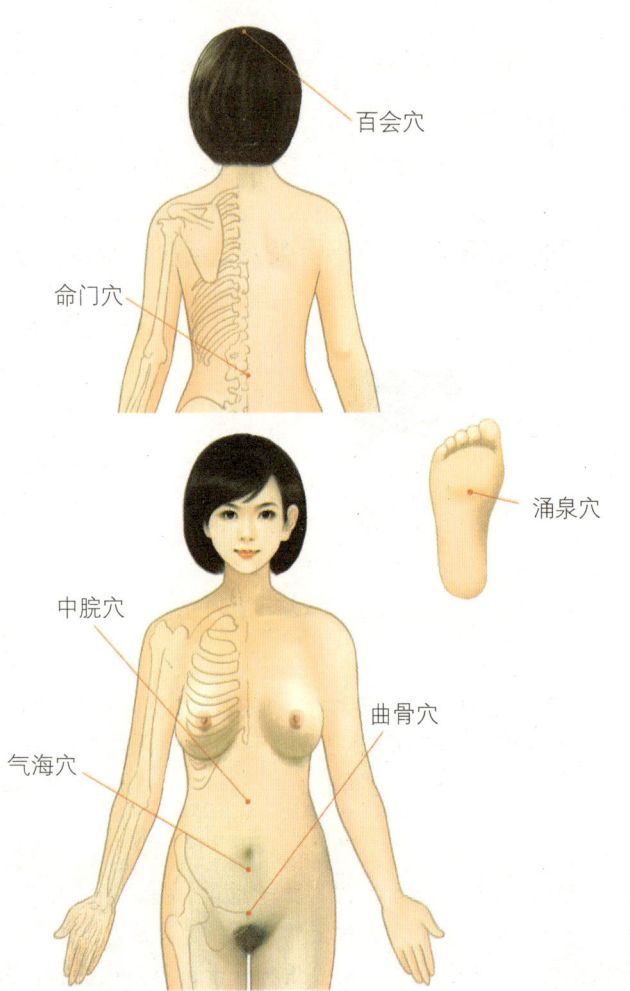

【按摩手法】

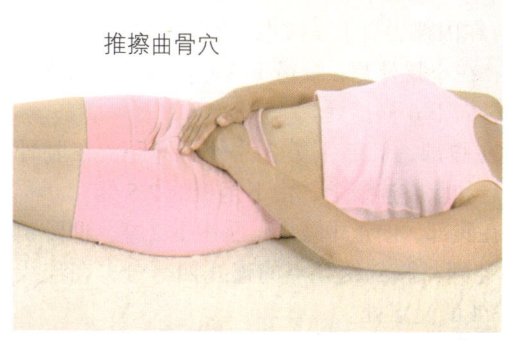

推擦曲骨穴

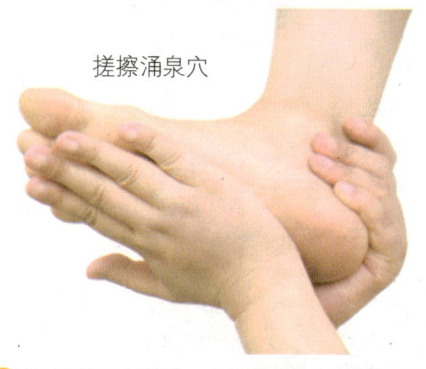

搓擦涌泉穴

❶ 仰卧，稍微屈膝，双手重叠放置于下腹部的曲骨穴上，先自下而上，后自左而右地推擦。推擦动作要柔和、缓慢，至局部皮肤感觉温热为宜。

❷ 被按摩者端坐，按摩者一手握住被按摩者的脚跟，另一只手掌用力搓擦被按摩者脚底的涌泉穴，动作要快速，至足底产生温热感为度。

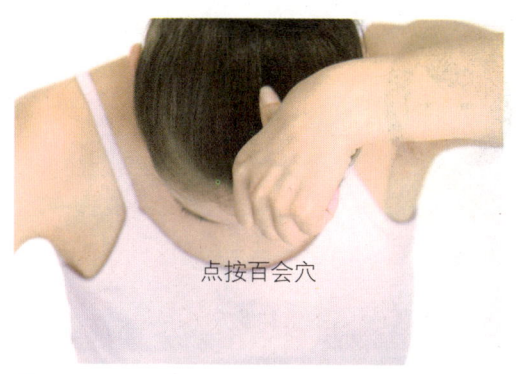

点按百会穴

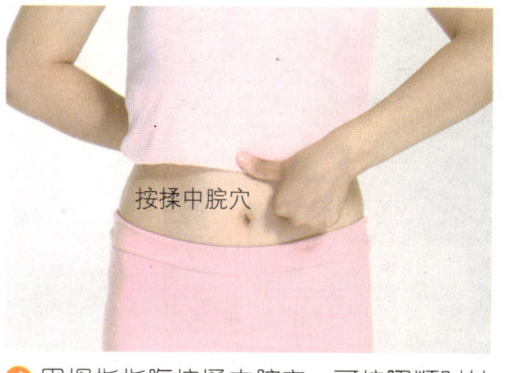

按揉中脘穴

❸ 端坐，用拇指指腹点按百会穴，至穴位处感觉酸胀、胀痛为宜。

❹ 用拇指指腹按揉中脘穴，可按照顺时针方向按揉，至局部皮肤感觉温热为宜。

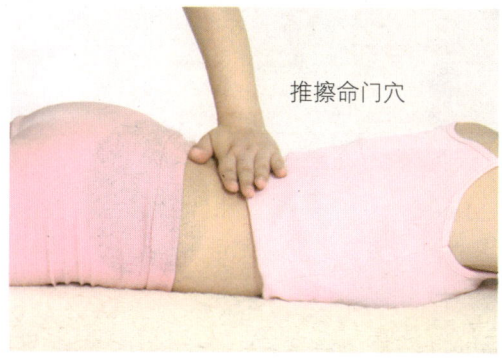

推擦命门穴

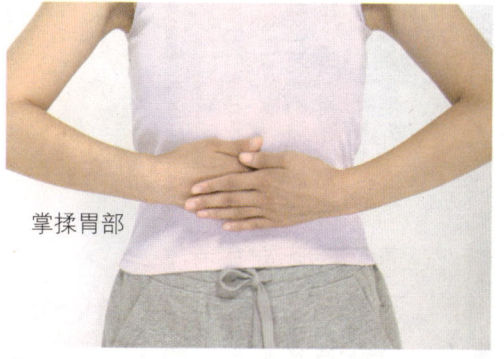

掌揉胃部

❺ 被按摩者俯卧，按摩者用整个手掌紧贴在被按摩者的命门穴上，手指方向与脊柱垂直，横向快速推擦，至其局部皮肤感觉透热为宜。

❻ 站立或仰卧，双手手掌叠加置于胃部，先顺时针按揉 10 圈，再逆时针按揉 10 圈，反复按揉 3 分钟。

胃溃疡

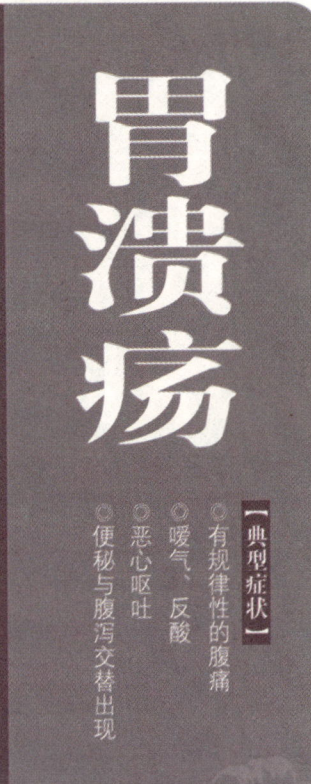

【典型症状】
- 有规律性的腹痛
- 嗳气、反酸
- 恶心呕吐
- 便秘与腹泻交替出现

【穴位按摩功效】

胃溃疡多因饮食不洁、过多进食辛辣食物、滥用刺激性药物等引起，多发于青壮年时期，春、秋两季最为常见。常按三阴交、足三里穴，有利于改善胃部不适，配合下脘穴，对胃溃疡病症尤为适用，可改善消化不良、胃炎、胃溃疡、肠鸣腹痛等病症；按摩关元、神阙穴，则有利于促进消化，改善恶心呕吐、反酸等不适；胃俞穴是治疗胃部不适的重要穴位之一，常按此穴有健脾和胃、止痛活血之功效。

【特效穴位】

三阴交穴：在小腿内侧，内踝尖上3寸，胫骨内侧后缘处。侧坐，在内踝尖直上4横指，在胫骨内侧后缘处。

足三里穴：在小腿外侧，犊鼻下3寸。端坐后屈膝，取犊鼻，在犊鼻向下4横指处。

关元穴：在腹部，肚脐下方3寸处。仰卧，在耻骨联合上缘的中点和肚脐连线上，由下至上的2/5处。

下脘穴：在腹部，前正中线上，脐中上2寸。仰卧，在上腹部，将神阙与胸剑结合点的连线四等分，在连线的下1/4与上3/4的交点处。

神阙穴：仰卧，在腹中部，肚脐中央处。

胃俞穴：在背部，第7胸椎棘突下，后正中线旁开1.5寸。端坐，在第12胸椎上引一垂线，再从肩胛骨内侧缘引一垂线，两垂线间的中点处即是。

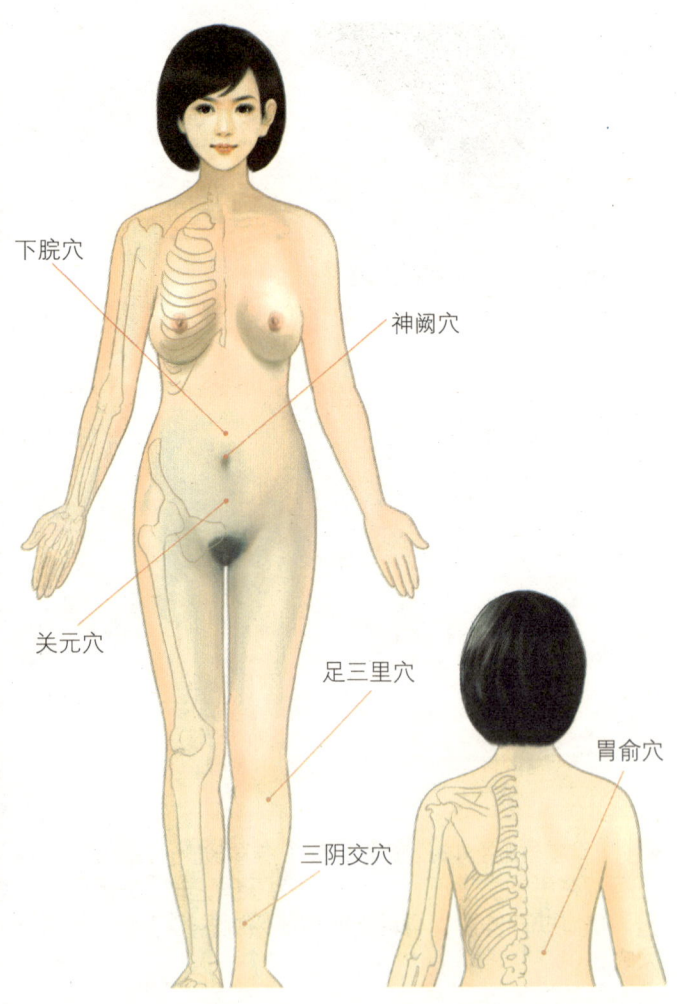

【按摩手法】

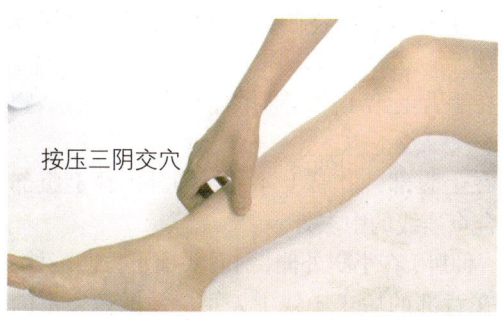

❶ 拇指指腹一紧一松用力按压三阴交穴，再配以按揉动作，至产生酸胀感为宜，并放射至膝盖和足跟即可。

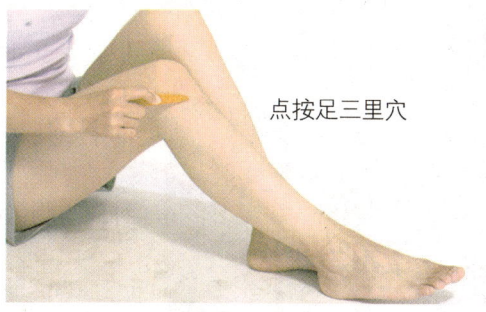

❷ 用按摩棒用力点按足三里穴，左右腿交替进行，至穴位处感觉酸胀为宜。

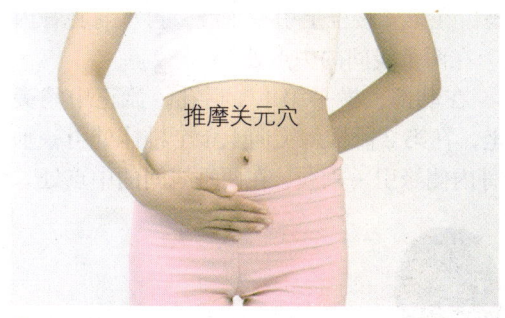

❸ 仰卧或站立，手掌掌心置于关元穴上，然后轻轻推摩整个腹部，至局部产生温热感为宜。

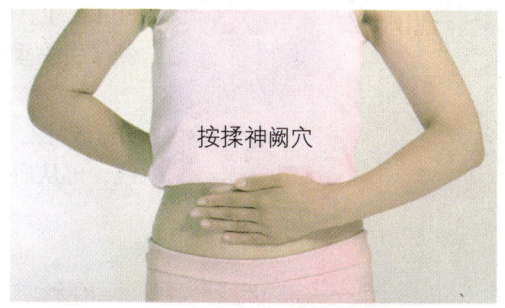

❹ 一手手指并拢，整个手掌贴于神阙穴上，用力按揉至穴位处感觉温热、胀痛为宜。

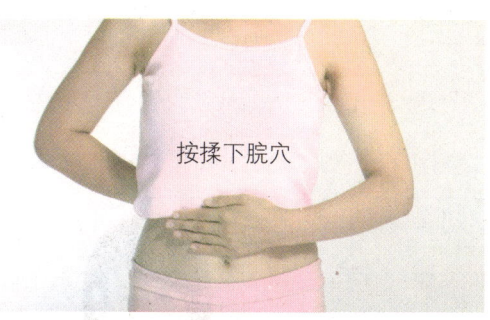

❺ 仰卧或站立，手掌掌心置于下脘穴上，并按照顺时针方向轻轻地按揉，至局部产生温热感为宜。

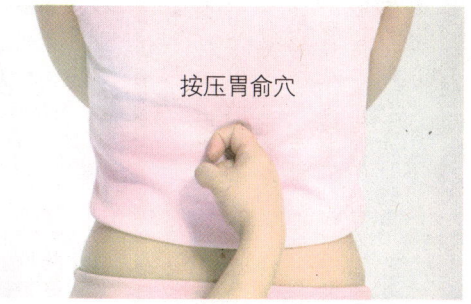

❻ 取坐位或俯卧，按摩者用示指指关节重力按压被按摩者的胃俞穴，至穴位处感觉酸胀为宜。

【辅助治疗】

菱角果壳汁：取菱角果壳150克。将菱角果壳倒入锅中，并加入适量水，煮约30分钟，滤取汁液即可。每日3次，每次1～2杯，可于每晚睡前、晨起及午睡后饮用。该饮品具有健脾养胃之功效，可有效缓解胃溃疡症状。

慢性痢疾

【典型症状】
- 持续发热
- 间歇性腹痛
- 腹泻不止
- 偶有便血

【穴位按摩功效】

痢疾杆菌一旦进入人体消化道内，极易引发慢性痢疾。该病症多发于少儿，且春、秋两季最为常见。腹部的诸多穴位均可减轻腹痛、缓解腹泻症状，其中，中脘、天枢穴效果最明显；手部的曲池、合谷穴，则有利于缓解各种痛觉，如腹痛；阳陵泉穴则可通经脉、活气血，有利于缓解痢疾产生的不适；大椎穴的按摩有退热、止痛功效；大肠和小肠俞穴的按摩，有助于调节肠胃，改善痢疾症状。

【特效穴位】

曲池穴：位于人体肘部桡侧，弯曲前臂时在肘横纹桡侧止点处即是。

合谷穴：在手背的第1、2掌骨之间，第2掌骨桡侧的中点处。

中脘穴：在上腹部，肚脐上4寸。仰卧，在上腹部神阙与胸剑结合点连线的中点处。

阳陵泉穴：仰卧，在小腿外侧，腓骨头前下方凹陷处。

大椎穴：在背部的后正中线上，第7颈椎棘突下的凹陷处。端坐，先找到颈背交界处的最高点，其下缘凹陷处即是。

大肠俞穴：在腰部，第4腰椎棘突下，后正中线旁开1.5寸。端坐，在第4腰椎上引一垂线，再从肩胛骨内侧缘引一垂线，在两垂线间的中点处。

小肠俞穴：在骶部，横平第1骶后孔，骶正中嵴旁开1.5寸。端坐，在第2骶椎棘突向上1个椎体处引一垂线，再从肩胛骨内侧缘引一垂线，在两垂线间的中点处。

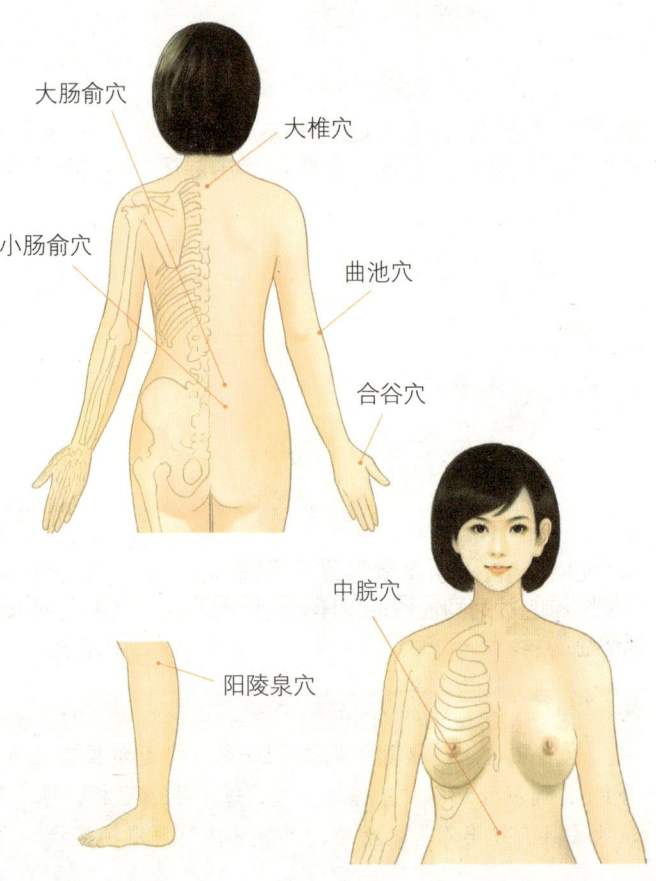

【按摩手法】

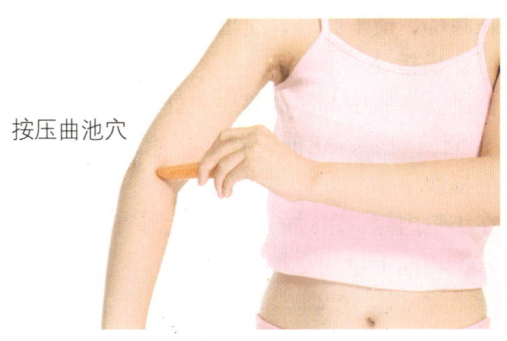

按压曲池穴

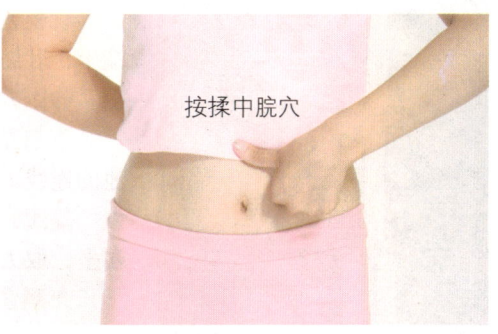

按揉中脘穴

❶ 用按摩棒按压曲池穴,力度要适中,至穴位处感觉酸胀为宜,左右手交替进行。

❷ 用拇指指腹按揉中脘穴,力度要稍重些,至局部皮肤感觉温热为宜。

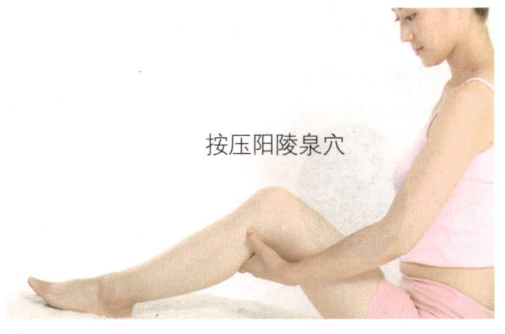

按压阳陵泉穴

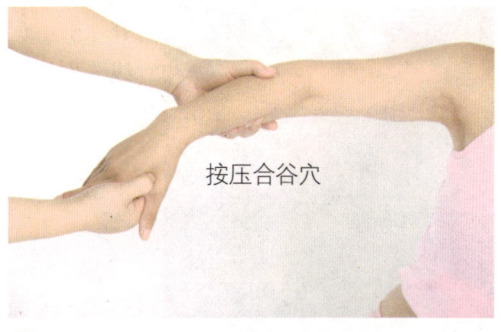

按压合谷穴

❸ 拇指指腹重力按压阳陵泉穴,至穴位处感觉酸胀为宜,左右腿交替进行。

❹ 按摩者一手固定被按摩者的手臂,另一手按压被按摩者的合谷穴,力度要稍重些,至穴位有酸胀感为宜。

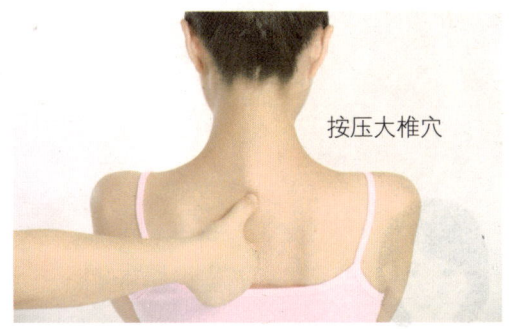

按压大椎穴

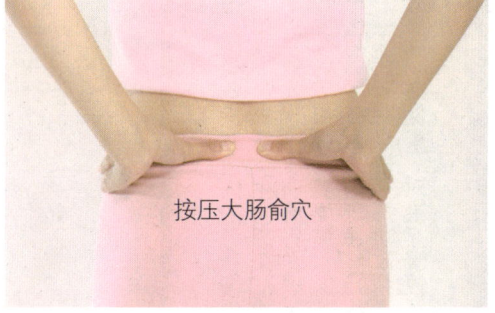

按压大肠俞穴

❺ 被按摩者俯卧,按摩者用拇指指腹按压大椎穴,用力稍重些,至穴位处感觉酸胀为宜。

❻ 站立或俯卧,用拇指指腹按压大肠俞、小肠俞,用力稍重些,至局部皮肤产生酸胀感为宜。

【辅助治疗】

蜂蜜绿茶:取绿茶5克,蜂蜜适量。将绿茶放入杯子中,倒入沸水冲泡,再加盖浸泡5分钟,最后调入蜂蜜即可。代茶饮,趁热饮用,每日3~4次。绿茶与蜂蜜的搭配,具有清热生津、促进消化、止痢镇痛之功效,非常适合慢性痢疾患者。

慢性肠炎

【典型症状】
- 腹痛反复发作
- 腹泻不断
- 消化不良
- 黏液样便或水样便

【穴位按摩功效】

慢性肠炎泛指肠道内的各种慢性炎症疾病，主要因细菌、霉菌、病毒、原虫等微生物感染，或为过敏反应所致。按摩大肠俞和小肠俞穴，可疏调肠胃、理气化滞，常用来预防和改善各种肠道疾病，如腹泻、腹痛、肠鸣、肠炎等，尤其对慢性疾病疗效不错；手三里穴则可通经活络、理气通腑，对腹痛、腹泻等肠道疾病有明显的缓解功效；天枢、神阙穴则可护理肠道，保持和保证肠道健康，对治疗慢性肠炎尤为适用。

【特效穴位】

天枢穴：在腹部，横平肚脐，前正中线旁开2寸处。端坐，肚脐旁开2横指处。

神阙穴：仰卧，在腹中部，肚脐中央处。

手三里穴：侧腕屈肘，在前臂背面桡侧，阳溪与曲池的连线上，肘横纹下2寸处。

复溜穴：在小腿内侧，跟腱的前方，太溪直上2寸。端坐，取太溪穴，再向上量约2横指。

大肠俞穴：在腰部，第4腰椎棘突下，后正中线旁开1.5寸。端坐，在第4腰椎上引一垂线，再从肩胛骨内侧缘引一垂线，在两垂线间的中点处。

小肠俞穴：在骶部，横平第1骶后孔，骶正中嵴旁开1.5寸。端坐，在第2骶椎棘突向上1个椎体处引一垂线，再从肩胛骨内侧缘引一垂线，在两垂线间的中点处。

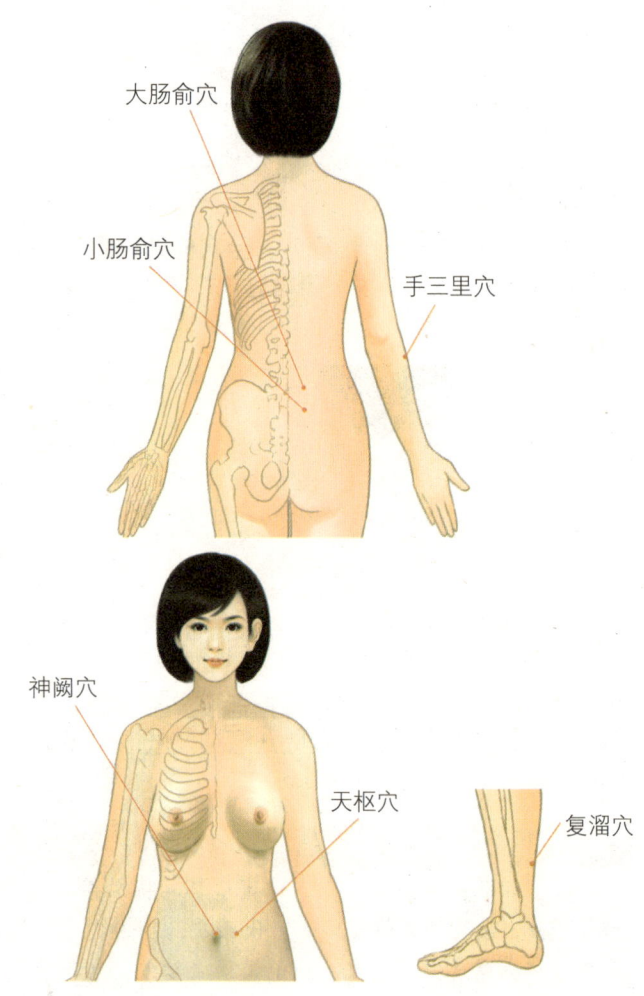

【按摩手法】

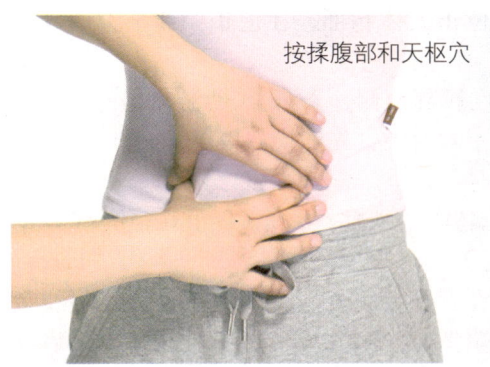
按揉腹部和天枢穴

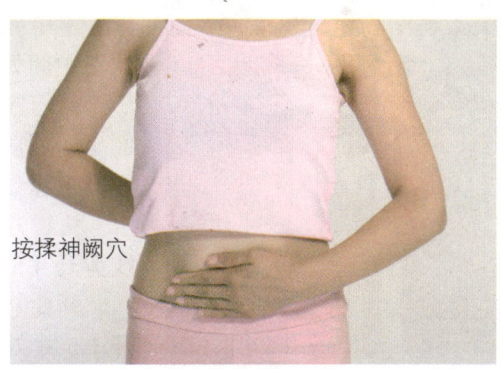
按揉神阙穴

❶ 被按摩者站立或仰卧，按摩者双手拇指和示指叠按在被按摩者腹部两侧的天枢穴上，其余手指自然放置在腹部，十指同时按揉腹部，拇指和示指重点按揉天枢穴，这样按摩约3分钟。

❷ 手指并拢，用除大拇指以外的四指指腹按顺时针方向按揉神阙穴，至局部皮肤感觉温热为宜。

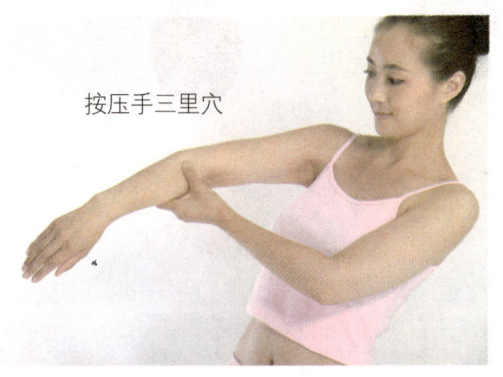
按压手三里穴

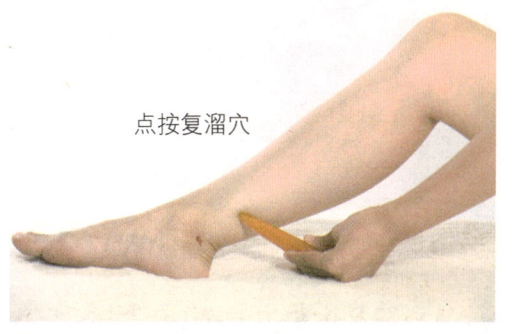
点按复溜穴

❸ 用拇指指腹按压手三里穴，至穴位处感觉酸胀为宜。

❹ 用按摩棒重力点按复溜穴，至穴位处感觉酸胀为宜，左右脚交替进行。

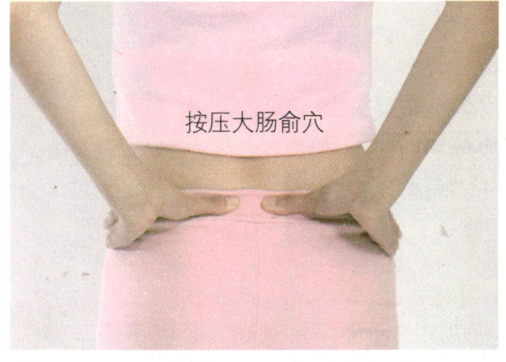
按压大肠俞穴

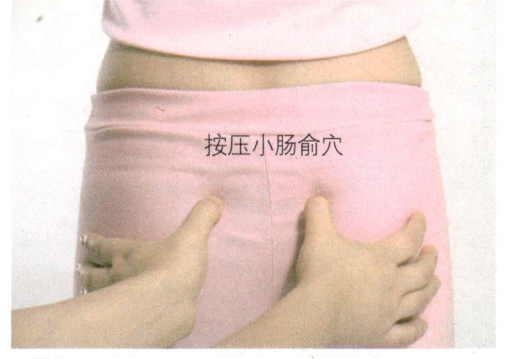
按压小肠俞穴

❺ 站立，五指张开，拇指指腹用力按压两侧的大肠俞穴，至局部皮肤感觉温热为宜。

❻ 被按摩者站立或俯卧，按摩者张开五指，用拇指指腹按压被按摩者的小肠俞穴，力度适中，至穴位处感觉酸胀为宜。

慢性肝炎

【典型症状】
- 食欲不振
- 腹胀、恶心
- 全身倦怠、失眠
- 皮肤奇痒

【穴位按摩功效】

慢性肝炎患者平日生活中要特别注意饮食、休息等细节，还应经常按摩全身，给自己做一次不消耗体力的被动运动，促进肝脏正常功能的恢复。按摩膻中，有利于增强免疫力，改变精神状态，有利于帮助患者治疗失眠症状；按摩头维，有利于增强免疫力，改变精神状态，有利于帮助患者治疗失眠症状；按摩章门，能够促进新陈代谢和肠道蠕动，增进食欲；按摩肝俞和胆俞，可以帮助肝炎患者快速康复。

【特效穴位】

膻中穴：位于人体胸部，在前正中线上，两乳头的正中间处。

章门穴：在腰部两侧，于第11肋游离端的下方。侧坐，屈肘，正对肘尖，先触摸到第11肋骨游离端，在其下缘处即是。

头维穴：端坐，在头部，额角发际上0.5寸，头正中线旁开4.5寸。

肝俞穴：在背部，第6胸椎棘突下，后正中线旁开1.5寸处。端坐，在第6胸椎引一垂线，再从肩胛骨内侧缘引一垂线，在两条垂线之间的中点处。

胆俞穴：在背部，第7胸椎棘突下，后正中线旁开1.5寸。端坐，在第10胸椎上引一垂线，再从肩胛骨内侧缘引一垂线，两条垂线间的中点处即是。

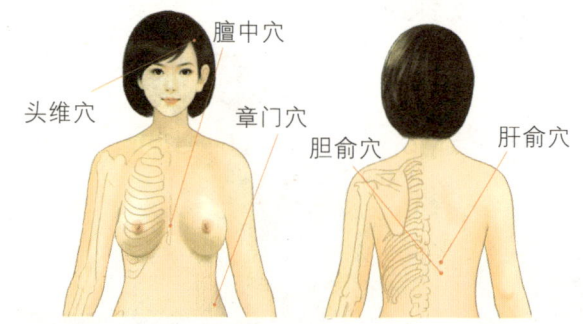

【按摩手法】

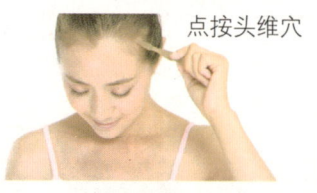

① 取坐位，用按摩棒点按头维穴，至穴位处感觉胀痛或酸胀为宜。

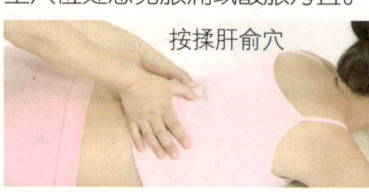

② 被按摩者俯卧，按摩者用双手拇指指腹分别按揉被按摩者两侧肝俞穴，至穴位处感觉酸胀为宜。

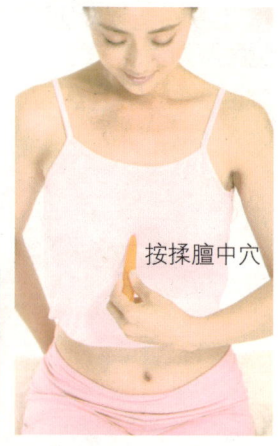

③ 取坐位，用按摩棒按揉膻中穴，力度适中，点按约3分钟。

第六章 解除神经系统疾病困扰

按摩对症治疗保健全书

● 神经系统是人体生命活动中发挥主导作用的调节系统,人体各器官、系统功能和各种生理过程都需要神经系统的调节和控制。正因为有神经系统的存在,才使人体能快速地适应体内外环境的变化。神经系统一旦出现故障,人体极易出现感觉、运动、意识、自主神经等方面的功能性障碍,如神经衰弱、偏头痛、癫痫、坐骨神经痛等。面对这类疾病,适时地进行按摩保健才是上上策,它将助你减轻疼痛感,帮你改善病痛不适,还你的神经一片宁静。

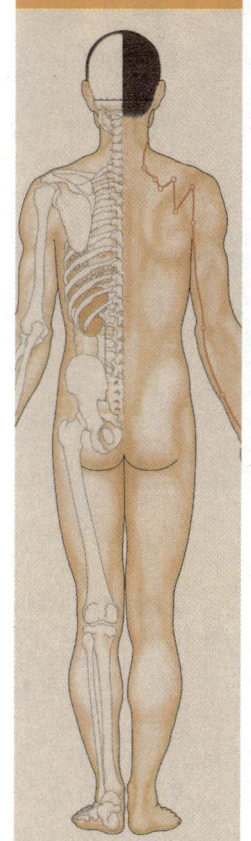
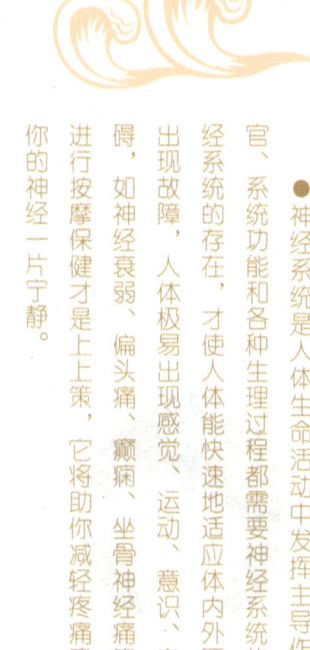

神经衰弱

【典型症状】
- 精神易兴奋、脑力易疲劳
- 记忆力下降
- 头痛
- 失眠多梦

【穴位按摩功效】

由于某些长期存在的精神因素，使得脑功能活动异常紧张，导致精神活动能力下降，从而引起神经衰弱。然而头部穴位的一系列按摩，可以健脑宁神、开窍镇痛，对失眠、头痛、疲劳等神经衰弱症状均有显著疗效。其中，睛明穴、头维穴具有消除疲劳、安定情绪、缓解压力的作用；百会穴有提神醒脑、聪耳明目的作用；印堂穴有振奋精神、放松神经的作用。

【特效穴位】

睛明穴：在面部，目内眦角稍上方的凹陷中。手叉腰端坐，先取云门穴，在云门穴直下约1寸、平第1肋间隙、前正中线旁开6寸处。

攒竹穴：在头部，头部中部入前发际0.5寸处。端坐，直视前方，在眉毛内侧端的一隆起处。

风池穴：位于人体后颈部，在胸锁乳突肌与斜方肌上端之间凹陷处。正坐时，后头骨下，两条大筋外缘陷窝处即可取穴。

头维穴：端坐，在头部，额角发际上0.5寸，头正中线旁开4.5寸。

印堂穴：位于人体头部，两眉头连线的中点处即是。

百会穴：在头部，前发际正中直上5寸。端坐，两耳尖连线中点与眉间的中心线交汇处。

神庭穴：位于人体头部，正坐或仰靠时，在头部中部入前发际0.5寸处。

鱼腰穴：在额部眉毛中，瞳孔直上。端坐，目视前方，瞳孔直上，眉毛中央，左右各一。

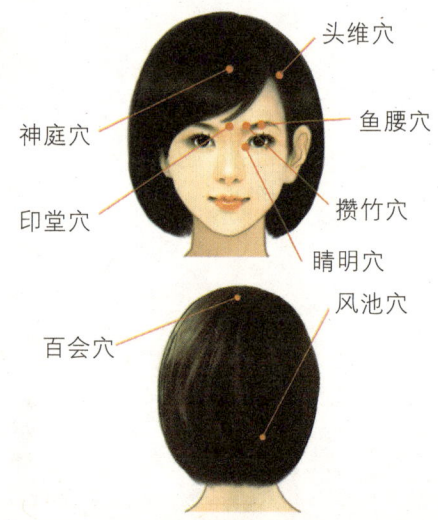

【辅助治疗】

桂圆莲子饮：取桂圆肉、莲子各15克，冰糖适量。将桂圆肉、莲子洗净，再放入锅中，加入适量清水，一起煎煮，最后加入冰糖熬煮一会儿。该饮品具有提神醒脑、放松之功效，适用于气血两虚型的神经衰弱者，对心悸、失眠、紧张、不安等症状有极好的疗效。但痰火郁结、咳嗽痰黏者不宜多饮。

【按摩手法】

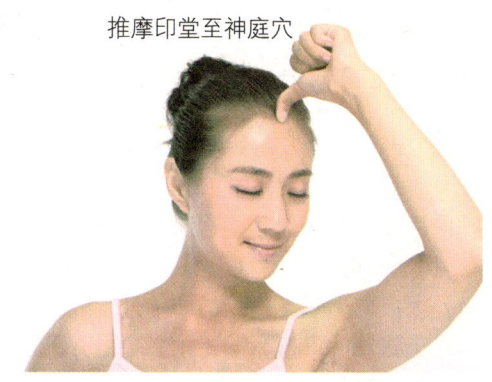

推摩印堂至神庭穴

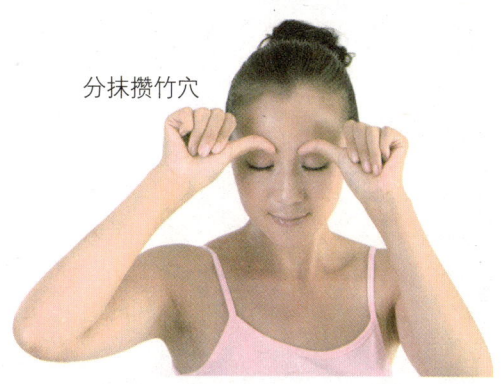

分抹攒竹穴

❶ 端坐，用拇指指腹从印堂穴推摩至神庭穴，力度适中，至局部产生微热感为宜。

❷ 双手拇指指腹分别置于攒竹穴上，再由攒竹穴经过鱼腰穴推按至太阳穴，速度不要太快，力度不宜过大。

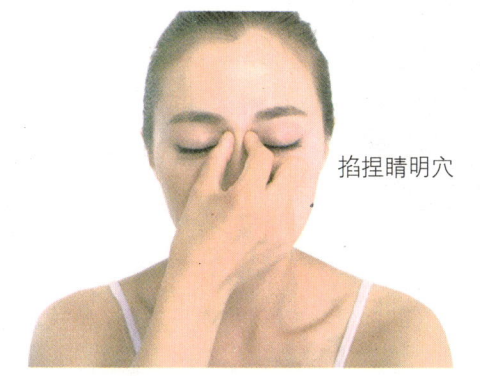

掐捏睛明穴

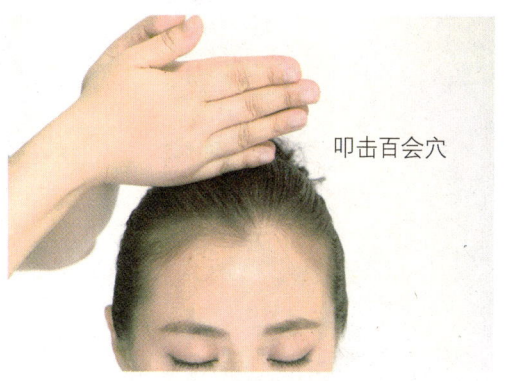

叩击百会穴

❸ 一手的拇指和示指相对，掐捏两侧的睛明穴，力度稍重些，至穴位处产生酸胀感为宜。

❹ 被按摩者端坐，按摩者双掌合十，重力叩击被按摩者的百会穴，至局部穴位感觉酸麻为宜。

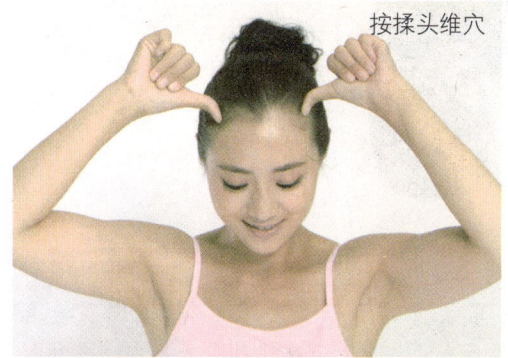

按揉头维穴

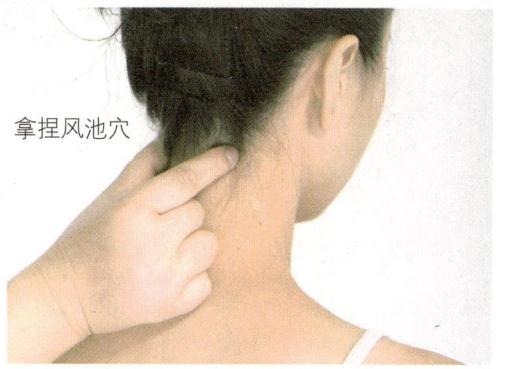

拿捏风池穴

❺ 端坐，用双手拇指指腹按揉两侧头维穴，力度适中，以自己的耐受力为度，至局部穴位感觉酸麻为宜。

❻ 被按摩者端坐，按摩者的拇指和示指相对拿捏被按摩者两侧的风池穴，力度稍重些，至局部皮肤产生轻痛感为宜。

眩晕症

【典型症状】
- 头晕目眩
- 恶心呕吐
- 耳鸣、听力下降
- 出虚汗、四肢麻木

【特效穴位】

百会穴： 在头部，前发际正中直上5寸。端坐，两耳尖连线中点与眉间的中心线交汇处。

四神聪穴： 在头顶，有4穴，百会穴前后左右各1寸。端坐，先取百会穴，再在百会穴前后左右旁开1寸取穴。

翳风穴： 在耳垂后方，乳突下端前方凹陷处。端坐，张大嘴，将耳垂向后按，在正对耳垂边缘的凹陷处。

筑宾穴： 在小腿内侧，太溪直上5寸，腓肠肌肌腹的内下方。端坐，太溪向上量5横指的凹陷处。

足三里穴： 在小腿外侧，犊鼻下3寸。端坐后屈膝，取犊鼻，在犊鼻向下4横指处。

合谷穴： 在手背的第1、2掌骨之间，第2掌骨桡侧的中点处。

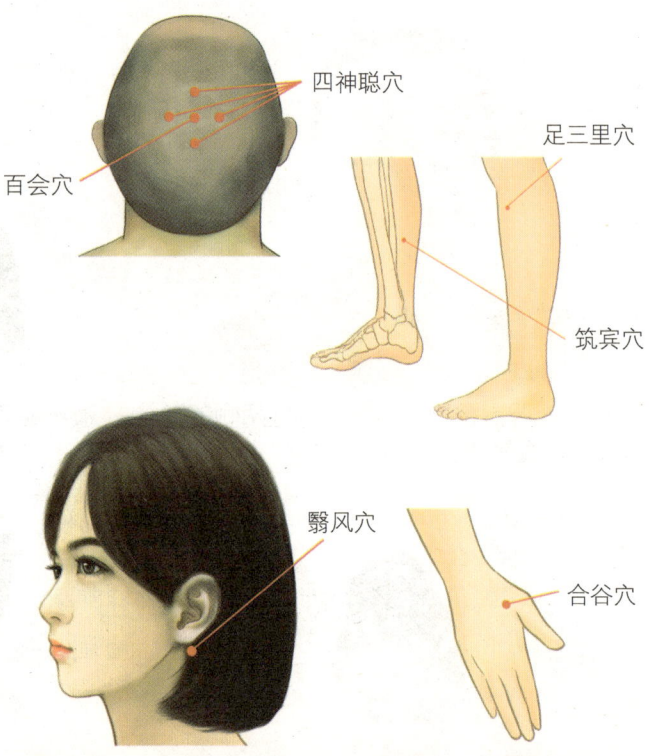

【穴位按摩功效】

眩晕是头晕和目眩的总称，是对自身平衡感和空间位像的错误感知。日常生活中按摩保健，可以预防和改善眩晕症状。比如，百会穴有利于提神醒脑；四神聪穴有利于健脑宁神，缓解头晕目眩症状；合谷穴可止吐，提神；足三里穴可调节血液循环，缓解各种原因引起的目眩症状；而筑宾穴和翳风穴，则可缓解肌肉疼痛、放松神经、加速血液循环，很好地消除疲劳。

【辅助治疗】

真武汤： 取去皮的附子1块，茯苓、白芍、生姜各9克，白术6克。将上述五味中药放入锅中，并加入800毫升清水，煎至300毫升汁液，滤渣留汁，温服即可。该方中的五味中药均有助于缓解头晕眼花症状，对治疗易疲劳、低血压、头痛等眩晕症状有显著疗效。

【按摩手法】

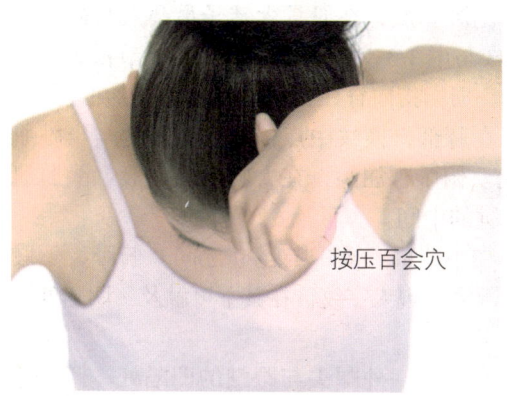
按压百会穴

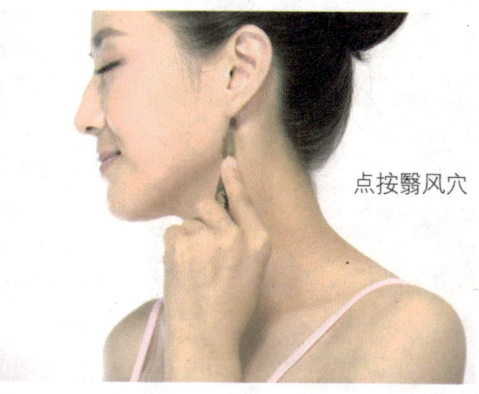
点按翳风穴

❶ 端坐，用拇指指端重力按压头顶的百会穴，至穴位处产生酸胀感为宜。

❷ 用按摩棒重力点按耳后的翳风穴，至穴位处感觉胀痛为宜，左右两侧的穴位交替按摩。

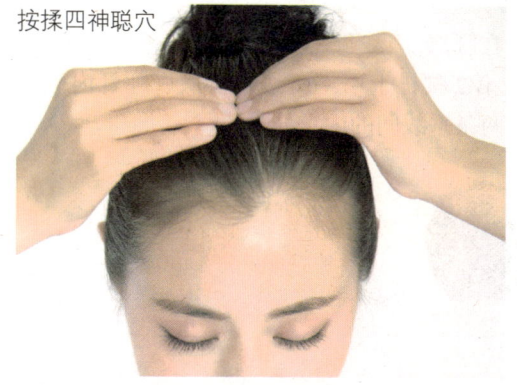
按揉四神聪穴

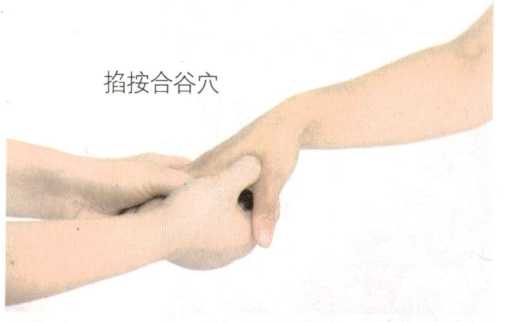
掐按合谷穴

❸ 端坐，用除大拇指以外的四指分别置于头顶的四神聪穴，并轻轻地按揉，至局部感觉温热为宜。

❹ 按摩者一手抓住被按摩者大拇指以外的其余四指，另一手的拇指和示指相对掐按被按摩者的合谷穴，至穴位处感觉胀痛为宜。

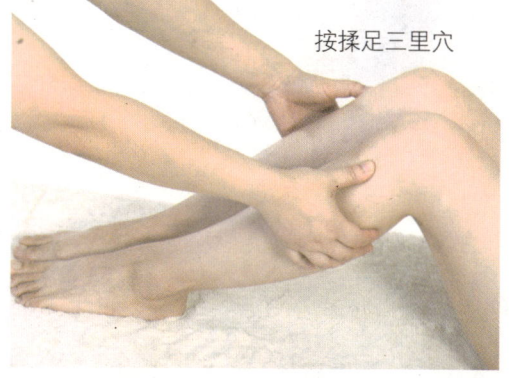
按揉足三里穴

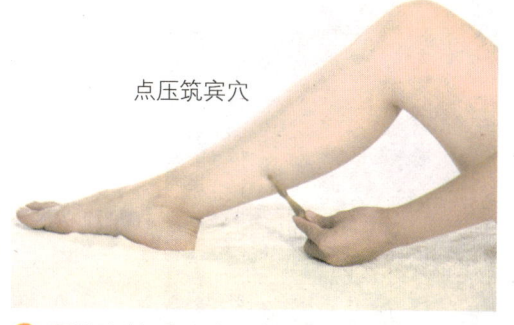
点压筑宾穴

❺ 按摩者用拇指指腹重力按揉被按摩者的足三里穴，至穴位处感觉胀痛为宜。

❻ 用按摩棒重力点压筑宾穴，至局部皮肤感觉温热为宜。

坐骨神经痛

【典型症状】

臀部、下肢、足背疼痛难忍
腿部酸麻、胀痛
喷嚏或大便时疼痛加剧
下肢肌肉萎缩

【穴位按摩功效】

坐骨神经痛多因肌肉拉伤、过度肥胖、妊娠、常穿高跟鞋或床垫太软引起，常见于臀部、大腿后侧、小腿后外侧等部位疼痛。通过按摩疗法，可促进血液循环，缓解躯体疼痛感，疏解麻胀不适症状，逐渐恢复健康。其中，环跳穴是下肢的枢纽，经常按摩此穴可活络下肢气血，是改善下肢疾病的重要穴位；承山穴可舒筋解痉、缓解下肢不适。

【特效穴位】

环跳穴：侧卧屈股，在股骨大转子最凸点与骶管裂孔连线的外1/3与中1/3交点处，若以拇指关节横纹按在股骨大转子上，拇指指向脊柱，此穴即在拇指尖处。

委中穴：在膝部，横纹中点，股二头肌腱与半腱肌肌腱的中间处。俯卧，屈膝，在大腿后面的股二头肌肌腱和半腱肌肌腱的中间。

承山穴：在小腿部，委中与昆仑之间。俯卧，下肢伸直，腓肠肌部会出现人字纹，在其下可触及一凹陷处即是此穴。

太溪穴：在踝区，外踝尖与跟腱的凹陷处。侧坐，在外踝尖与脚踝后的大筋之间的凹陷即是。

殷门穴：在大腿后面，臀沟下6寸，股二头肌与半腱肌之间。俯卧，承扶与委中连线的中点处向上量1横指处。

肾俞穴：在腰部，第2腰椎棘突下，后正中线旁开1.5寸。端坐，在第2腰椎上引一垂线，再从肩胛骨内侧缘引一垂线，在两条垂线间的中点处。

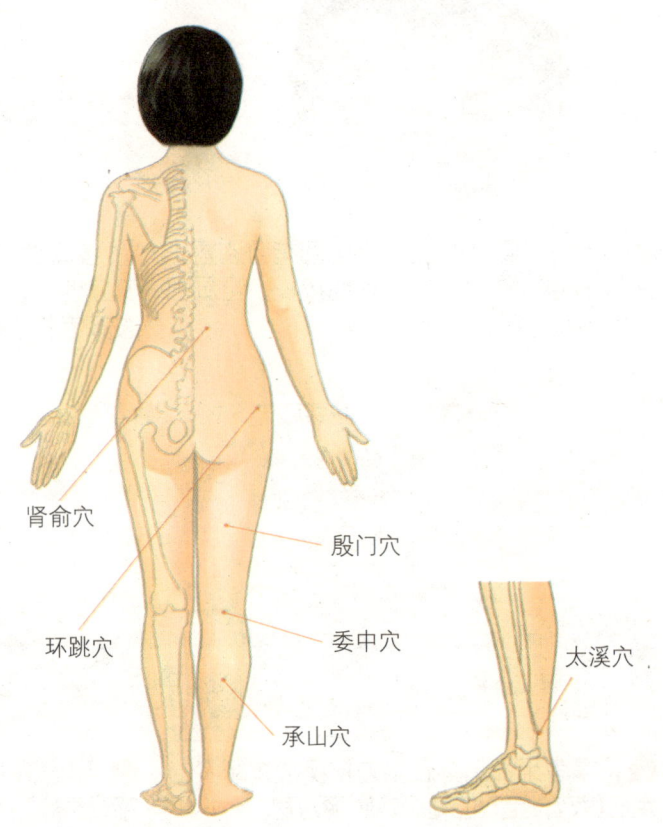

【按摩手法】

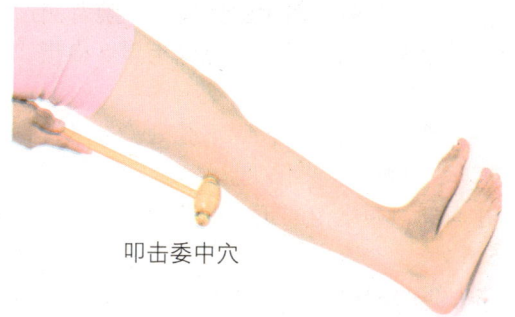

叩击委中穴

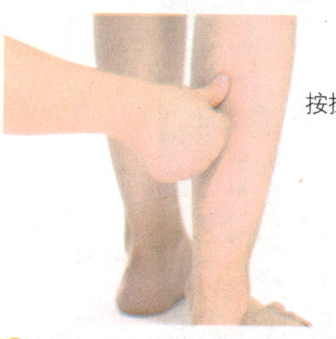

按揉承山穴

❶ 斜立，手握按摩锤，叩击腰部及大腿后侧，并重点叩击委中穴，逐渐用力，以局部有酸胀感为宜。

❷ 被按摩者站立，按摩者用拇指指腹按揉被按摩者的承山穴，先按顺时针方向再按逆时针方向，至穴位处感觉酸胀为宜。

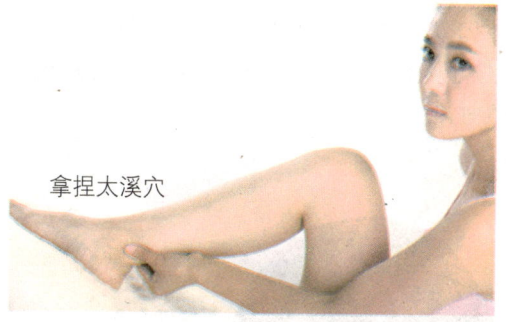

拿捏太溪穴

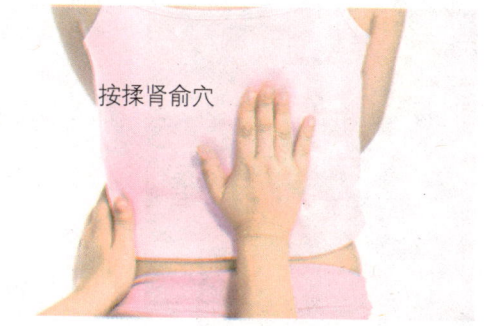

按揉肾俞穴

❸ 端坐，拇指与示指相对用力，拿捏太溪穴，力度稍重些，至局部产生酸胀感为宜。

❹ 被按摩者俯卧，按摩者一手扶于被按摩者的腰部，另一手手掌按揉被按摩者的肾俞穴。至穴位处感觉酸胀为宜。

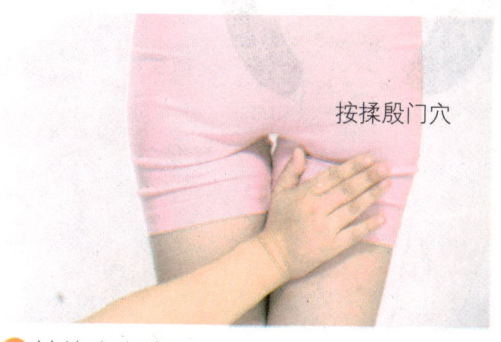

按揉殷门穴

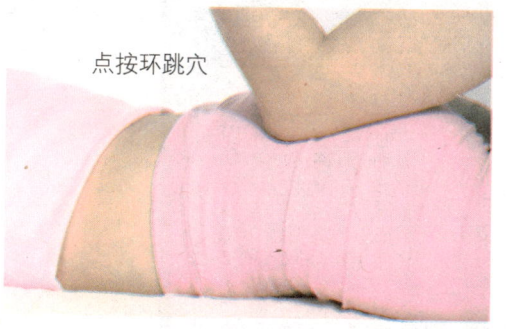

点按环跳穴

❺ 被按摩者俯卧，按摩者五指并拢，用手掌掌心重力按揉被按摩者的殷门穴。至穴位处感觉酸胀为宜。

❻ 被按摩者俯卧，按摩者手臂弯曲，用肘关节肘尖重力点按被按摩者的环跳穴，至穴位处感觉酸胀为宜。

【辅助治疗】

提拉腰部：端坐，双手自然置于膝盖上。腰部先内缩，再慢慢向上提拉，拉至与大腿垂直即可。该动作对腰酸、坐骨神经痛有一定的缓解功效。

面神经麻痹

【典型症状】

- 一侧面颊动作不灵
- 口角下垂
- 不能皱额、蹙眉、闭目、鼓气、噘嘴
- 进食易流口水

【穴位按摩功效】

面神经麻痹又名面瘫,一般而言,外感风寒、肝气郁结、气血虚亏等均会诱发口角歪斜症状。穴位按摩可以预防和缓解这一病症。外关穴、颊车穴,祛风通络,有利于改善面瘫症状;如承浆穴,通经活络,消肿止痛,可有效改善面瘫症;阳白穴,醒脑明目,祛风散热,对面神经麻痹症有辅助治疗作用。

【特效穴位】

外关穴:在前臂,阳池与肘尖的连线上,腕背侧远端横纹上2寸。抬手臂,腕背横纹中点向上量2横指,与内关相对。

四白穴:在面部,瞳孔直下,眶下孔处。端坐,直视前方,瞳孔直下,在眶下孔凹陷处。

承浆穴:在面部,颏唇沟的正中凹陷处。端坐,在面部口唇下0.5寸处。

阳白穴:在头部,瞳孔直上,眉毛直上1寸处。端坐,在头部,从眉毛向上量1横指处。

颊车穴:侧坐,在面颊部,下颌角前上方1横指处。

地仓穴:在面部,口角外侧,瞳孔直下处。端坐,直视前方,在瞳孔直下的垂线与口角水平线的交点处。

印堂穴:位于人体头部,两眉头连线的中点处即是。

神庭穴:位于人体头部,正坐或仰靠时,在头部中部入前发际0.5寸处。

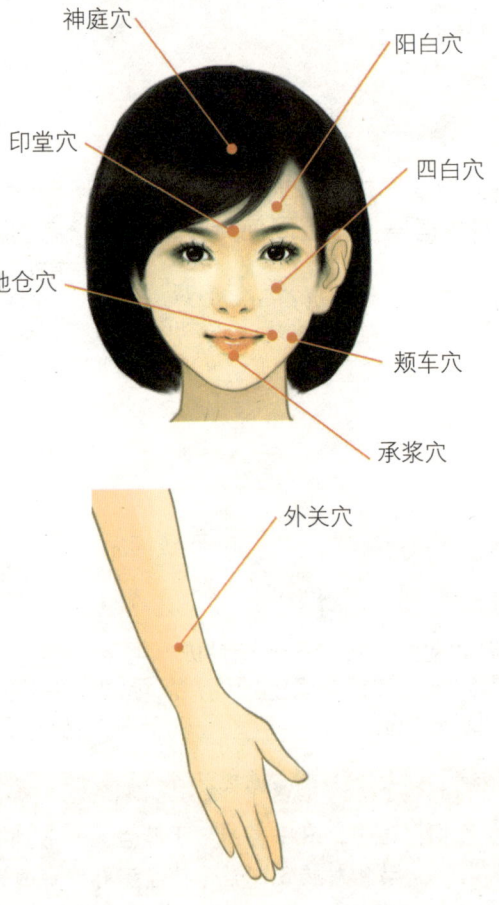

【按摩手法】

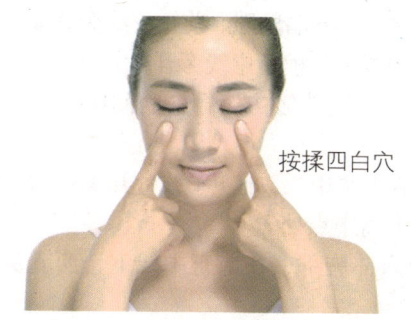
按揉四白穴

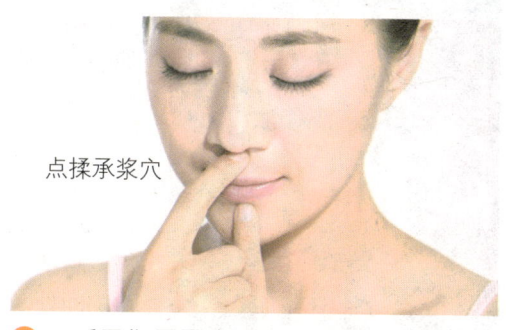
点揉承浆穴

❶ 用双手示指指端按揉两眼下方的四白穴，用力稍重些，至穴位处感觉胀痛为宜。

❷ 一手示指置于人中穴，另一手示指指腹点揉承浆穴，至穴位处产生酸痛感为宜。

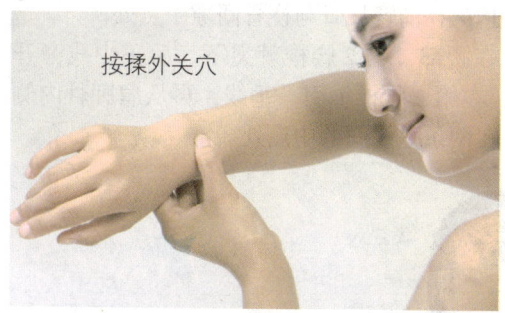
按揉外关穴

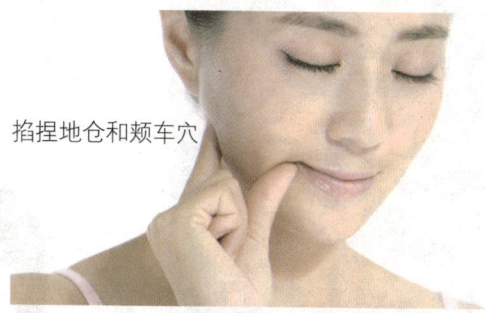
掐捏地仓和颊车穴

❸ 用拇指指腹按揉外关穴，用力适中，至局部皮肤感觉温热、胀痛为宜。

❹ 拇指指腹置于地仓穴上，示指指端置于颊车穴上，两指相对用力掐捏，至穴位处感觉酸胀为宜。

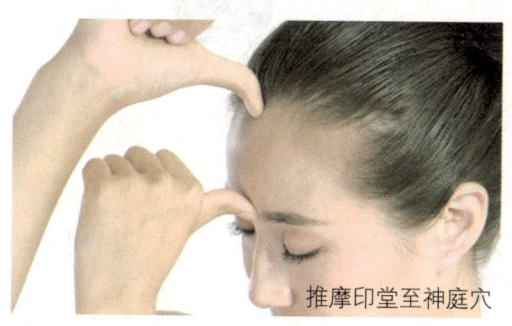
推摩印堂至神庭穴

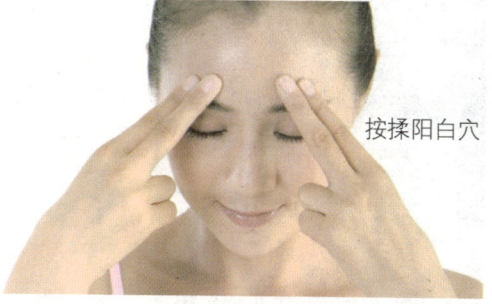
按揉阳白穴

❺ 端坐，用拇指指腹按压印堂穴，并向上推摩至神庭穴，两手交替进行，至局部皮肤感觉酸胀为宜。

❻ 端坐，将示指、中指并拢，用力按揉两侧阳白穴，至局部皮肤发红发热为宜。

【辅助治疗】

防风葱白粥：取防风15克，大米50克，葱白适量。将防风和葱白放入锅中，加入适量水煎煮，去渣取汁。再将大米洗净，加入水煮粥，待粥将熟时加入防风葱白汁煮熟即可。建议温服，每日一剂。此方可祛风解表、散寒止痛，对于风寒引起的神经麻痹症、肌肉酸楚均有显著疗效。

肋间神经痛

【典型症状】

- 肋间至前胸部刺痛感强
- 咳嗽、喷嚏时疼痛加剧
- 深呼吸、打哈欠时刀割样疼痛
- 转身等简单动作时痛楚不断

【穴位按摩功效】

肋间神经受损后,一旦受到压迫或刺激,极易引发胸部肋间或腹部疼痛,这就是所谓的肋间神经痛。在临床治疗时,可采用按摩手法对症缓解疼痛。如期门穴、日月穴,疏肝理气,主要用于改善肋间神经痛、胸腹灼热的辅助治疗,可有效缓解肋间神经痛。

【特效穴位】

期门穴： 在胸部,第6肋间隙,前正中线旁开4寸。仰卧,在胸部锁骨中线上,前正中线旁开4寸处。

日月穴： 在腹部,乳头下方,第7肋间隙,前正中线旁开4寸。

缺盆穴： 在锁骨上窝中央,前正中线旁开4寸。端坐,在乳中线上,锁骨上窝中点处。

膻中穴： 位于人体胸部,在前正中线上,两乳头的正中间处。

支沟穴： 在前臂背侧,阳池与肘尖的连线上,腕背侧远端横纹上3寸,尺骨与桡骨之间。抬臂,腕背横纹中点向上4横指,在前臂尺骨与桡骨间隙中点处。

肾俞穴： 在腰部,第2腰椎棘突下,后正中线旁开1.5寸。端坐,在第2腰椎上引一垂线,再从肩胛骨内侧缘引一垂线,在两条垂线间的中点处。

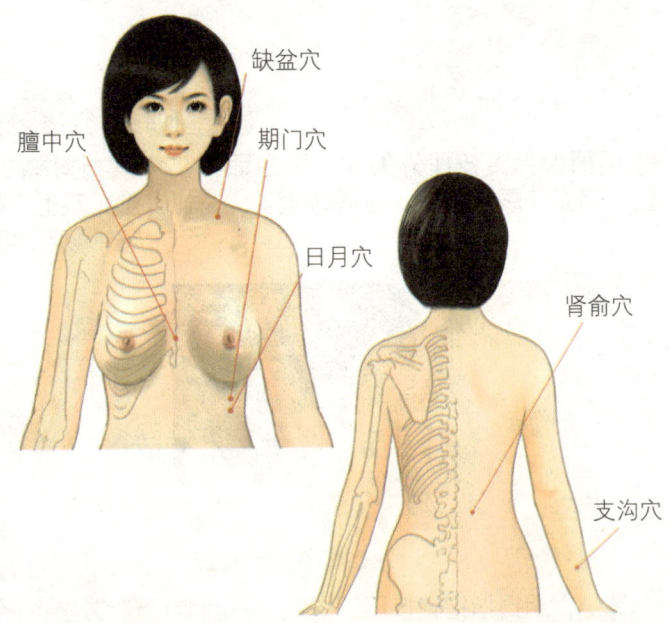

【辅助治疗】

花笋拌鸡丝： 取红花10克,莴笋250克,鸡肉100克,葱、姜各少许。将红花洗净,放入锅内,加水煮沸;莴笋切丝,挤干水分;鸡肉洗净,煮熟后切丝;姜、葱均切末。再将莴笋丝、鸡肉丝、红花一起放入大碗内,加入姜末、葱末及各种调料拌匀即可。本品可利五脏、通经脉,对肋间神经痛有一定的辅助治疗作用。

【按摩手法】

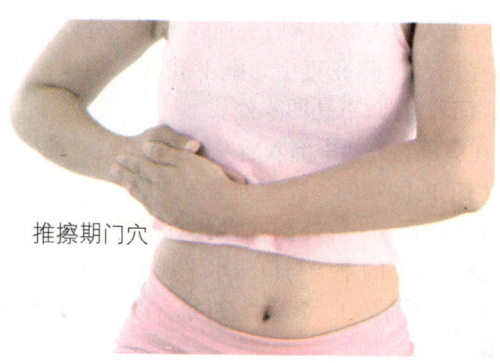

推擦期门穴

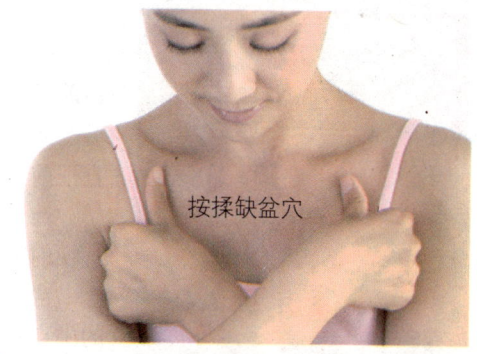

按揉缺盆穴

❶ 端坐,左手掌心与右手背重叠,由内而外反复推擦期门穴,至局部皮肤发热为宜。推擦后再在期门穴上重点按揉2分钟左右。

❷ 一手半握拳,伸出拇指,用拇指指腹按揉对侧缺盆,力度适中,至肩部产生酸胀感为宜,两侧交替进行。

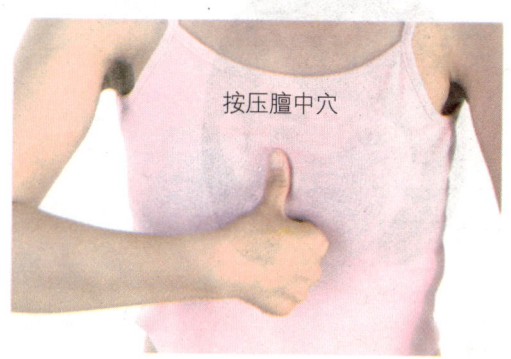

按压膻中穴

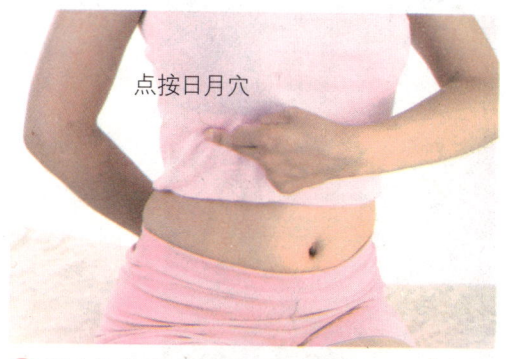

点按日月穴

❸ 用拇指指腹按压膻中穴,并向下轻轻推擦,力度由重至轻,至穴位处感觉酸胀、胀痛为宜。

❹ 用中指指腹点按日月穴,逐渐加大力度,至局部皮肤产生温热感为宜。

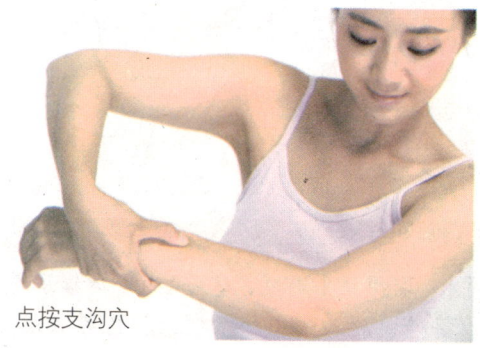

点按支沟穴

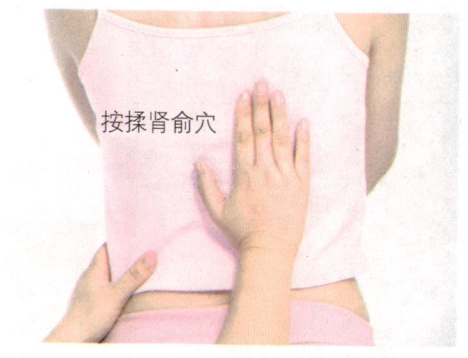

按揉肾俞穴

❺ 用拇指指腹点按支沟穴,也可用按摩棒点按,用力要稍重些,至穴位处感觉酸胀为宜。

❻ 被按摩者取坐位,按摩者一手扶住其腰部,一手掌心朝下置于被按摩者的肾俞穴上,然后按照顺时针方向快速按揉肾俞穴,至局部皮肤发热为宜。

三叉神经痛

【典型症状】
○ 突发剧烈疼痛
○ 脸红、流泪、出汗等
○ 坐立难安
○ 严重时痉挛、失眠

【穴位按摩功效】
三叉神经痛属于比较常见的脑神经疾病，表现为一侧面部的三叉神经区域反复出现阵发性的疼痛。按摩可以减轻疼痛感，比如印堂穴可镇静安神、明目止痛，有利于缓解头痛、眩晕、三叉神经痛等症状，配合四白、攒竹、地仓穴按摩，缓解三叉神经痛的效果更显著，是治疗痛症的常用穴位，经常按揉有利于止痛通络，帮助人体缓解神经痛，恢复大脑功能。

【特效穴位】

印堂穴：位于人体头部，两眉头连线的中点处即是。

四白穴：在面部，瞳孔直下，眶下孔处。端坐，直视前方，瞳孔直下，在眶下孔凹陷处。

攒竹穴：在头部，头部中部入前发际0.5寸处。端坐，直视前方，在眉毛内侧端的一隆起处。

地仓穴：在面部，口角外侧，瞳孔直下处。端坐，直视前方，在瞳孔直下的垂线与口角水平线的交点处。

合谷穴：在手背的第1、2掌骨之间，第2掌骨桡侧的中点处。

太冲穴：位于人体足背的第1、2跖骨结合部前方，摸到一凹陷处即是。

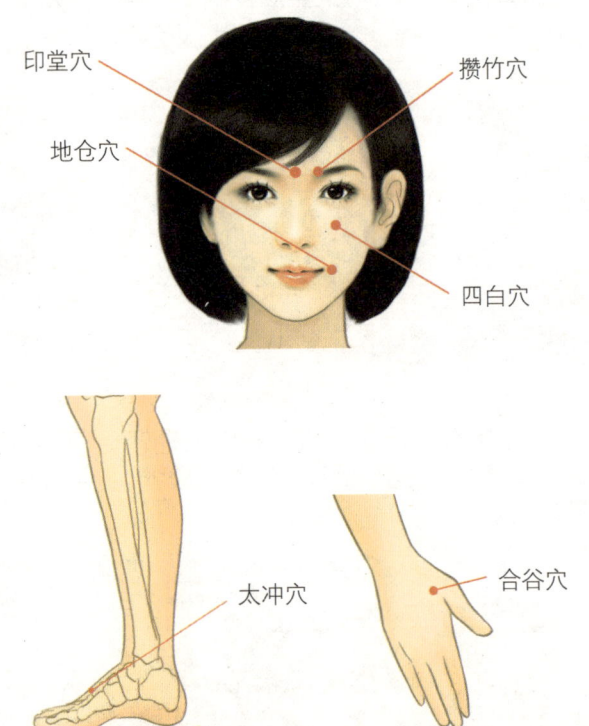

【辅助治疗】

绿豆鸡蛋水：取绿豆100克，鸡蛋1个，冰糖适量。将绿豆洗净，捣碎，放入锅中加水烧煮，待绿豆烂熟后打入鸡蛋，搅匀，再加入冰糖稍煮一下即可。待凉后再服用，一次吃完。绿豆具有清热解毒功效，加入鸡蛋和冰糖，可有效缓解三叉神经痛引起的风热牙痛症状。

【按摩手法】

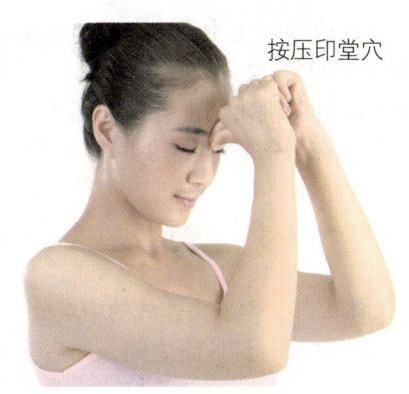

按压印堂穴

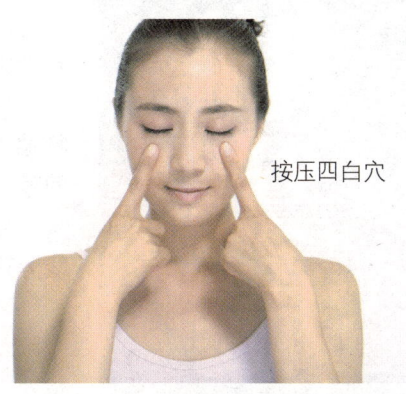

按压四白穴

❶ 端坐，双手拇指相叠，重力按压额头的印堂穴，并可稍微向上推揉，至局部感觉酸胀为宜。

❷ 端坐，双手示指分别置于左右两侧的四白穴上，并按照顺时针方向按揉，力度适中，至穴位感觉胀痛为宜。

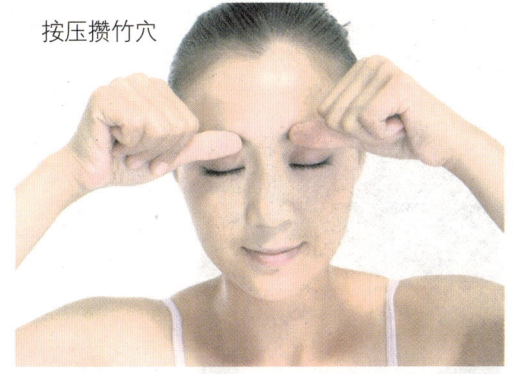

按压攒竹穴

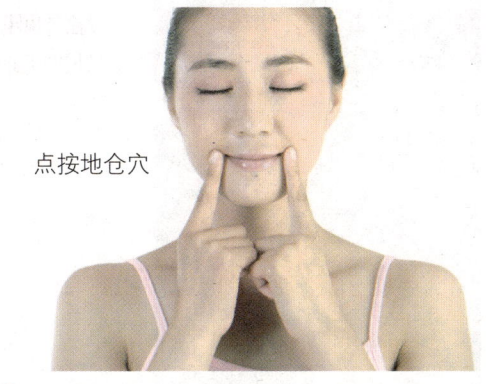

点按地仓穴

❸ 端坐，双手拇指指尖分别置于左右两侧的攒竹穴，并垂直向下按压，至穴位感觉胀痛为宜。

❹ 端坐，用示指指腹重力点按地仓穴，至局部皮肤感觉温热为宜。

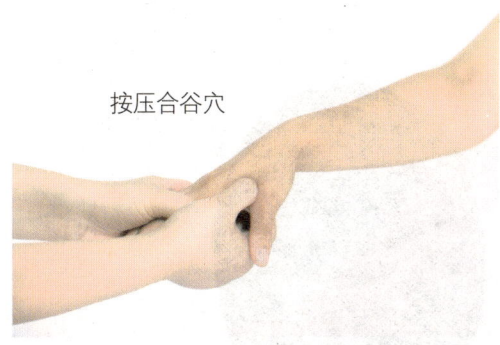

按压合谷穴

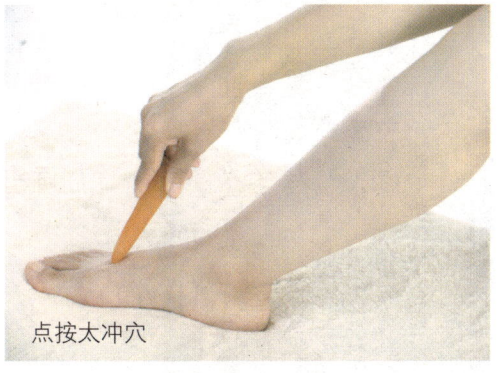

点按太冲穴

❺ 被按摩者端坐，按摩者一手托住被按摩者的一只手，另一只手的拇指指端重力按压被按摩者的合谷穴，至穴位胀痛为宜。

❻ 端坐，用按摩棒点按太冲穴，力度适中，至穴位感觉胀痛或酸胀为宜。

偏头痛

【典型症状】
- 视物模糊
- 肢体麻木
- 头痛反复发作
- 神经、精神功能障碍

【穴位按摩功效】

偏头痛属于原发性头痛的一种，头痛多表现为偏侧，一般痛感会持续4~72小时。日常生活中环境安静、休息适当，即可缓解疼痛。按摩对偏头痛也有不错的治疗功效，按摩穴位主要集中在头面部。其中，百会、头维、太阳穴均具有醒神、清头目、通经络的功效，可快速消除疲劳、缓解头痛；睛明穴则有明目提神之功效，对于劳累过度引起的偏头痛有一定效果；印堂和神庭穴的推摩，则可放松心情，释放压力，缓解各种头痛症状。

【特效穴位】

百会穴： 在头部，前发际正中直上5寸。端坐，两耳尖连线中点与眉间的中心线交汇处。

睛明穴： 在面部，目内眦角稍上方的凹陷中。手叉腰端坐，先取云门穴，在云门穴直下约1寸、平第1肋间隙、前正中线旁开6寸处。

头维穴： 端坐，在头部，额角发际上0.5寸，头正中线旁开4.5寸。

印堂穴： 位于人体头部，两眉头连线的中点处。

太阳穴： 在头部，眉梢与目外眦之间，向后约1横指处。

神庭穴： 位于人体头部，正坐或仰靠时，在头部中部入前发际0.5寸处。

风池穴： 位于人体后颈部，在胸锁乳突肌与斜方肌上端之间凹陷处。正坐时，后头骨下，两条大筋外缘陷窝处即可取穴。

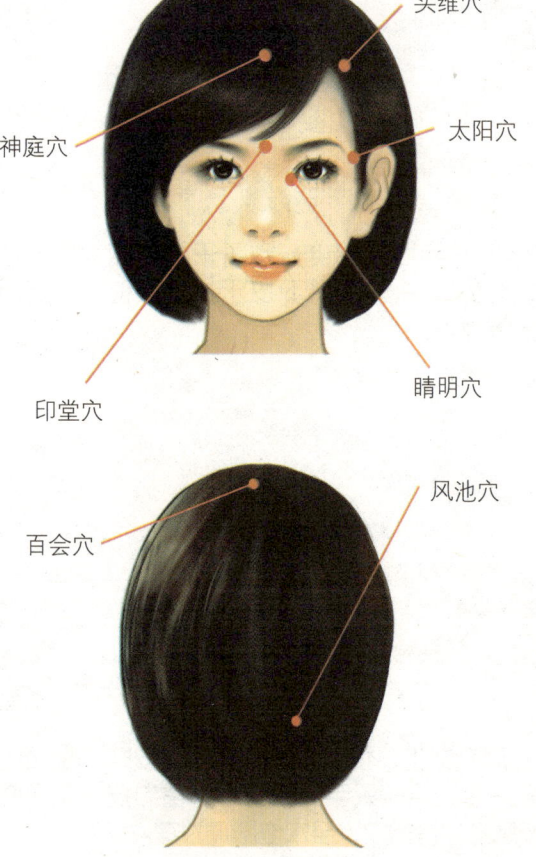

【按摩手法】

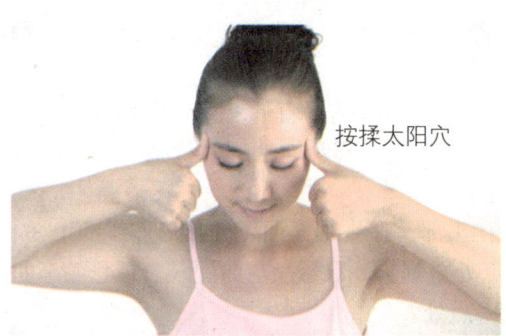

按揉太阳穴

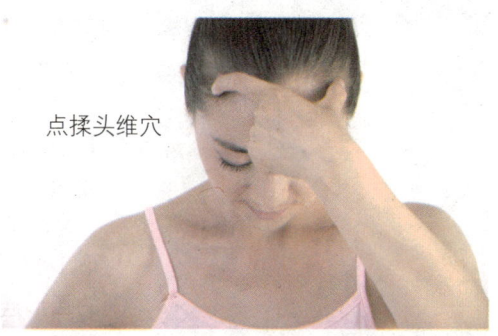

点揉头维穴

❶ 端坐，两手拇指指腹分别置于两侧的太阳穴，然后和缓地按揉，至穴位处感觉肿胀或酸胀为宜。

❷ 端坐，一手的拇指与示指分开，分别置于左右两侧的头维穴上，并同时按揉，也可做环状运动，至局部产生酸胀感为宜。

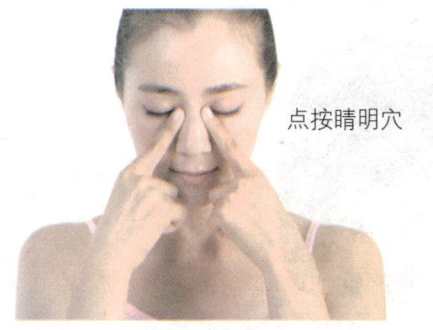

点按睛明穴

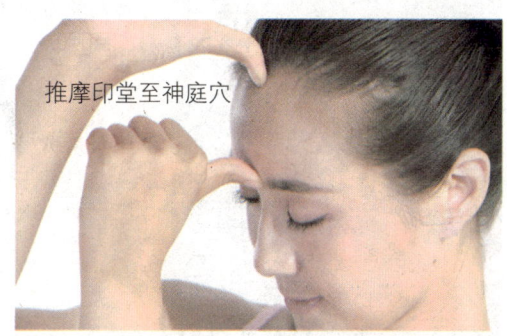

推摩印堂至神庭穴

❸ 端坐，双手示指指端分别置于两侧睛明穴，并向上用力点按，至局部产生酸胀感。

❹ 端坐，用双手拇指指腹交替推摩印堂至神庭穴，反复推摩，至局部皮肤温热为宜。

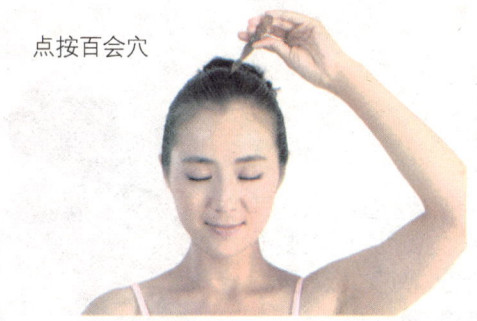

点按百会穴

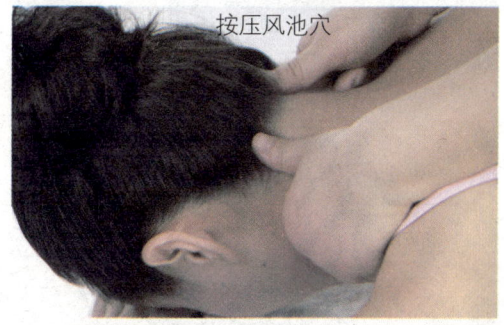

按压风池穴

❺ 用按摩棒垂直点按百会穴，力度适中，至穴位处感觉酸胀为宜。

❻ 被按摩者俯卧，按摩者用双手拇指指腹按压被按摩者两侧的风池穴，力度稍重些，至穴位处感觉酸胀为宜。

【辅助治疗】

菊花粥：取菊花粉适量，大米100克。将大米洗净煮粥，待将熟时加入菊花粉煮熟，并调入白糖调味即可。菊花具有祛风清热、清肝火、降血压等作用。非常适合风热目赤、肝火引起的头痛患者，但汗多和脾虚便溏者则不宜多食，以免加重病情。

癫痫

【典型症状】
- 突然丧失意识
- 全身强直或抽搐
- 偶有尿失禁
- 昏厥

【穴位按摩功效】

癫痫又名"羊痫风",由于大脑神经元突然异常放电而导致大脑出现暂时性的功能障碍。经常推拿按摩对大脑功能恢复有一定好处,其中络却穴可散热清风、明目通窍,经常按摩有利于调节脑部气血循环,从而改善各种神志病,如癫狂、癫痫等;金门穴可通经活络、醒脑安神;悬厘穴可疏通经络、散热防风,经常按摩则有利于缓解各种头部不适,对癫痫尤其适用。

【特效穴位】

络却穴:端坐,在头部,后发际正中直上5.5寸,旁开1.5寸。

金门穴:在足背,外踝前缘直下,第5跖骨粗隆后方,骰骨下缘凹陷中。侧坐,脚趾向上翘,找到骰骨,在其外侧的凹陷处。

悬厘穴:在头部,在头维至曲鬓的弧形连线的上3/4与下1/4的交点处。侧坐,取悬颅与曲鬓穴,在悬颅至曲鬓的弧形连线中点处。

百会穴:在头部,前发际正中直上5寸。端坐,两耳尖连线中点与眉间的中心线交汇处。

神庭穴:位于人体头部,正坐或仰靠时,在头部中部入前发际0.5寸处。

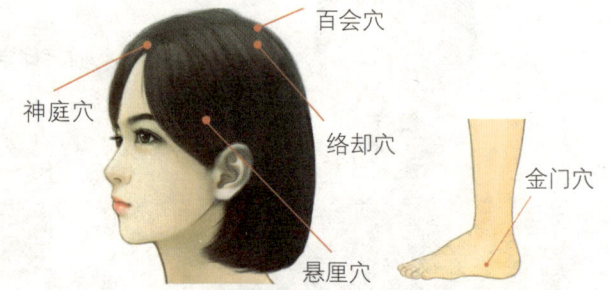

【按摩手法】

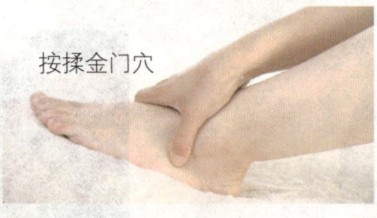
按揉金门穴

① 端坐,用拇指按揉金门穴,其余四指在金门穴对侧助力,力度不可过大,至穴位处感觉酸胀为宜。

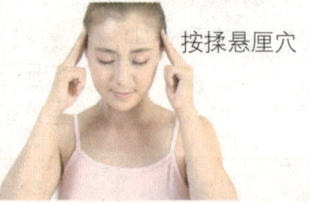
按揉悬厘穴

② 端坐,双手的示指与中指并拢重力按揉头部的悬厘穴,至局部皮肤发红、发热为宜。

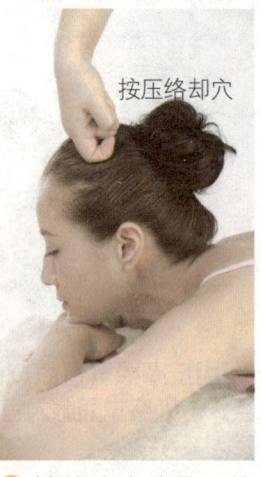
按压络却穴

③ 被按摩者俯卧,按摩者用示指指腹或示指指关节用力向下按压络却穴,并做环状按摩,至局部皮肤酸胀为宜。

第七章
赶走常见皮肤疾病

按摩对症治疗保健全书

● 皮肤是人体的第一道生理防线，无时无刻不参与机体的各项活动，对人体有着近乎完美的生理保护功能，即以屏障、感觉、调温、吸收、分泌、排泄等功能维持着生命健康。换言之，若机体出现异常，皮肤表面一般都会有所呈现。皮肤病发病率较高，致命率不高，却会影响个人的身体健康，给个人形象减分，给个人生活带来诸多不便。此刻，简单的按摩方法就可以帮你克服多种皮肤难题，让你不花钱就可以避免在公共场合难为情地抓挠皮肤、在朋友聚会上不得已带着副"花"面孔、在办公室里无情地被讽刺为"玫瑰鼻"。

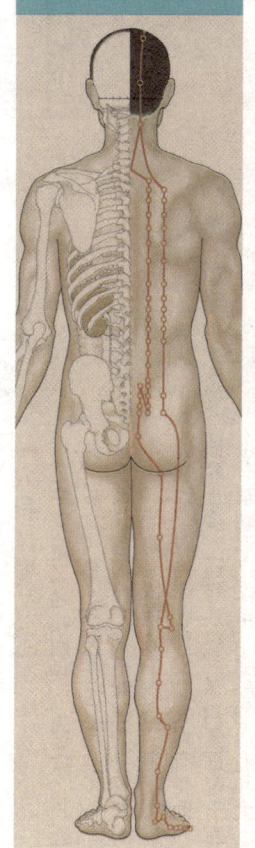

牛皮癣

[典型症状]
- 头皮、躯干、四肢有红色丘疹或斑块
- 鳞屑脱落
- 皮屑下藏红膜
- 红膜刮除有出血点

【特效穴位】

合谷穴：在手背的第1、2掌骨之间，第2掌骨桡侧的中点处。

身柱穴：在背部，后正中线上，第3胸椎棘突下凹陷中。端坐，在背部，先找到第7胸椎棘突，再向上数4个椎体，在其下缘的凹陷处。

风池穴：位于人体后颈部，在胸锁乳突肌与斜方肌上端之间的凹陷处。正坐时，后头骨下，两条大筋外缘陷窝处即可取穴。

血海穴：在股前区，髌底内侧端上2寸股内侧肌隆起处。侧坐后屈膝90度，用左手掌心对准右髌骨中央，手掌置于膝盖上，拇指与其余四指约成45度，在拇指端所指处。

足三里穴：在小腿外侧，犊鼻下3寸。端坐后屈膝，取犊鼻，在犊鼻向下4横指处。

太溪穴：在踝区，外踝尖与跟腱的凹陷处。侧坐，在外踝尖与脚踝后的大筋之间的凹陷即是。

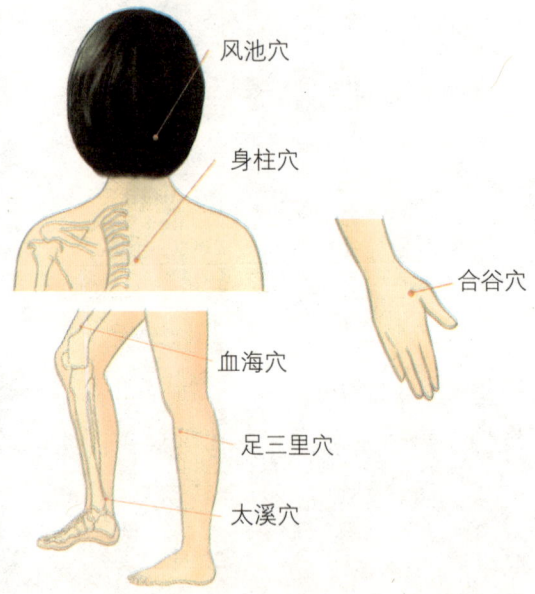

【穴位按摩功效】

牛皮癣又名银屑病，为比较常见的慢性炎症性皮肤病。多发于春、冬两季，且反复发作。日常生活中可结合按摩来改善病症，其中背部的身柱穴，可通经活络、增强体质，帮助人体摆脱牛皮癣的困扰；风池穴则具有美容养颜功效，对治疗各种皮肤病均有帮助，常按合谷穴，则有镇静止痛、通经活络，适用于面部五官的疾病，也有辅助治疗作用；腿部的血海和太溪穴，则可促进新陈代谢，改善皮肤问题。

【辅助治疗】

凉拌苦瓜：取苦瓜200克。将苦瓜洗净、去瓤、切丝，入沸水锅中余烫至熟，再加入鸡精、盐、香油调味，拌匀即可。苦瓜可清热去火，凉拌后食用对血热风燥引起的牛皮癣症状有明显的辅助治疗作用，每天可食用1次。

【按摩手法】

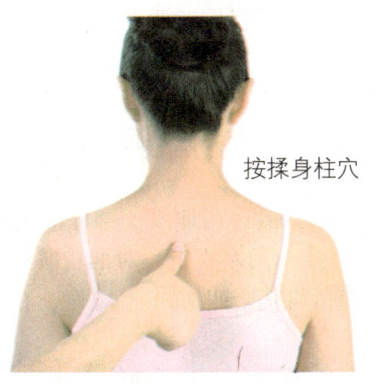

按揉身柱穴

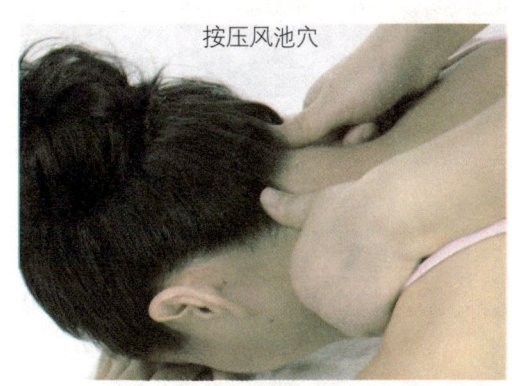

按压风池穴

❶ 被按摩者取坐位,按摩者用拇指指腹按揉被按摩者的身柱穴,并做环状推揉,用力稍重,至局部感觉温热为宜。

❷ 被按摩者俯卧,按摩者用双手拇指指腹分别按压被按摩者两侧的风池穴,一松一紧,反复操作,至局部产生酸胀感为宜。

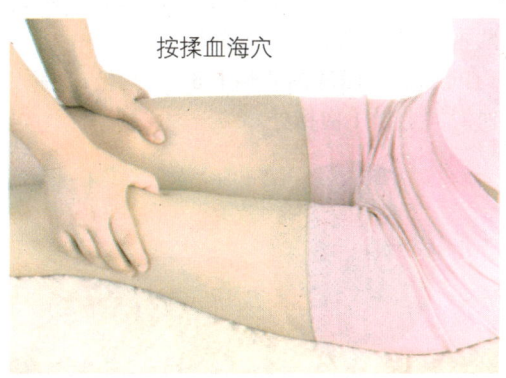

按揉血海穴

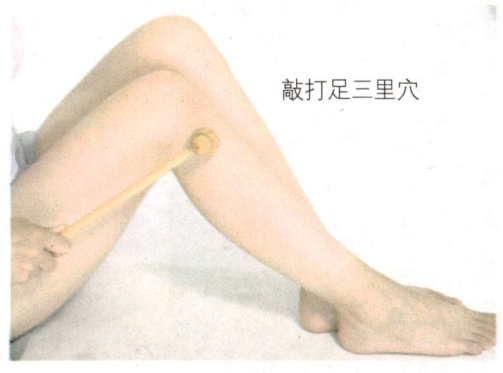

敲打足三里穴

❸ 被按摩者取坐位,按摩者用双手拇指指腹分别按揉被按摩者两腿上的血海穴,用力稍重,至穴位处产生胀痛感为宜。

❹ 取坐位,一手持按摩槌由轻渐重地敲击足三里穴,至局部产生酸胀感即可。

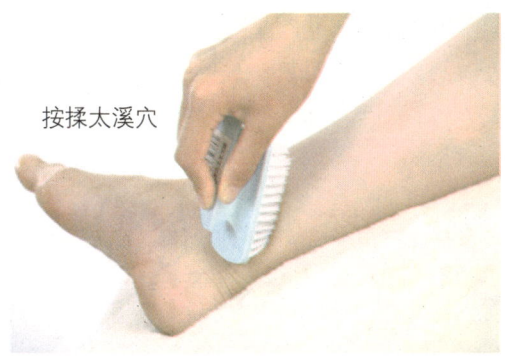

按揉太溪穴

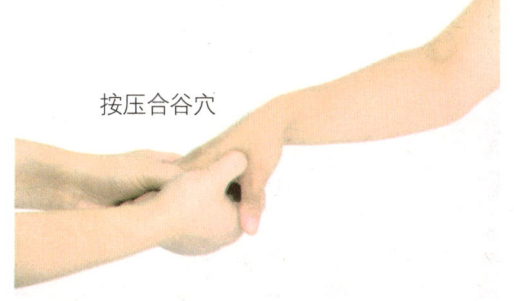

按压合谷穴

❺ 端坐,用刷子轻轻按揉太溪穴,至穴位处产生酸胀感为宜,左右脚交替进行。

❻ 被按摩者端坐,按摩者一手托住被按摩者的手腕,另一只手的拇指指腹重力按压被按摩者的合谷穴,至穴位处产生酸胀感为宜。

皮肤瘙痒症

【典型症状】
- 皮肤红痒
- 皮肤干燥多屑
- 烦热口渴，食欲不振
- 小便短赤

【穴位按摩功效】
皮肤瘙痒症是指皮肤无原发性损害，只有瘙痒及因瘙痒而引起的继发性损害的一种皮肤病。包括全身性和局部性两类，好发于冬季，常见于下肢处。中医认为，皮肤瘙痒与血虚风燥有关，通过按摩可养血、祛风、润燥，从而有效改善病情。其中，曲池、风市、膈俞等穴都是止痒大穴，搭配血海、大椎等穴，用于皮肤瘙痒、荨麻疹等患者，尤其适用。

【特效穴位】

曲池穴： 位于人体肘部桡侧，弯曲前臂时在肘横纹桡侧止点处即是。

大椎穴： 在背部的后正中线上，第7颈椎棘突下的凹陷处。端坐，先找到颈背交界处的最高点，其下缘凹陷处即是。

血海穴： 在股前区，髌底内侧端上2寸股内侧肌隆起处。侧坐后屈膝90度，用左手掌心对准右髌骨中央，手掌置于膝盖上，拇指与其余四指约成45度，在拇指端所指处。

风市穴： 在大腿外侧的中线上，横纹上7寸。仰卧，两手自然伸直时，在大腿外侧部的中线上，中指指尖处。

膈俞穴： 在背部，第7胸椎棘突下，后正中线旁开1.5寸。端坐，在第7胸椎处引一垂线，再于肩胛骨内侧缘引一垂线，两垂线之间距离的中点处即是。

百虫窝穴： 在股前区，髌底内侧端上3寸。侧坐，屈膝，在大腿内侧，血海向上量1横指处。

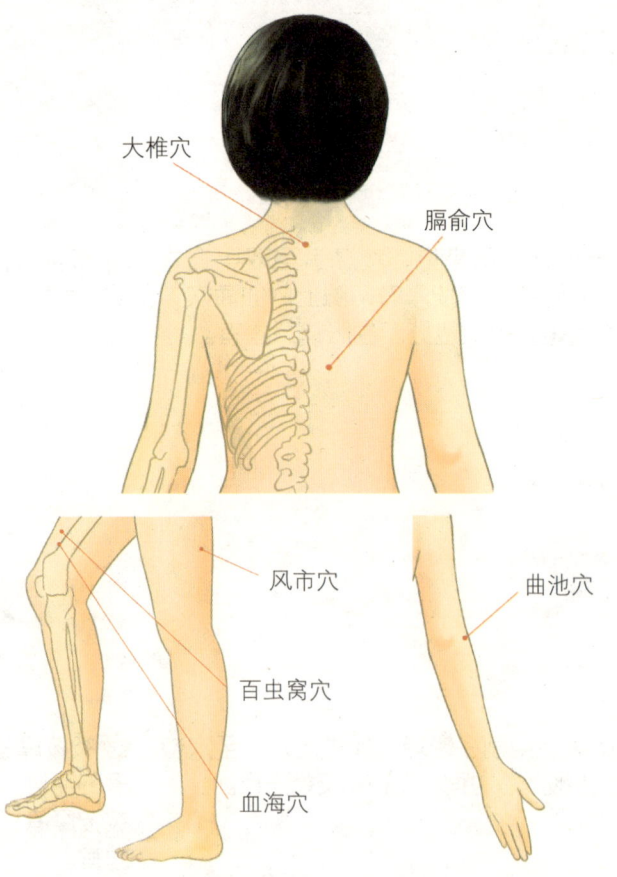

【按摩手法】

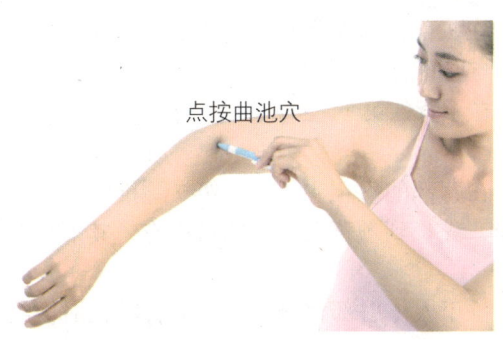

点按曲池穴

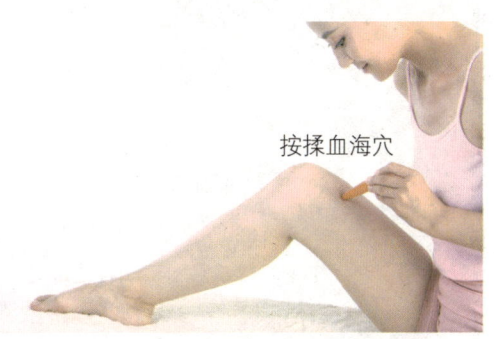

按揉血海穴

❶ 端坐，用圆珠笔笔端点按一侧的曲池穴，力度适中，至穴位处感觉酸胀为宜，左右臂交替点按。

❷ 端坐，用按摩棒按揉一侧的血海穴，并按顺时针方向揉动，力度由轻到重，至局部酸胀为宜，左右腿交替按揉。

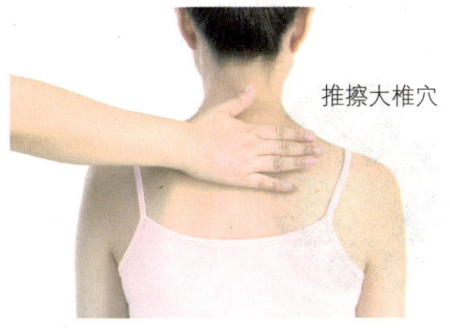

推擦大椎穴

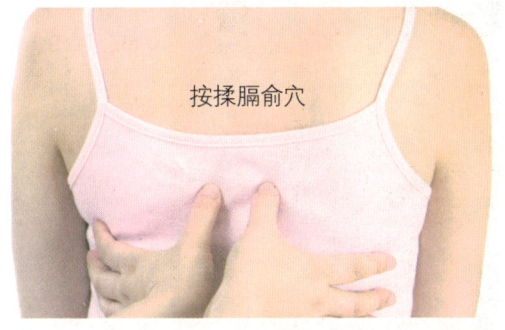

按揉膈俞穴

❸ 被按摩者端坐，按摩者将双手掌心快速搓热，再搓擦被按摩者的大椎穴及其周围，至局部皮肤发热为宜。

❹ 被按摩者端坐，按摩者用双手拇指指腹分别按揉被按摩者两侧的膈俞穴，至穴位处产生酸胀感为宜。

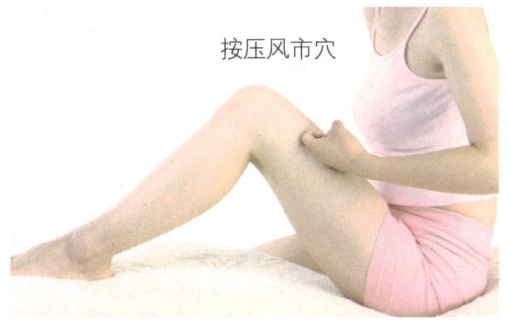

按压风市穴

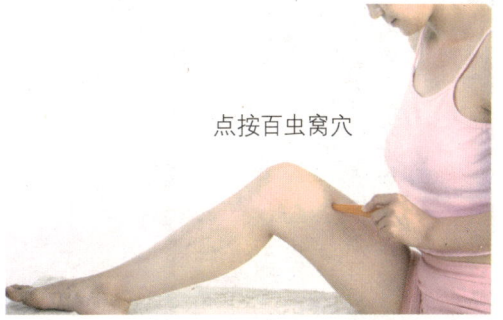

点按百虫窝穴

❺ 端坐，用示指指关节重力按压风市穴，至局部产生胀痛感为宜，左右腿交替进行。

❻ 端坐，用按摩棒重力点按百虫窝穴，至穴位处产生酸胀感为宜，左右腿交替进行。

【辅助治疗】

鱼腥草红枣茶：取干鱼腥草50克，红枣15颗。将鱼腥草和红枣均洗净，用砂锅加水煮开，再转小火煮透即可，每日代茶饮。鱼腥草可清热解毒，红枣可养血滋阴，两者同煮，可改善过敏体质、止痒润肤，对皮肤瘙痒症患者有益。体质较热者，可适当减少红枣的量。

湿疹

【典型症状】
- 皮肤出现红色丘疹或水疱
- 湿疹处瘙痒
- 湿疹处易结痂
- 反复发作

【特效穴位】

百会穴： 在头部，前发际正中直上5寸。端坐，两耳尖连线中点与眉间的中心线交汇处。

合谷穴： 在手背的第1、2掌骨间，于第2掌骨桡侧的中点处。

大椎穴： 在背部的后正中线上，第7颈椎棘突下的凹陷处。端坐，先找到颈背交界处的最高点，其下缘凹陷处即是。

曲池穴： 位于人体肘部桡侧，弯曲前臂时在肘横纹桡侧止点处即是。

太溪穴： 在踝区，外踝尖与跟腱的凹陷处。侧坐，在外踝尖与脚踝后的大筋之间的凹陷即是。

涌泉穴： 在足底，足心最凹陷处。端坐卷足，在足底掌心前一正中凹陷处。

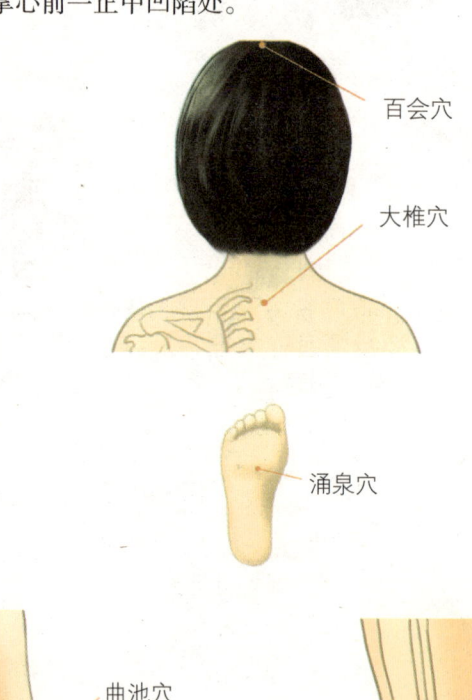

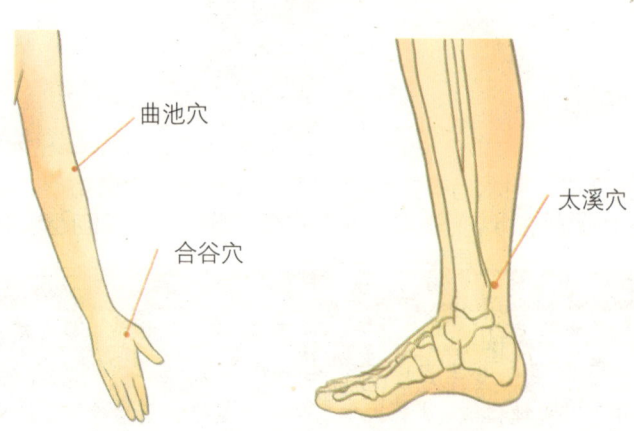

【穴位按摩功效】

湿疹是比较常见的过敏性皮肤炎症，多发于手、面、四肢屈侧、肛门、外阴等处。然而不论湿疹发生在身体的哪个部位，都可以对症进行相应的按摩治疗。如果湿疹发生在脸部，可指压百会、大椎、肩井等穴；如果湿疹发生在肩部，则要指压中府、肩井穴；如果湿疹发生在颈部，则需指压曲池、手三里等穴；若发生在足部，则可指压太溪穴。其中合谷穴是对任何部位的湿疹都有效果的重要穴位，可经常指压。

【按摩手法】

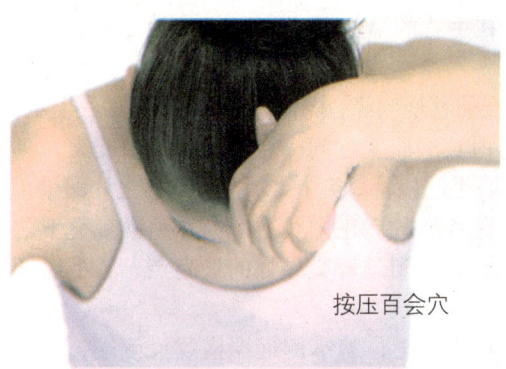
按压百会穴

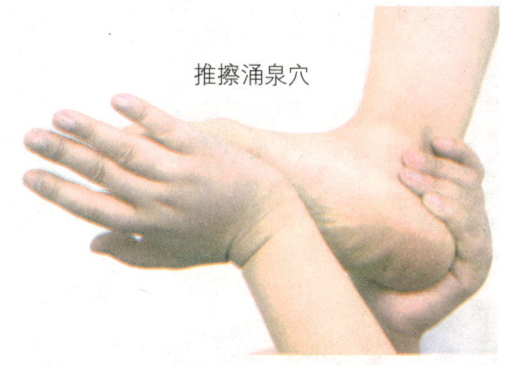
推擦涌泉穴

❶ 端坐，用拇指指腹重力按压百会穴，至穴位处感觉酸胀为宜，配合天柱、肩井穴按摩，效果会更明显。

❷ 被按摩者端坐或仰卧，按摩者双手搓热，用一只手托住被按摩者的一只脚，再用另一只手手掌推擦被按摩者的涌泉穴，推擦的力度适中，速度要快，至脚心感觉温热为宜。

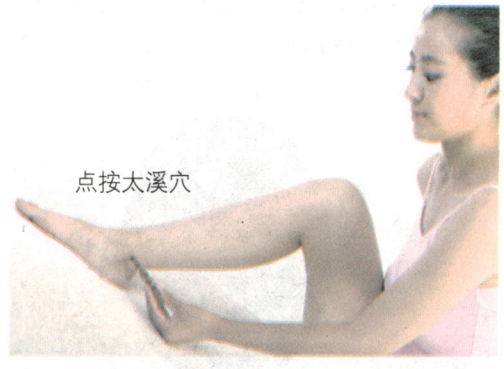
点按太溪穴

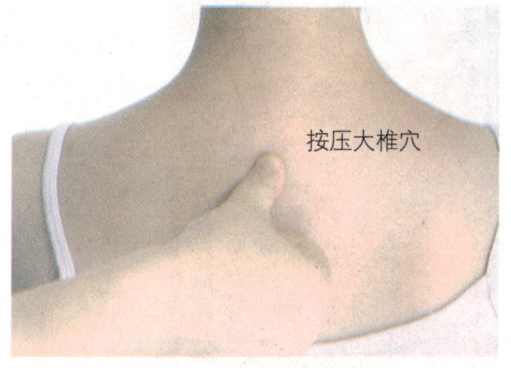
按压大椎穴

❸ 端坐，用按摩棒重力点按一侧的太溪穴，至穴位处感觉酸胀或胀痛为宜，左右脚交替进行。

❹ 被按摩者端坐，按摩者一手支撑被按摩者的背部，另一手拇指指腹重力按压其大椎穴，至穴位处感觉酸胀为宜。

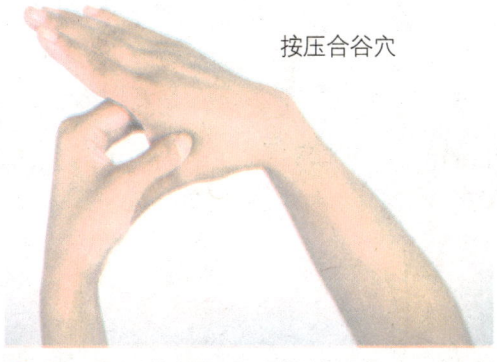
按压合谷穴

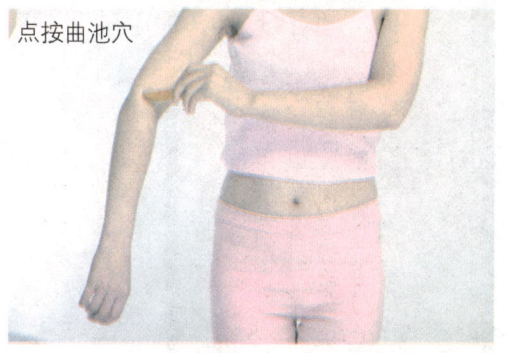
点按曲池穴

❺ 用一只手的拇指用力掐按合谷穴，其余四指托住手心，按摩至局部感觉胀痛为宜。

❻ 一手手持按摩棒，重力点按另一只手的曲池穴，至局部感觉胀痛为宜。左右手交替进行。

痤疮

【典型症状】

毛孔中有小黑点

手挤出黄白色脂栓

面部有脓包、结节、疤痕

炎症明显，有触痛

【穴位按摩功效】

痤疮又名青春痘或粉刺，多因毛囊及皮脂腺阻塞、发炎所致，多发于青春期，以脸部居多。日常生活中除了使用祛痘的化妆品，还可以通过按摩手段来改善皮肤状况。一般情况下，可以按摩合谷、神门、大陵穴，并结合面部按摩，来加速血液循环，促进新陈代谢，帮助肌肤排出毒素，还皮肤一片干净。胃肠功能失调引起的痤疮则可加按曲池、肩髃穴，内分泌失调引起的痤疮则要加按大椎、复溜、列缺等穴。

【特效穴位】

合谷穴：在手背的第1、2掌骨间，于第2掌骨桡侧的中点处。

列缺穴：在前臂桡侧缘，桡骨茎突上方，腕横纹上1.5寸，肱桡肌与拇长展肌腱之间。左右两手虎口交叉，一手示指压在另一手的桡骨茎突上，示指尖到达之处即是。

大椎穴：在背部的后正中线上，第7颈椎棘突下的凹陷处。端坐，先找到颈背交界处的最高点，其下缘凹陷处即是。

神门穴：在手腕上，腕掌侧远端横纹尺侧端，尺侧腕屈肌腱的桡侧缘。仰掌，在腕骨后缘，尺侧腕屈肌的桡侧，掌后第1横纹处。

曲池穴：位于人体肘部桡侧，弯曲前臂时在肘横纹桡侧止点处即是。

复溜穴：在小腿内侧，跟腱的前方，太溪直上2寸。端坐，取太溪穴，再向上量约2横指。

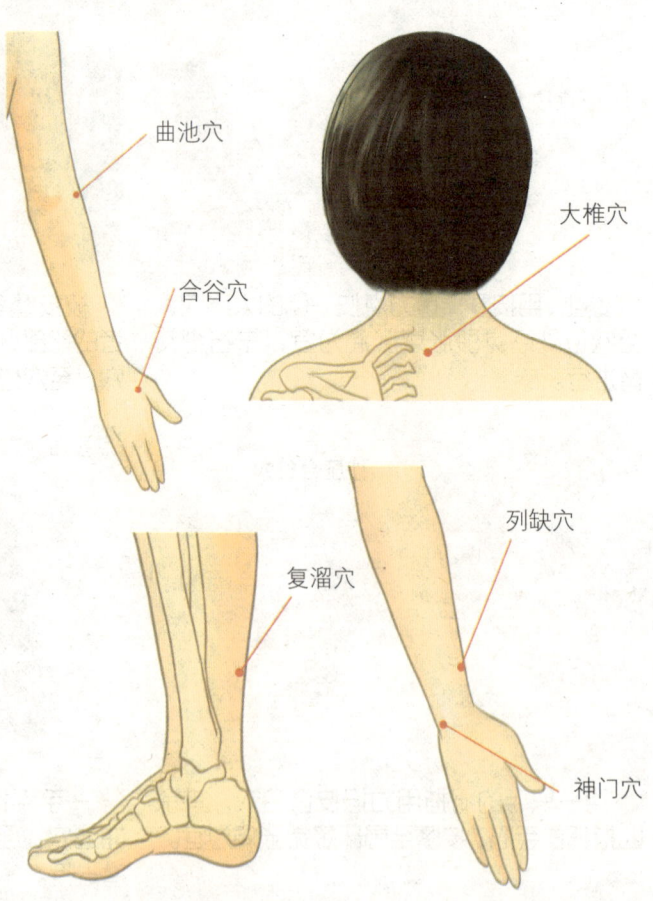

【按摩手法】

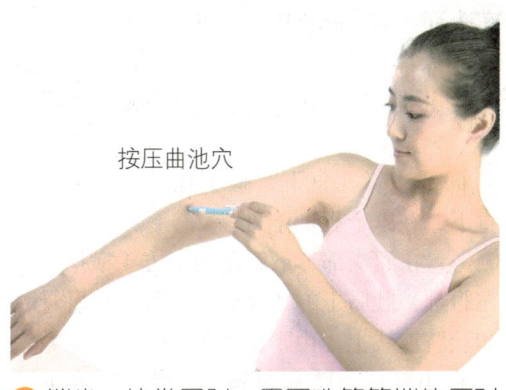

按压曲池穴

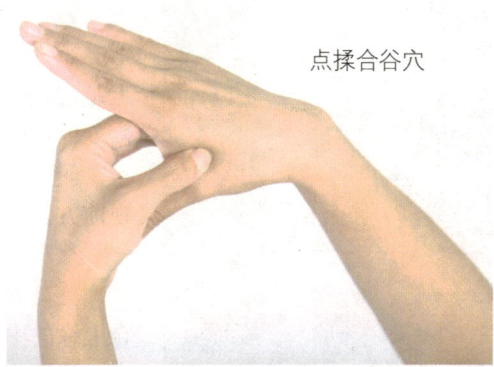

点揉合谷穴

❶ 端坐,伸掌屈肘,用圆珠笔笔端按压对侧的曲池穴,力度要稍重些,至局部产生酸胀感为宜,两手交替按揉。

❷ 一手拇指指腹点揉对侧的合谷穴,力度适中,至穴位处产生酸胀感为宜,左右手交替按摩。

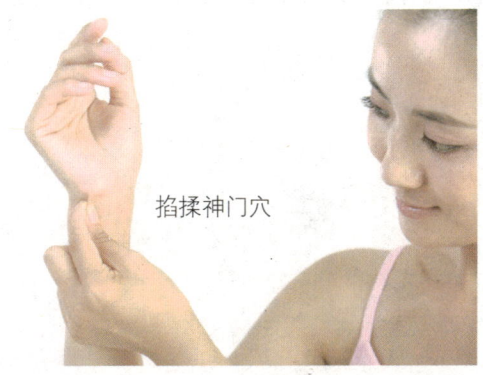

掐揉神门穴

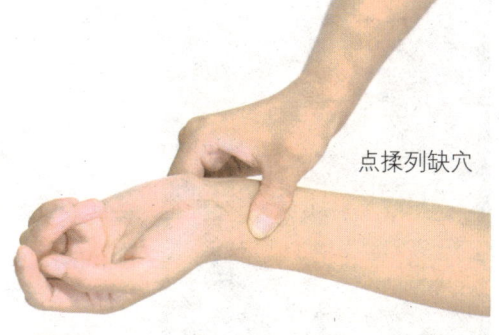

点揉列缺穴

❸ 一手拇指与示指相对用力,有节奏地掐揉对侧的神门穴,至穴位处产生胀痛感为宜,左右手交替按摩。

❹ 一手拇指指腹点揉对侧的列缺穴,力度稍重,至穴位处产生酸胀感为宜,左右手交替按摩。

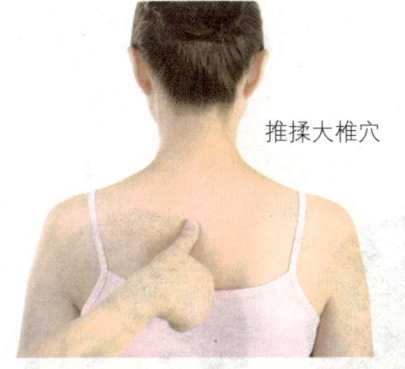

推揉大椎穴

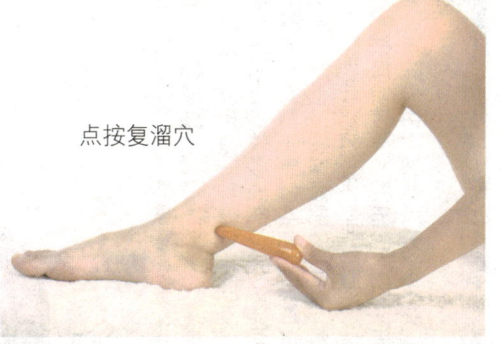

点按复溜穴

❺ 被按摩者端坐,按摩者用拇指指腹用力推揉被按摩者的大椎穴,至局部皮肤发热发红为宜。

❻ 端坐,用按摩棒点按一侧的复溜穴,至穴位处感觉酸胀为宜,左右脚交替按摩。

脂溢性皮炎

[典型症状]
- 表皮呈黄红色斑点、斑片或丘疹
- 皮疹好发于皮脂腺丰富部位
- 皮肤瘙痒
- 严重者有渗液

【特效穴位】

百会穴：在头部，前发际正中直上5寸。

风池穴：位于人体后颈部，在胸锁乳突肌与斜方肌上端之间凹陷处。正坐时，后头骨下，两条大筋外缘陷窝处即可取穴。

四白穴：在面部，瞳孔直下，眶下孔处。端坐，直视前方，瞳孔直下，在眶下孔凹陷处。

颊车穴：侧坐，在面颊部，下颌角前上方1横指处。

关元穴：在腹部，肚脐下方3寸处。仰卧，在耻骨联合上缘的中点和肚脐连线上，由下至上的2/5处。

阴陵泉穴：在小腿部，膝部内侧，胫骨内侧髁下缘与胫骨内侧缘之间的凹陷中。

三阴交穴：在小腿内侧，内踝尖上3寸，胫骨内侧后缘处。侧坐，在内踝尖直上4横指，在胫骨内侧后缘处。

【穴位按摩功效】

脂溢性皮炎是一种慢性皮肤炎症性病症，好发于皮脂溢出较多的部位。按摩头部的百会、风池等穴，有利于缓解头部脂溢性皮炎，抑制头皮屑的产生；按摩面部的四白、颊车、阳白等穴，可美容养颜，缓解面部脂溢性皮炎症状。另外，按摩阴陵泉、关元、三阴交等穴，有利于促进新陈代谢，调节内分泌系统，改善皮肤状况。

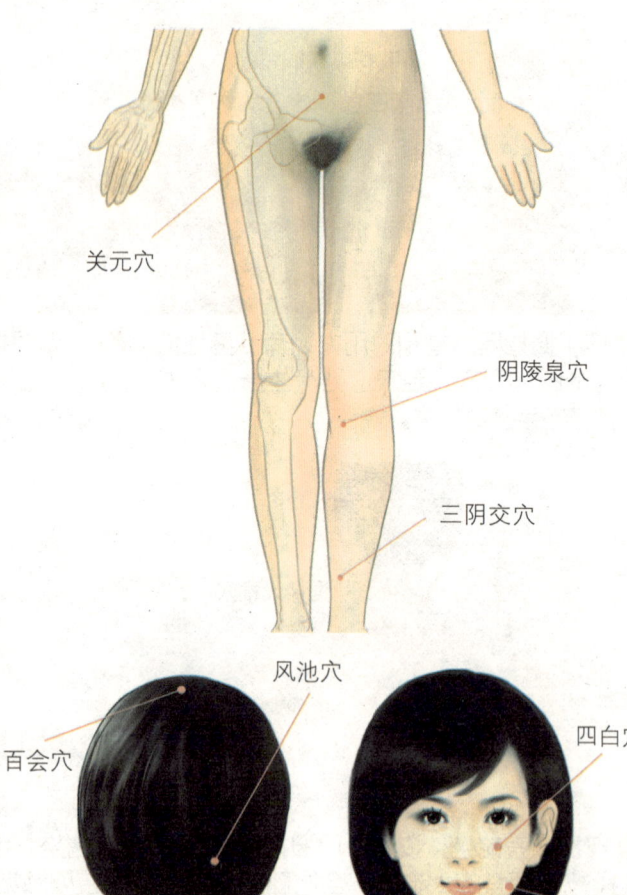

【按摩手法】

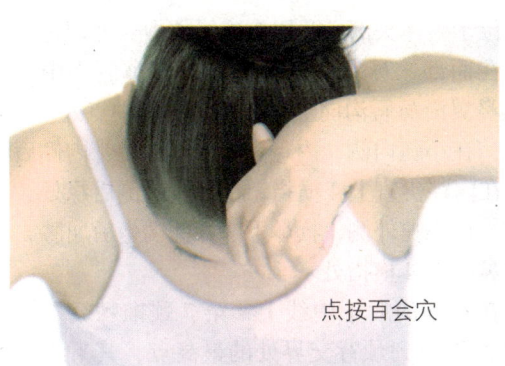

点按百会穴

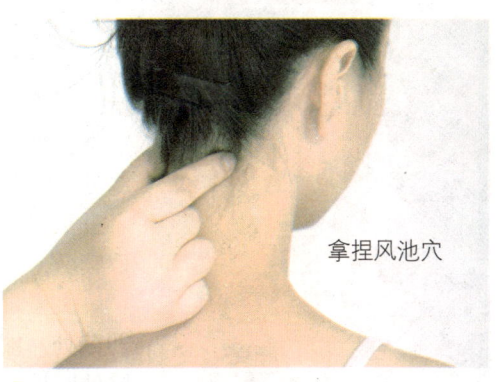

拿捏风池穴

❶ 端坐，用拇指指端点按百会穴，用力稍重些，至穴位处感觉酸胀为宜。

❷ 被按摩者端坐，按摩者用一手示指与拇指相对用力，拿捏被按摩者的风池穴，用力稍重些，至穴位处产生酸胀和胀痛感为宜。

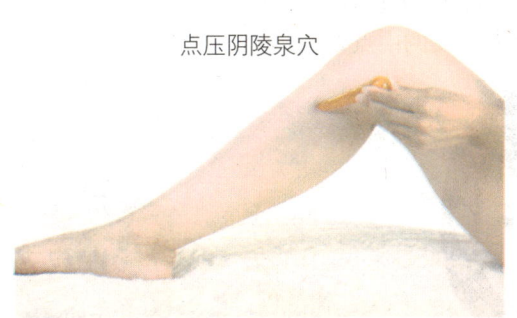

点压阴陵泉穴

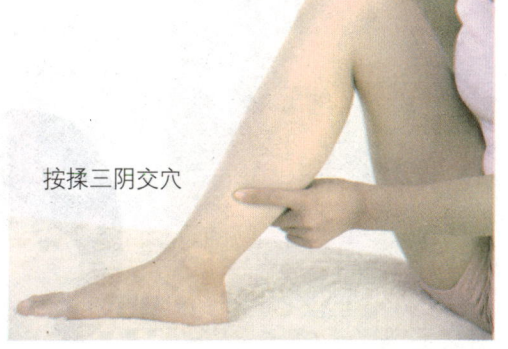

按揉三阴交穴

❸ 端坐，用按摩棒点压一侧的阴陵泉穴，至穴位处感觉胀痛为宜，左右腿交替进行，反复操作。

❹ 端坐，一手的示指置于对侧的三阴交穴上，用力按揉，至穴位处产生酸胀感为宜，左右腿交替按摩。

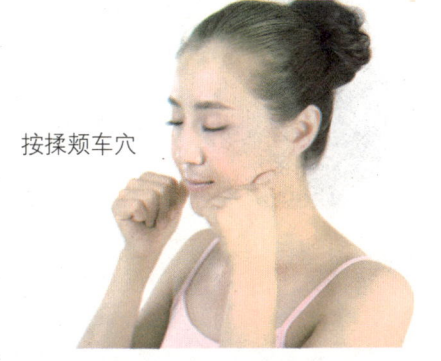

按揉颊车穴

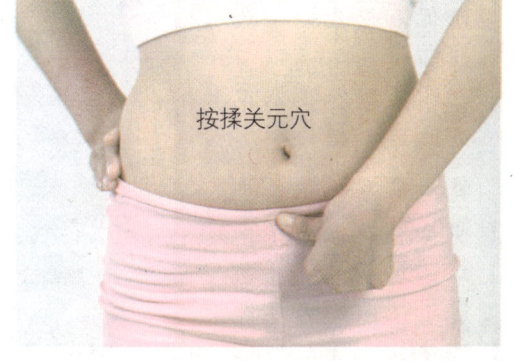

按揉关元穴

❺ 端坐，拇指之外的其余四指并拢，并用拇指按顺时针方向轻轻按揉颊车穴，至穴位处温热为宜。

❻ 站立或仰卧，用拇指指腹用力按揉关元穴，至局部产生温热感为宜。

酒糟鼻

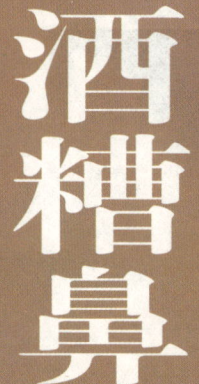

【典型症状】
- 鼻部及其周围皮肤潮红
- 皮肤油脂分泌旺盛
- 红色丘疹、脓包逐渐出现
- 鼻头肥大

【穴位按摩功效】

酒糟鼻又名玫瑰痤疮，为一种集中于面部的慢性皮肤炎症，多见于30岁以上的中年女性。该病症主要与饮食习惯、内分泌功能障碍、情绪和精神因素有关，故按摩治疗上也要着重这几个方面的调节。取大椎穴，有利于稳定情绪、放松心情；取迎香、印堂穴，有利于调节内分泌失调，帮助皮肤恢复内平衡；取膈俞、肺俞穴，可清肺热、养胃健脾，从而促进消化、改善酒糟鼻；取足三里、三阴交穴，有利于活血化瘀，促进新陈代谢，改善肌肤问题。

【特效穴位】

印堂穴：位于人体头部，两眉头连线的中点处即是。

迎香穴：在面部，鼻翼的外缘中点旁，鼻唇沟中。端坐，手指从鼻翼沿鼻唇沟向上推，在鼻唇沟中点处。

三阴交穴：在小腿内侧，内踝尖上3寸，胫骨内侧后缘处。侧坐，在内踝尖直上4横指，在胫骨内侧后缘处。

足三里穴：在小腿外侧，犊鼻下3寸。端坐后屈膝，取犊鼻，在犊鼻向下4横指处。

大椎穴：在背部的后正中线上，第7颈椎棘突下的凹陷处。端坐，先找到颈背交界处的最高点，其下缘凹陷处即是。

膈俞穴：在背部，第7胸椎棘突下，后正中线旁开1.5寸。端坐，在第7胸椎处引一垂线，再于肩胛骨内侧缘引一垂线，两垂线之间距离的中点处即是。

肺俞穴：在背部，第3胸椎棘突下，后正中线旁开1.5寸。端坐，在第3胸椎上引一垂线，再从肩胛骨内侧缘引一垂线，在两垂线的中点处。

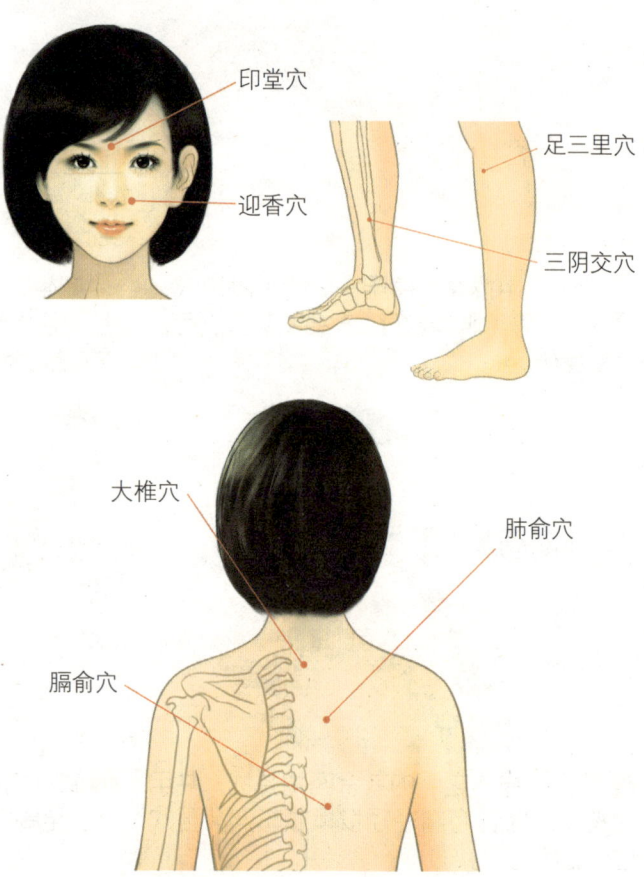

【按摩手法】

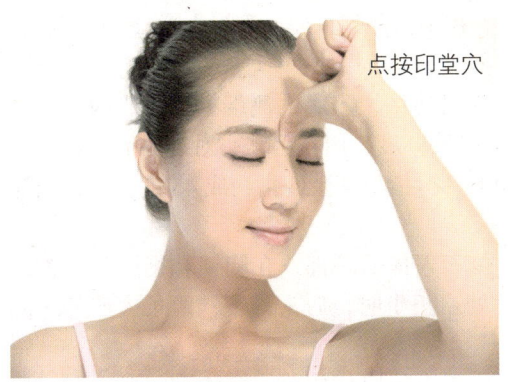

点按印堂穴

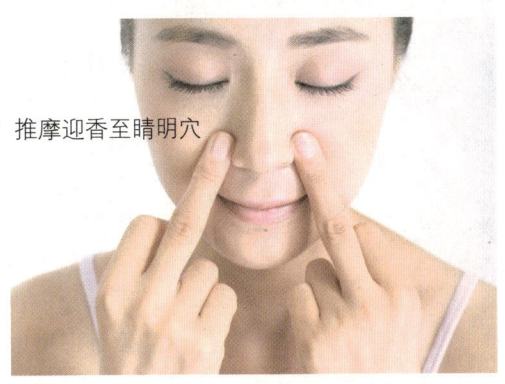

推摩迎香至睛明穴

① 端坐,用拇指指端点按印堂穴,用力稍重些,至穴位处感觉酸胀为宜。

② 端坐,用双手中指指腹同时按揉鼻部两侧的迎香穴,并向上推摩至睛明穴,至局部皮肤温热为宜。

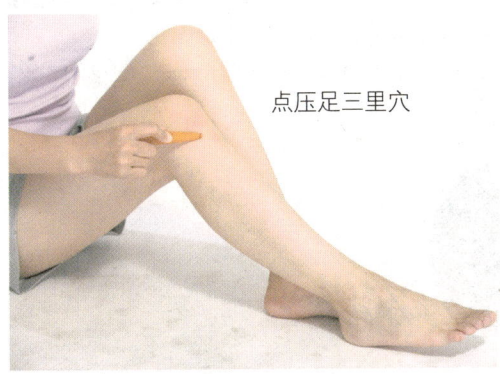

点压足三里穴

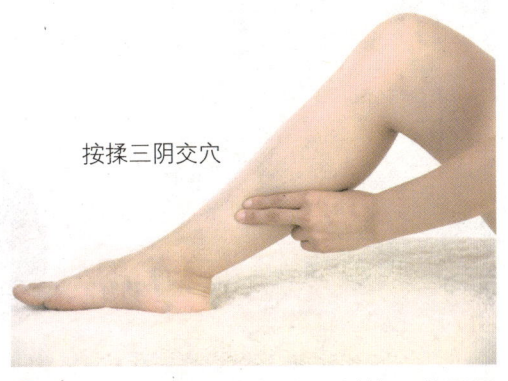

按揉三阴交穴

③ 端坐,用按摩棒点压一侧的足三里穴,至穴位处感觉胀痛为宜,左右腿交替进行,反复操作。

④ 端坐,双手的示指与中指并拢,分别置于同侧的三阴交穴上,并用力按揉,至穴位处产生酸胀感为宜。

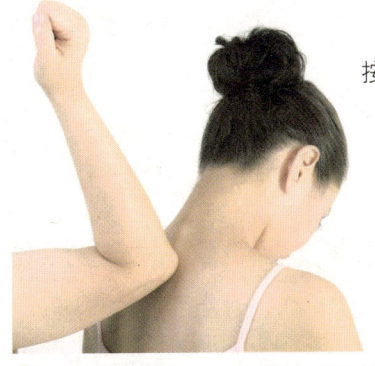

按压大椎穴

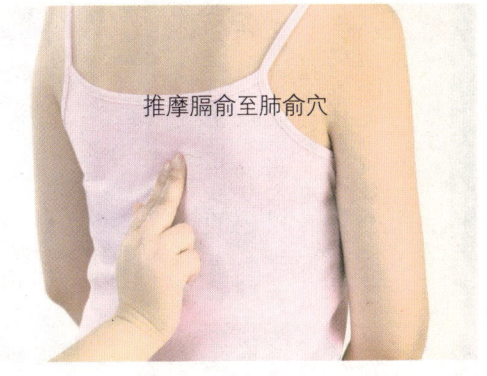

推摩膈俞至肺俞穴

⑤ 被按摩者端坐,按摩者用肘关节重力按压被按摩者的大椎穴,并按顺时针方向轻轻按揉,至穴位处产生酸胀感为宜。

⑥ 被按摩者端坐,按摩者的示指与中指并拢,用力按揉被按摩者的膈俞穴,并推摩至肺俞穴,至局部温热为宜。

荨麻疹

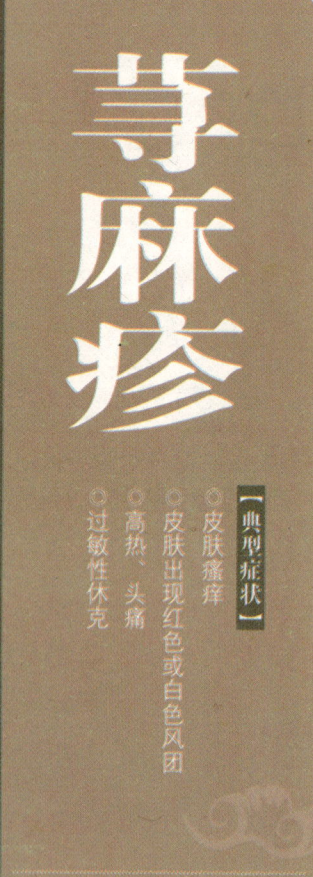

【典型症状】
- 皮肤瘙痒
- 皮肤出现红色或白色风团
- 高热、头痛
- 过敏性休克

【穴位按摩功效】

荨麻疹是血管反应性过敏性皮肤病，表现为皮肤黏膜小血管扩张及渗透性增强，以致引发皮肤局部水肿。按摩血海、足三里穴可调经统血，膈俞与曲池、血海穴的搭配按摩，促进皮肤新陈代谢，改善皮肤瘙痒，荨麻疹均有良好的改善作用，百虫窝穴是辅助治疗皮肤病症的大穴，日常生活中可经常按摩此穴，但力度不宜过大，以免造成皮肤损伤。

【特效穴位】

足三里穴：在小腿外侧，犊鼻下3寸。端坐后屈膝，取犊鼻，在犊鼻向下4横指处。

血海穴：在股前区，髌底内侧端上2寸股内侧肌隆起处。侧坐后屈膝90度，用左手掌心对准右髌骨中央，手掌置于膝盖上，拇指与其余四指约成45度，在拇指端所指处。

风池穴：位于人体后颈部，在胸锁乳突肌与斜方肌上端之间凹陷处。正坐时，后头骨下，两条大筋外缘陷窝处即可取穴。

曲池穴：位于人体肘部桡侧，弯曲前臂时在肘横纹桡侧止点处即是。

膈俞穴：在背部，第7胸椎棘突下，后正中线旁开1.5寸。端坐，在第7胸椎处引一垂线，再于肩胛骨内侧缘引一垂线，两垂线之间距离的中点处即是。

百虫窝穴：在股前区，髌底内侧端上3寸。侧坐，屈膝，在大腿内侧，血海向上量1横指。

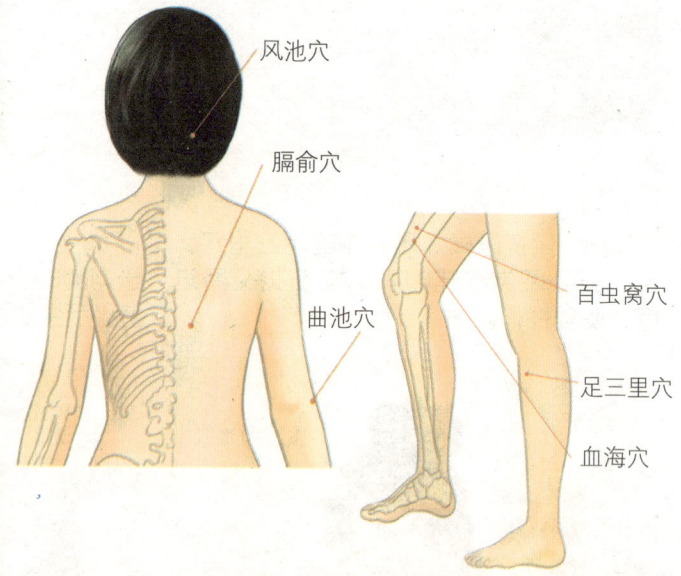

【辅助治疗】

荸荠薄荷饮：取荸荠200克，新鲜薄荷叶10克，白糖适量。将荸荠洗净、去皮，搅拌出汁；薄荷叶加入白糖后捣烂，再加入荸荠汁和适量的水，拌匀即可。荸荠和薄荷均可凉血、祛风、活血，有利于改善因血热引起的荨麻疹症状，对皮肤病有很好的缓解作用。

【按摩手法】

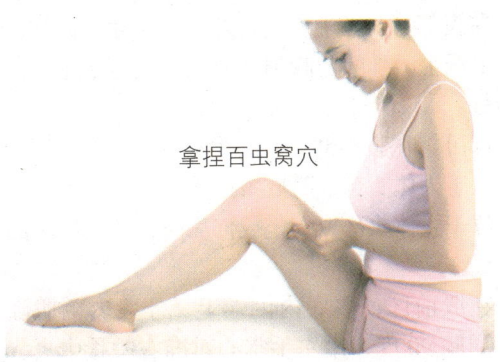
拿捏百虫窝穴

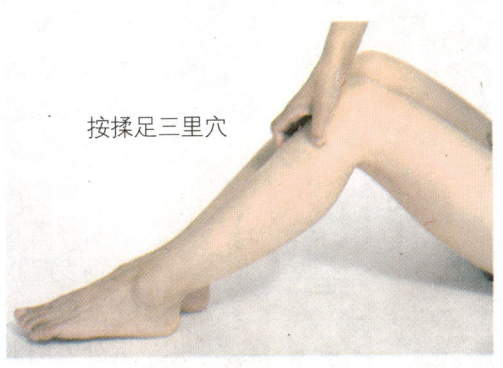
按揉足三里穴

❶取坐位,用拇指与示指、中指相对用力,拿捏百虫窝穴,至局部皮肤产生酸胀感为宜,左右腿交替进行。

❷取坐位,用拇指指腹轻轻地按揉足三里穴,至穴位处产生酸胀感为宜,左右腿交替进行。

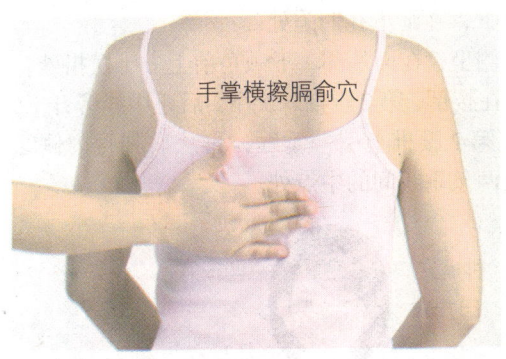
手掌横擦膈俞穴

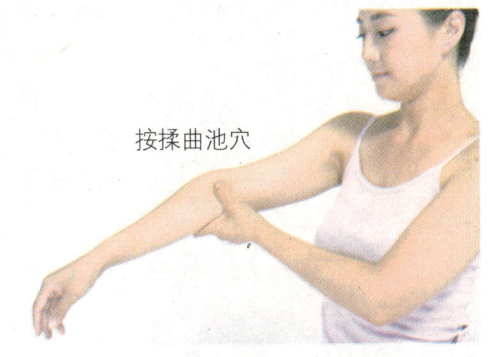
按揉曲池穴

❸被按摩者取坐位或俯卧位,按摩者用手掌掌心左右横擦被按摩者的膈俞穴,并用双手拇指指腹同时按揉其两侧的膈俞穴,至局部穴位发热即可。

❹端坐,用拇指指腹按揉一侧的曲池穴,至穴位处感觉酸胀为宜,左右手交替按摩。

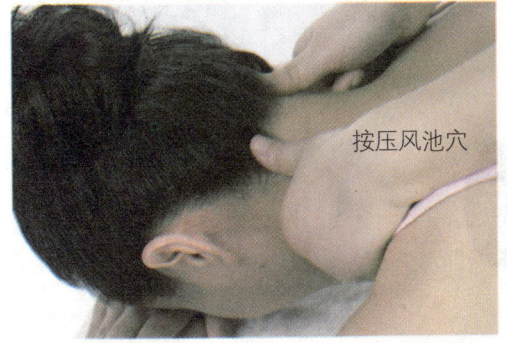
按压风池穴

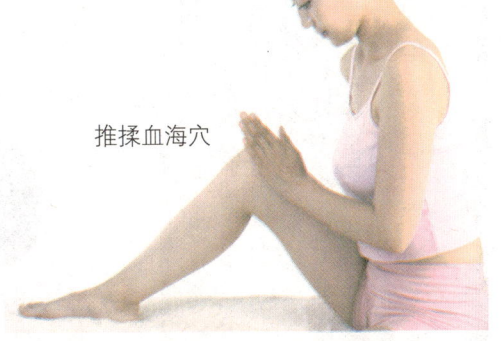
推揉血海穴

❺被按摩者俯卧,按摩者用拇指指腹按压被按摩者的风池穴,再先顺时针后逆时针方向分别按揉其风池穴1分钟,至头部产生酸胀感为宜。

❻端坐,用按摩器或者手掌推揉血海穴,用力由轻渐重,至穴位处产生酸胀感为宜,左右腿交替进行。

黄褐斑

【典型症状】
- 皮肤现淡褐色、黄褐色或黑色斑点
- 由点逐渐成片，多为对称分布
- 斑点边界较清晰

【特效穴位】

上脘穴：在腹部，前正中线上，肚脐上5寸。仰卧，在腹部，前正中线上，神阙与胸剑结合点连线的中点处，向上量1横指处。

神阙穴：仰卧，在腹中部，肚脐中央处。

印堂穴：位于人体头部，两眉头连线的中点处即是。

神庭穴：位于人体头部，正坐或仰靠时，在头部中部入前发际0.5寸处。

血海穴：在股前区，髌底内侧端上2寸股内侧肌隆起处。侧坐后屈膝90度，用左手掌心对准右髌骨中央，手掌置于膝盖上，拇指与其余四指约成45度，在拇指端所指处。

四白穴：在面部，瞳孔直下，眶下孔处。端坐，直视前方，瞳孔直下，在眶下孔凹陷处。

颊车穴：侧坐，在面颊部，下颌角前上方1横指处。

肾俞穴：在腰部，第2腰椎棘突下，后正中线旁开1.5寸。端坐，在第2腰椎上引一垂线，再从肩胛骨内侧缘引一垂线，在两条垂线间的中点处。

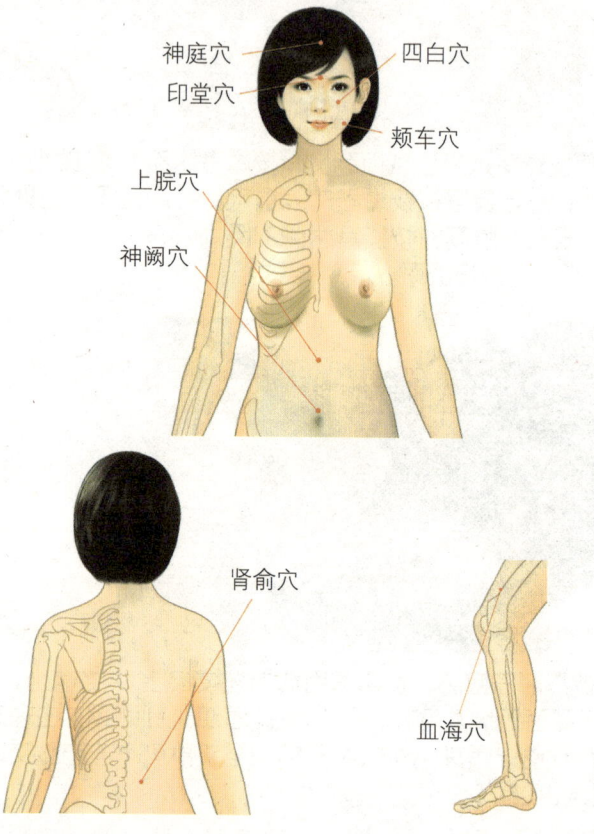

【穴位按摩功效】

黄褐斑又名肝斑，表现为面部色素沉淀，女性居多。该病变主要由内分泌失调、精神压力过大、体内缺乏维生素等因素引起。通过按揉腹部穴位，如神阙、上脘、气海、关元等，可促进新陈代谢，恢复肌肤的生机；按摩面部穴位，如印堂、四白、神庭、颊车等，可促进面部血液循环，恢复肌肤弹性，改善肤质，淡化黄褐斑；按摩肾俞，并配合血海分泌，放松心情，从而改善皮肤问题，可调节内分泌。

【按摩手法】

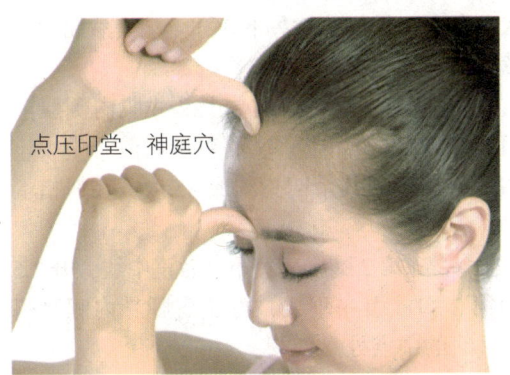
点压印堂、神庭穴

❶ 端坐，用拇指指端用力点压印堂、神庭等穴，至穴位处产生酸胀感为宜。

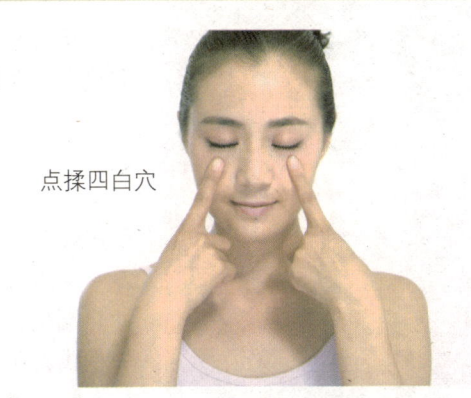
点揉四白穴

❷ 端坐，以双手示指指腹点揉四白穴，并做环状揉动，用力轻柔，至局部产生酸胀感为宜。

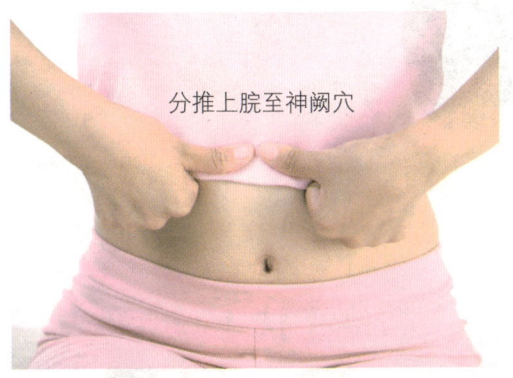
分推上脘至神阙穴

❸ 用两手大拇指指腹从上脘穴向下分推，一直分推至神阙穴，用力适中，至局部产生温热感为宜。

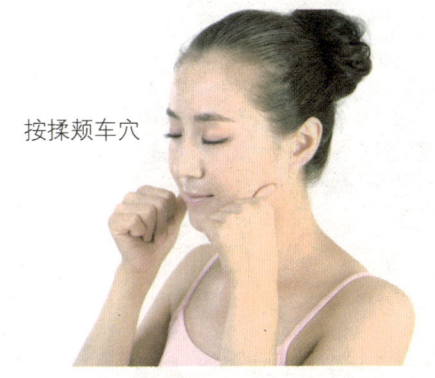
按揉颊车穴

❹ 双手拇指指腹置于两侧的颊车穴上，并同时按顺时针方向按揉，至局部产生温热感为宜。

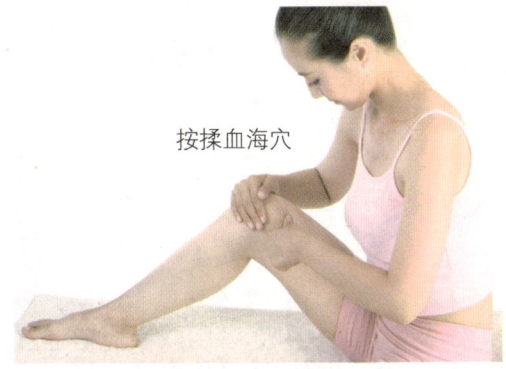
按揉血海穴

❺ 屈膝，一手扶住膝盖，另一手的拇指指腹按揉血海穴，至穴位处酸胀即可。

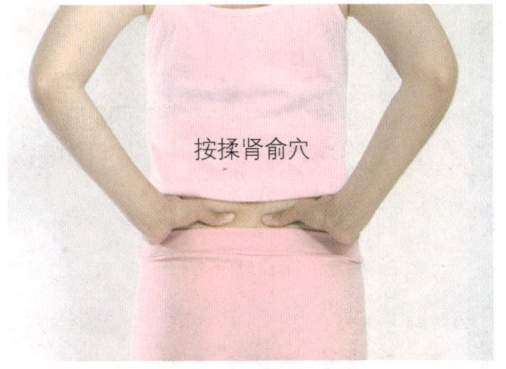
按揉肾俞穴

❻ 将两手拇指指腹分别置于两侧的肾俞穴上，并同时按揉，用力轻柔，至局部产生酸胀感为宜。

白癜风

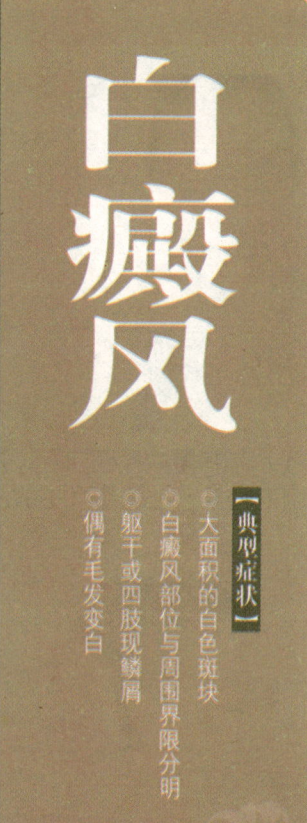

【典型症状】
- 大面积的色素斑块
- 白癜风部位与周围界限分明
- 躯干或四肢现鳞屑
- 偶有毛发变白

【特效穴位】

足三里穴：在小腿外侧，犊鼻下3寸。端坐后屈膝，取犊鼻，在犊鼻向下4横指处。

血海穴：在股前区，髌底内侧端上2寸股内侧肌隆起处。侧坐后屈膝90度，用左手掌心对准右髌骨中央，手掌置于膝盖上，拇指与其余四指约成45度，在拇指端所指处。

风门穴：在背部，第2胸椎棘突下，后正中线旁开1.5寸。端坐，由第2胸椎引一垂线，再从肩胛骨内侧缘引一垂线，在两垂线的中点处。

阴包穴：在大腿内侧，股骨内上髁上4寸，股内肌与缝匠肌之间。

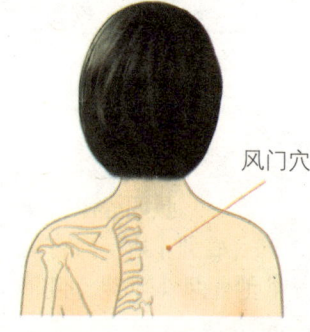
风门穴

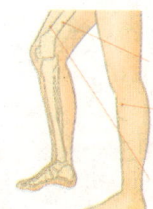
阴包穴
足三里穴
血海穴

【穴位按摩功效】

白癜风为常见的色素性皮肤病，因皮肤中的黑色素细胞减少甚至消失而形成白斑。通过穴位按摩，可以激发经络气血循环，调整人体功能，疏通微循环，缓解白癜风病症。其中，风门、肺俞、血海穴，有利于调和气血，恢复人体阴阳平衡，使脏腑恢复正常功能，改善皮肤病症。白癜风与情绪紧张有很大的关系，阴包穴隶属足厥阴肝经，按摩该穴可疏肝解郁排浊气，缓解情绪紧张。

【按摩手法】

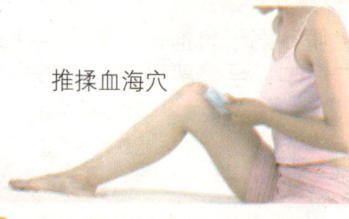
推揉血海穴

❶ 端坐，用刷子轻轻推揉血海穴，两侧穴位交替按摩，至局部发热、发红为宜。

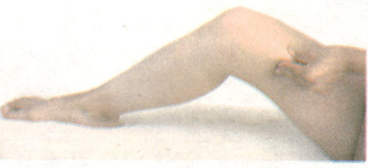
对捏阴包穴

❷ 端坐，用拇指、示指、中指指腹对捏腿上的阴包穴，至穴位处感觉酸胀为宜，左右穴位交替按摩。

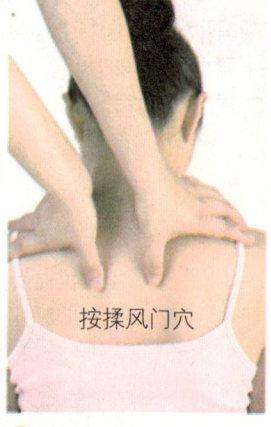
按揉风门穴

❸ 被按摩者端坐，按摩者用双手拇指指腹轻轻按揉被按摩者两侧的风门穴，并向下推摩至肺俞穴，至局部发热为宜。

第八章

迅速缓解骨肌疼痛

按摩对症治疗保健全书

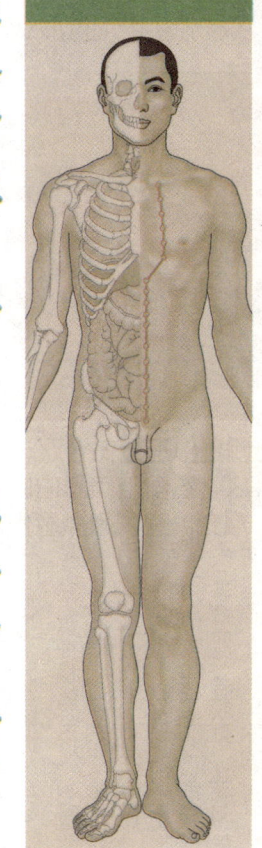

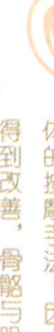

● 随着现代社会生活节奏的加快、老龄化阶段的到来，骨骼、肌肉疼痛的情况越来越普遍、越来越严重，占各种疼痛的首位。比如，办公久坐族多发颈椎病、肩周炎、腰椎间盘突出症；办公电脑族多见腕管综合征、腰肌劳损等；服务行业则多出小腿抽筋、踝关节扭伤等症。不同的人群易患不同的骨肌不适，此章就根据不同的临床病症，结合特效穴位，实行具体的按摩手法，因人而异并对症施治，让疼痛慢慢得到缓解，病症悄悄地得到改善，骨骼与肌肉逐渐恢复健康。

颈椎病

【典型症状】

头、颈、臂、手及前胸疼痛

头、颈转动受限

肢体麻木、软弱无力

严重者上臂肌肉萎缩

【特效穴位】

合谷穴：在手背的第1、2掌骨间，于第2掌骨桡侧的中点处。

大椎穴：在背部的后正中线上，第7颈椎棘突下的凹陷处。端坐，先找到颈背交界处的最高点，其下缘凹陷处即是。

风池穴：位于人体后颈部，在胸锁乳突肌与斜方肌上端之间凹陷处。正坐时，后头骨下，两条大筋外缘陷窝处即可取穴。

天鼎穴：在颈部外侧，胸锁乳突肌后缘，喉结旁，扶突与缺盆连线的中点。头微仰，在喉结旁开3寸，扶突向下1寸处。

天柱穴：在项部，斜方肌外缘，后发际正中旁开1.3寸。端坐，在后发际正中直上0.5寸，再旁开1.3寸处。

肩井穴：在肩部，前直乳中，在大椎与肩峰端连线的中点处。端坐，在肩部，大椎与肩峰端连线的中点，再向下直对乳头处。

风府穴：端坐，在颈后，后发际正中直上1寸处，枕外隆凸直下，两侧斜方肌之间凹陷中。

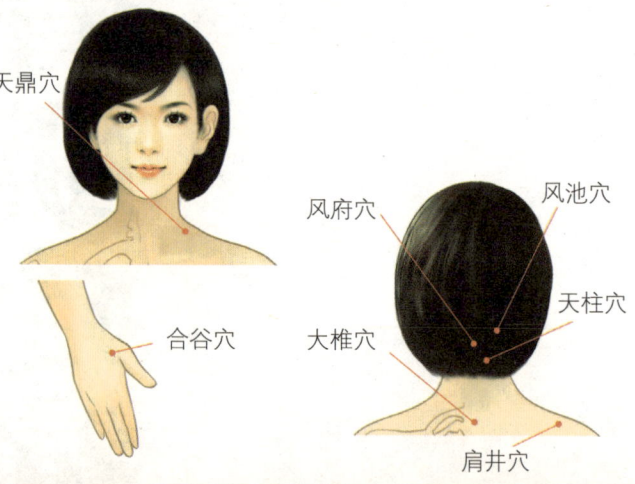

【穴位按摩功效】

颈椎病是关于颈椎椎体变形、变位的病症，包括颈椎骨关节炎、增生性颈椎炎、颈神经根综合征、颈椎间盘脱出症。按摩治疗以按揉大椎、风池、肩井、风府、天鼎、天柱穴为主，可疏通经络，调节气血，以预防颈椎病，使得颈椎康复。若上肢或手指麻木，则需加按曲池、合谷穴；若伴随恶心呕吐，就要加按太阳、百会、上星穴；胃俞穴；若眩晕、耳鸣，则需搭配内关、听宫、耳门等穴。

【辅助治疗】

头部动一动，颈椎更健康：1.双手固定颈后部，再前俯后仰头。2.双手叉腰，再左倾右斜头。3.双手将头部向上反复牵引、提拉。4.头部左右旋转各90度。5.双手交叉，双手掌置于脑后，手掌用力向前推头部，头部则用力向后顶。五个头部小动作一气呵成，使颈部得到充分锻炼，有利于预防和改善颈椎病，并可提神醒脑。

【按摩手法】

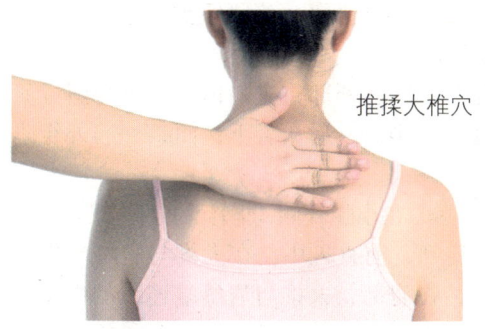

推揉大椎穴

❶ 被按摩者端坐，按摩者先将双手掌心相对快速搓热，再用掌心反复推揉被按摩者的大椎穴及其周围，力量不宜过大，以免擦伤皮肤，以局部皮肤发热为度。

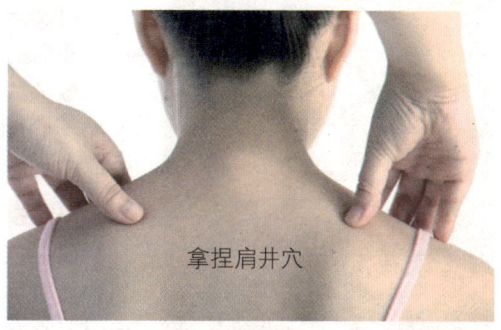

拿捏肩井穴

❷ 被按摩者端坐，按摩者的双手拇指指端同时按压被按摩者两侧的肩井穴，然后双手同时拿捏其两侧的肩井穴。拿捏要用力，保证拿起颈肩部的肌肉，而不是表皮。以局部皮肤发热为度。

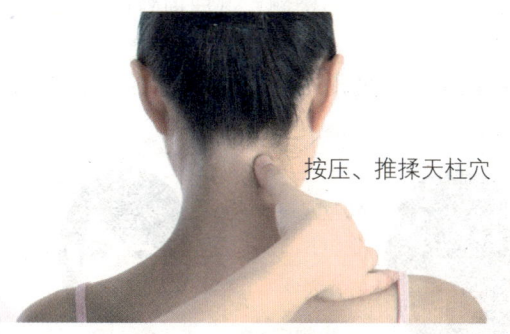

按压、推揉天柱穴

❸ 被按摩者端坐，按摩者以一手的大拇指按压被按摩者的天柱穴，其余四指支撑头部，并借助拇指的力量向上轻轻推揉天柱穴，至穴位处产生酸痛、胀麻感为宜。

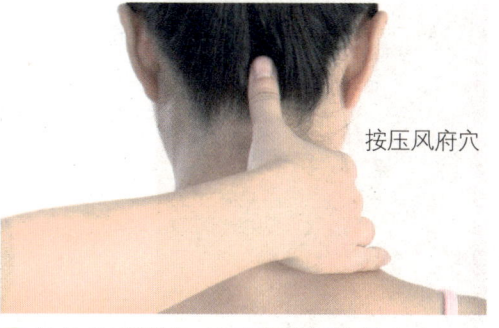

按压风府穴

❹ 被按摩者端坐，按摩者的拇指指尖向下，用指腹或指尖按压被按摩者的风府穴，至穴位处产生酸痛、胀麻感为宜。

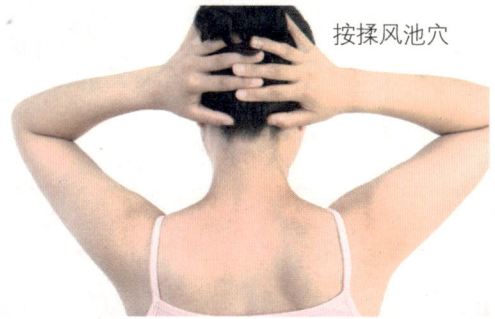

按揉风池穴

❺ 端坐，双手拇指分别置于两侧的风池穴上，其余四指置于头顶以助力，拇指则由轻渐重按揉风池穴，至穴位处感觉酸胀、麻木为宜。

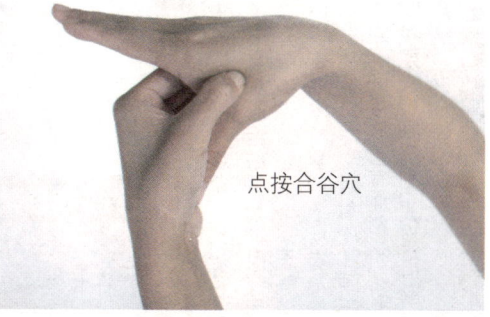

点按合谷穴

❻ 端坐，以拇指指端重力按压或点揉另一手的合谷穴，至穴位处感觉酸胀、胀痛为宜，左右手交替按摩。

肩周炎

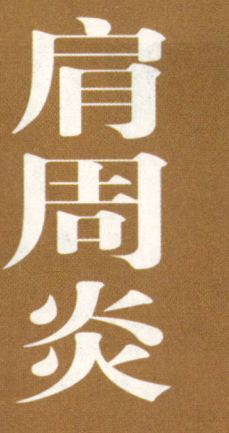

【典型症状】
- 肩关节隐痛
- 肩关节有束缚感
- 梳头、穿衣、洗脸、叉腰动作难以完成
- 失眠

【特效穴位】

肩髃穴：在肩部的三角肌上，当臂外展或向前平伸时，在肩峰前的下方凹陷处。

风池穴：位于人体后颈部，在胸锁乳突肌与斜方肌上端之间凹陷处。正坐时，后头骨下，两条大筋外缘陷窝处即可取穴。

阳陵泉穴：仰卧，在小腿外侧，腓骨头前下方凹陷处。

肩井穴：在肩部，前直乳中，在大椎与肩峰端连线的中点处。端坐，在肩部，大椎与肩峰端连线的中点，再向下直对乳头处。

天宗穴：在肩胛区，冈下窝中央凹陷处，与第4胸椎齐平，肩胛冈中点下缘处。

云门穴：在胸前壁之上，肩胛骨喙突的上方，锁骨下窝凹陷处，前正中线旁开6寸处。

曲池穴：位于人体肘部桡侧，弯曲前臂时在肘横纹桡侧止点处即是。

太冲穴：位于人体足背的第1、2跖骨结合部前方，摸到一凹陷处即是。

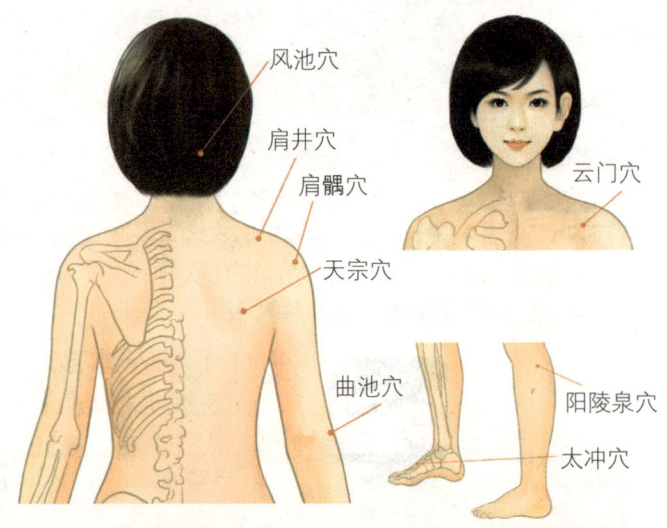

【穴位按摩功效】

肩周炎，顾名思义，也叫肩关节周围炎，主要因肩周肌肉、肌腱、滑囊和关节囊等软组织退行性改变而引发，多发于中老年人。天宗、云门穴可通经活络、理气消肿，对于因肩周炎引起的肩重肘臂重而不可举的症状有缓解功效；肩井穴可通利关节、疏散风热，对肩膀和颈部不适有显著疗效；经常刺激太冲穴，则可改善气血循环，缓解肩周不适，减轻疼痛感；按摩阳陵泉穴，则有利于促进肝气的顺畅流通，改善肩部的酸楚和疼痛。

【辅助治疗】

芍药甘草汁：取芍药30克，甘草10克，白糖适量。将甘草、芍药分别浸湿、切薄片，再放入砂锅内，加适量水，以中火煎煮半小时左右，滤渣取汁，加入白糖调味即可。趁热服用，每日1剂。本方中的甘草和芍药均有温补中阳、调和肝脾、止痛缓急之功效，特别适合急性肩周炎患者饮用。

【按摩手法】

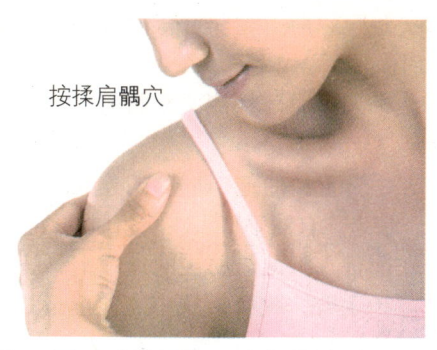

按揉肩髃穴

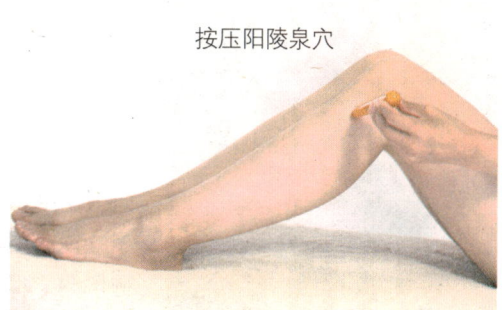

按压阳陵泉穴

❶ 端坐，用一手的拇指、中指指腹按揉对侧的肩髃穴，力度适中，至局部温热或酸麻为宜。

❷ 端坐，用钥匙或其他可用于点按的按摩工具重力按压阳陵泉穴，并进行顺时针或逆时针的按揉，至局部产生酸胀感为宜。

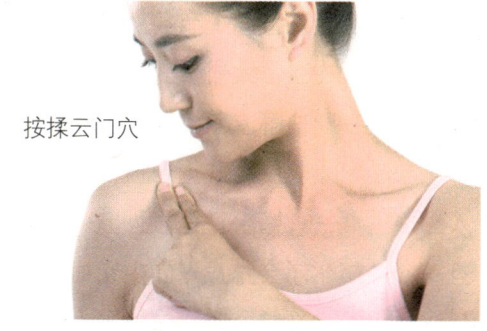

按揉云门穴

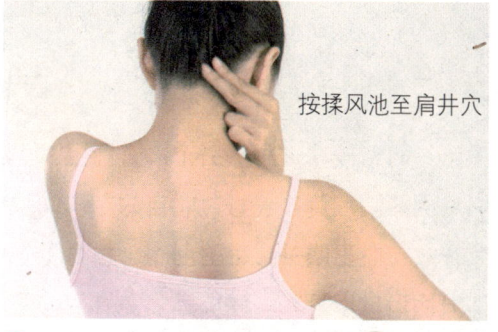

按揉风池至肩井穴

❸ 端坐，一手的示指、中指并拢，用指腹轻轻按揉对侧的云门穴，至局部产生酸胀感为宜。

❹ 端坐，将一手的示指、中指并拢，并置于对侧肩部上方，然后二指用力从风池穴按揉至肩井穴，反复按揉，逐渐加力，至局部产生酸胀痛感为宜。

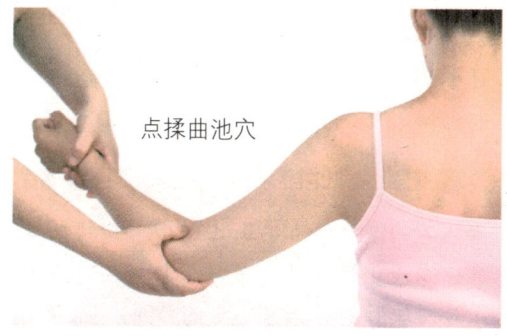

点揉曲池穴

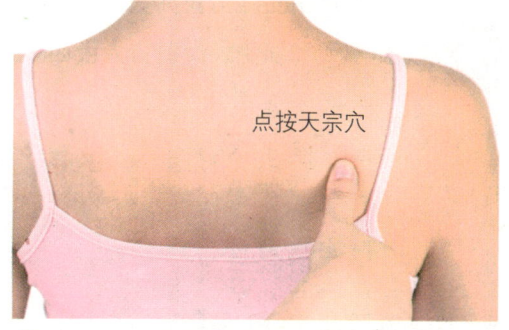

点按天宗穴

❺ 被按摩者端坐，按摩者一手托住被按摩者的腕部，另一手拇指指端点揉被按摩者的曲池穴；再以拇指和其余四指相对用力，拿揉其上臂至肩关节，至局部产生酸麻、胀痛感为宜。

❻ 端坐，按摩者用拇指指腹点按天宗穴，逐渐用力，至局部产生酸麻、胀痛感为宜，左右两侧交替进行。

网球肘

【典型症状】
- 肘部疼痛
- 腕和前臂旋转不利
- 手臂无力
- 局部肿胀、压痛明显

【特效穴位】

手三里穴：侧腕屈肘，在前臂背面桡侧，阳溪与曲池的连线上，肘横纹下2寸处。

曲池穴：位于人体肘部桡侧，弯曲前臂时在肘横纹桡侧止点处即是。

臂臑穴：在手臂上，曲池与肩髃的连线上，曲池穴向上7横指处。端坐，自然垂臂，在三角肌的终点处。

外关穴：在前臂，阳池与肘尖的连线上，腕背侧远端横纹上2寸。抬手臂，腕背横纹中点向上量2横指，与内关相对。

少海穴：在肘前区，与肘横纹齐平，于肱骨内上髁前缘处。屈肘、举臂、手抱头，在肘内侧横纹的尽头处。

肘髎穴：在臂外侧，屈肘，在曲池上方1寸，肱骨边缘处。

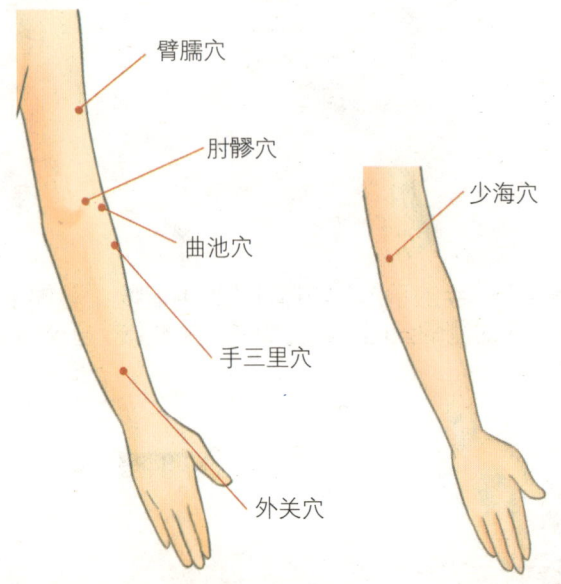

【穴位按摩功效】

网球肘又名肱骨外上髁炎，是肱骨外上髁部桡侧伸肌腱附着处的慢性劳损，多见于网球运动员和手工劳动者们。少海穴可疏通肩部和肘部的经脉，对肩部与肘部不适均有一定的疗效；肘髎穴可舒筋活络、通经止痛，是缓解肘部疼痛劳损的重穴位；臂臑穴可驱寒通经、理气止痛，对肩颈部、肘部等疼痛有一定的缓解功效；手三里和曲池穴是缓解上肢疲劳的要穴，可通经活络、清热理气，有利于改善手臂酸麻、手肘疼痛等症。

【辅助治疗】

日常小动作，防治网球肘。日常生活中，网球肘患者应注意多休息，少干重活，不吃辛辣食物，还可适当锻炼，以下动作对网球肘的防治有一定的效果。1.双手交叉放在胸前，掌心朝内。2.双手掌心朝外，向胸前推出，要保证双臂拉直并与身体垂直。3.双臂上举，双手置于头顶，掌心朝上，双臂伸展拉直。4.双臂伸直，双手分开，放松手腕，抖手。这样反复操作，可舒筋活血、促进组织的恢复。

【按摩手法】

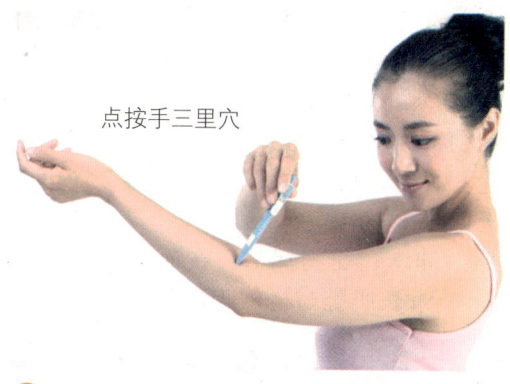

点按手三里穴

❶端坐,用圆珠笔笔端或一手示指指关节点按另一手的手三里穴,力度稍重些,至局部产生酸胀感为宜。

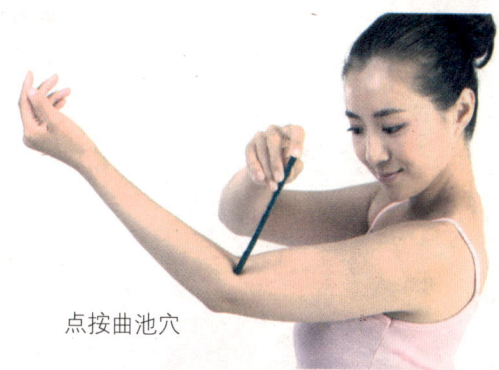

点按曲池穴

❷端坐,仰掌屈肘,一手用铅笔笔端点按另一手的曲池穴,用力稍重,至局部产生酸胀感为宜,左右手交替点按。

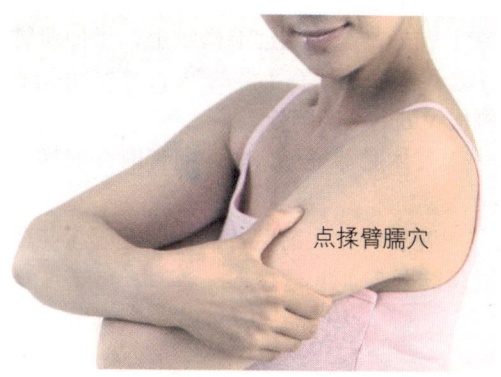

点揉臂臑穴

❸端坐,一手拇指指腹用力点揉另一手臂的臂臑穴,一紧一松有节奏地点揉,反复操作,至局部产生明显的酸胀感为宜。

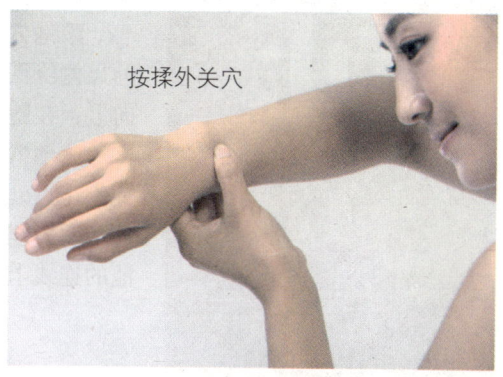

按揉外关穴

❹端坐,一手拇指指腹按揉另一手的外关穴,力度由轻渐重,至局部产生酸胀感为宜,左右手交替按揉。

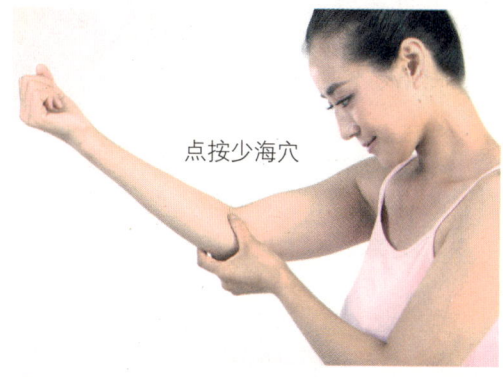

点按少海穴

❺端坐,用拇指指端点按一侧的少海穴,同时肘关节做屈伸运动,至局部温热为宜。

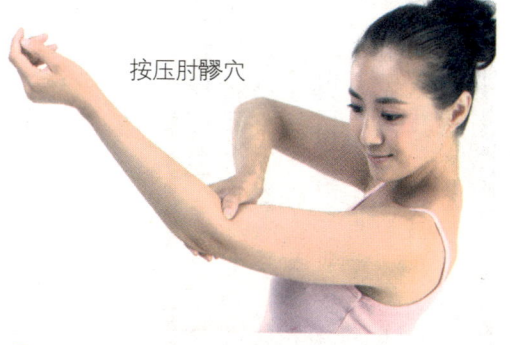

按压肘髎穴

❻端坐,用一手拇指指腹或指节用力向下按压肘髎穴,并按顺时针方向按揉,至局部酸胀、胀痛为宜。

腕管综合征

【典型症状】
- 腕部肿胀疼痛、酸痛无力
- 压迫腕掌侧症状加重
- 拇指、中指、示指麻、痛
- 鱼际肌肉萎缩，甚至瘫痪

【穴位按摩功效】

腕管综合征为一种腕关节病症，主要由腕关节外伤损伤或腕关节长期超负荷劳累而引起。养老穴可有效缓解手指及腕关节的红肿与疼痛；阳池穴能调经活血，对于手腕扭伤或手臂酸痛有一定的缓解作用，适用于腕关节扭伤；大陵穴通经脉，调气血，有利于缓解手臂或手腕的疼痛和酸麻感，阳溪穴则主要用于舒筋利节，可改善手臂酸麻、手腕酸痛等病症。

【特效穴位】

养老穴： 在前臂背面尺侧，尺骨小头近端桡侧凹陷中。端坐，掌心朝下，另一手指置于尺骨小头的最高点，掌心转向胸部，手指滑入的骨缝处即是。

外关穴： 在前臂，阳池与肘尖的连线上，腕背侧远端横纹上2寸。抬手臂，腕背横纹中点向上量2横指，与内关相对。

大陵穴： 伸肘仰掌，屈腕握拳，在前臂掌侧，腕掌侧远端横纹上，掌长肌腱与桡侧腕屈肌腱之间的凹陷处。

阳溪穴： 在手腕背侧的横纹桡侧，拇指上翘时，在拇短伸肌腱与拇长伸肌腱之间的凹陷处。

内劳宫穴： 在掌心，平第3掌指关节近端，第2、3掌骨之间偏于第3掌骨处。握拳，中指指尖处即是。

阳池穴： 在手腕处，腕背侧远端横纹上，指伸肌腱的尺侧缘凹陷中。手指微屈，在手背的第4、5掌指关节向上，在腕背侧横纹处的一凹陷处。

曲池穴： 位于人体肘部桡侧，弯曲前臂时在肘横纹桡侧止点处即是。

手三里穴： 侧腕屈肘，在前臂背面桡侧，阳溪与曲池的连线上，肘横纹下2寸处。

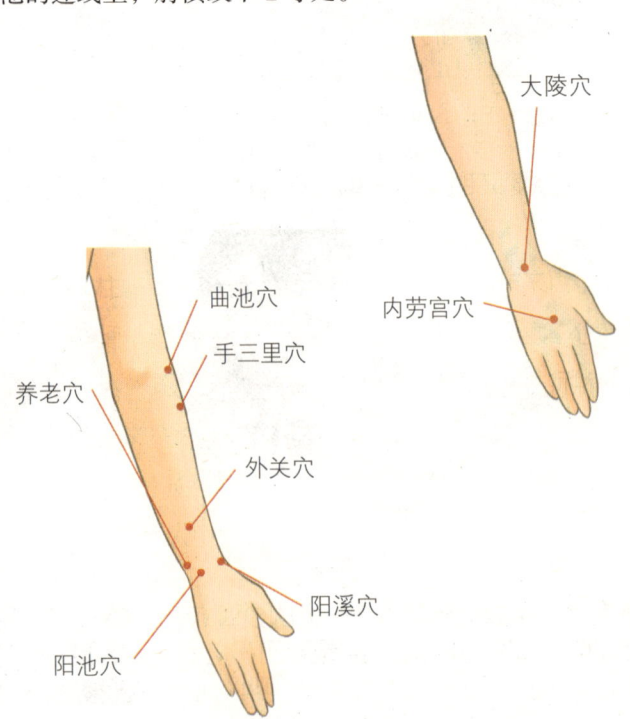

【按摩手法】

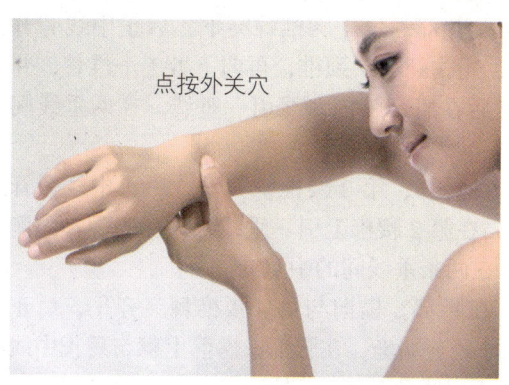

点按外关穴

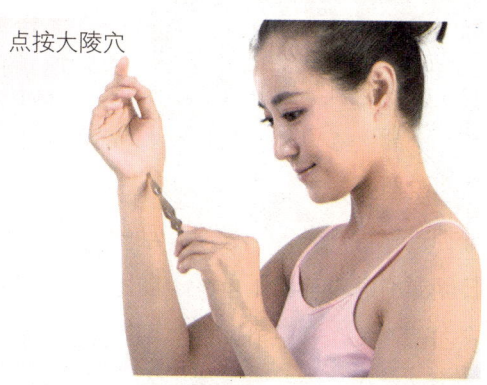

点按大陵穴

① 端坐,一手拇指指腹点按对侧的外关穴,力度适中,至局部产生酸胀感为宜,左右手交替点按。

② 端坐,一手持按摩棒,点按对侧的大陵穴,力度稍重些,至局部产生酸胀感为宜,左右手交替按摩。

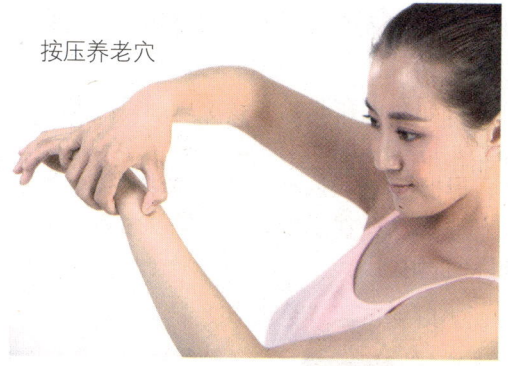

按压养老穴

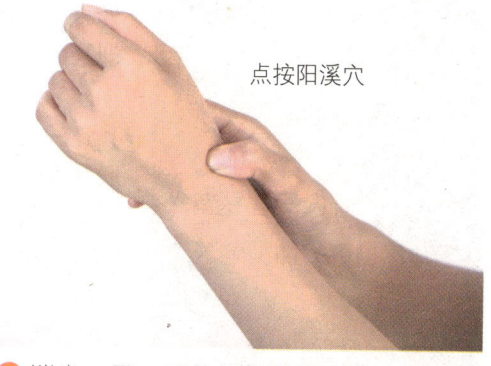

点按阳溪穴

③ 端坐,一手拇指指腹按压对侧的养老穴,力度不宜过大,至局部产生酸胀感为宜,左右手交替按摩。

④ 端坐,用一手的拇指指腹点按对侧手臂上的阳溪穴,力度适中,至局部有酸胀感为宜,左右手交替按摩。

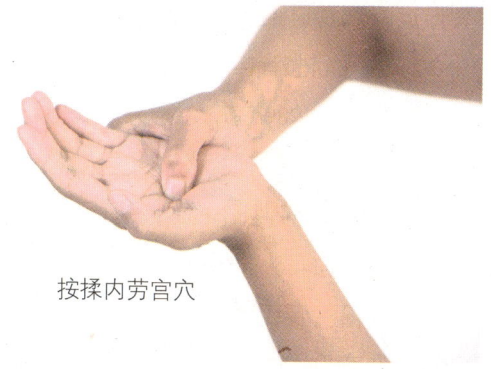

按揉内劳宫穴

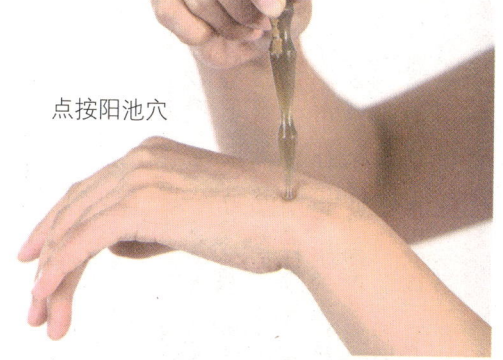

点按阳池穴

⑤ 端坐,一手拇指放在掌心,其余四指置于手背,用拇指指腹重力按揉被按摩者的内劳宫穴,以局部产生温热感为宜。

⑥ 端坐,用按摩棒重力点按阳池穴,至局部产生酸胀和酸麻感为宜。

腰椎间盘突出

【典型症状】
- 腰及腰骶部酸痛、僵硬
- 弯腰受限
- 下肢刺痛、麻木
- 下肢肌肉萎缩，甚至瘫痪

【穴位按摩功效】

腰椎间盘突出症包括腰和腿两个部位的痛症。由于腰椎间盘的某些部分，发生退行性改变，导致椎间盘纤维环破裂，髓核组织突出或脱出，使得它周围的组织受到压迫，从而引发一系列的病症。腰部的肾俞、腰眼、腰阳关穴等，可调经活血，促进腰部组织的恢复；而腿部的环跳、承山穴等，有利于减轻腿部疼痛、缓解下肢麻木等不适。

【特效穴位】

大杼穴：在背部，第1胸椎棘突下，后正中线旁开1.5寸。端坐，先找到第7颈椎，再向下数1个椎骨，并引一垂线，然后在肩胛骨内侧缘引一垂线，在两垂线间的中点处。

肾俞穴：在腰部，第2腰椎棘突下，后正中线旁开1.5寸。端坐，在第2腰椎上引一垂线，再从肩胛骨内侧缘引一垂线，在两条垂线间的中点处。

腰眼穴：在腰部，横向与第4腰椎棘突齐平，后正中线旁开3.5寸处。端坐，在腰部，髂前上棘与后正中线的交点处，后正中线旁开3.5寸处。

腰阳关穴：端坐，在腰部，后正中线上，第4腰椎棘突下的凹陷中。

承山穴：在小腿部，委中与昆仑之间。俯卧，下肢伸直，腓肠肌部会出现人字纹，在其下可触及一凹陷处即是此穴。

环跳穴：侧卧屈股，在股骨大转子最凸点与骶管裂孔连线的外1/3与中1/3交点处，若以拇指关节横纹按在股骨大转子上，拇指指向脊柱，此穴即在拇指尖处。

后溪穴：仰掌握拳，在手掌尺侧，第5掌指关节尺侧近端赤白肉际凹陷中。

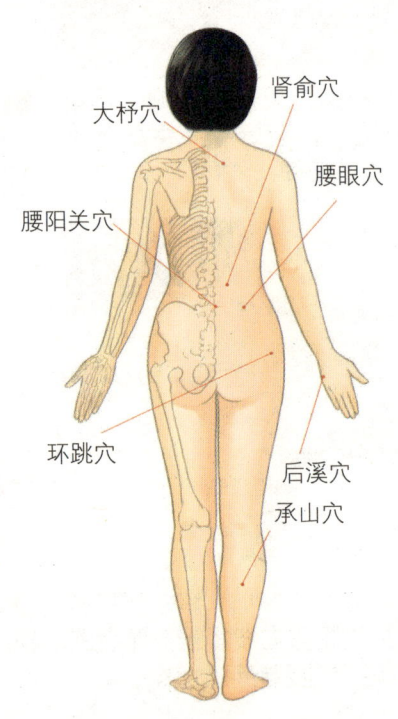

【按摩手法】

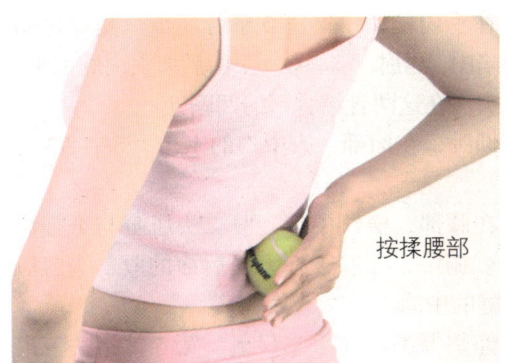
按揉腰部

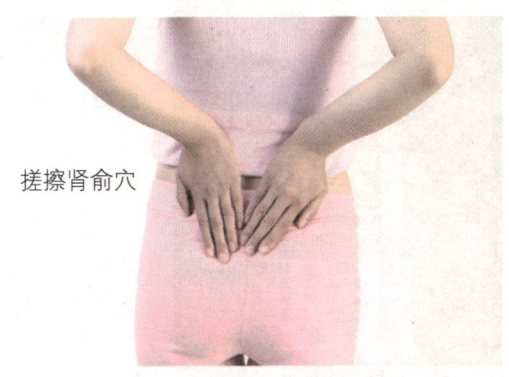
搓擦肾俞穴

❶ 手拿网球并置于腰椎上,手掌按压住网球,按顺时针方向按揉腰部,再重点按摩腰眼穴,反复操作3分钟,至局部皮肤发热为宜。

❷ 五指并拢,双手手掌快速摩擦至热,再以整个手掌紧贴于腰部两侧的肾俞穴,并上下快速地搓擦,至局部发热为宜。

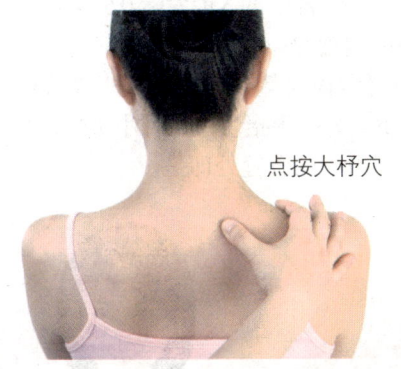
点按大杼穴

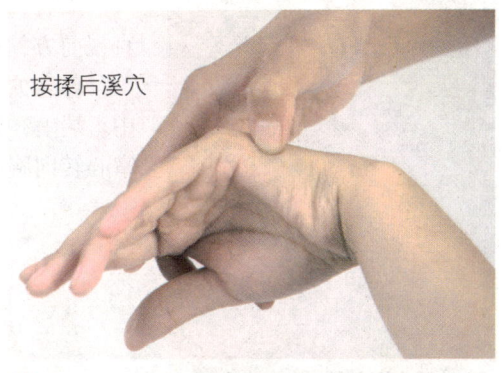
按揉后溪穴

❸ 被按摩者端坐,按摩者以拇指指腹点按被按摩者的大杼穴,逐渐施力,至局部产生酸胀感为宜。

❹ 端坐,用拇指指腹按揉后溪穴,力度适中,至局部产生酸胀感为宜。

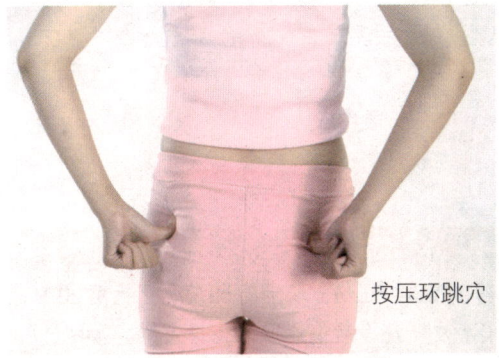
按压环跳穴

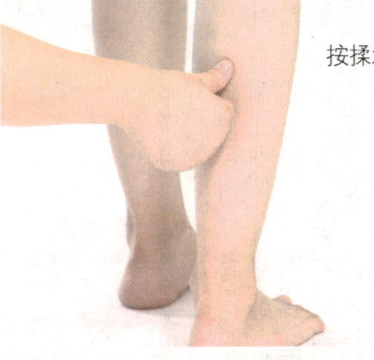
按揉承山穴

❺ 站立,用两手拇指分别置于臀部两侧的环跳穴上,两手拇指指腹逐渐加力,按压环跳穴,持续2分钟即可。

❻ 被按摩者站立,按摩者用拇指指腹按揉被按摩者的承山穴,先按顺时针方向再按逆时针方向,至穴位处感觉酸胀为宜。

急性腰扭伤

【典型症状】
- 腰部剧烈疼痛
- 腰部僵硬，甚至不能活动
- 损伤处压痛明显，肿胀
- 臀部或下肢反射性疼痛

【穴位按摩功效】
急性腰扭伤俗称闪腰，多是由姿势不正、用力过猛、超限活动及外力碰撞等造成腰部肌肉、筋膜、韧带等软组织受损。一般而言，急性扭伤时应卧床休息，并搭配按摩治疗。腕骨穴若是搭配人中穴，专治急性腰扭伤；委中穴则可疏通经脉、消肿止痛、活血化瘀，是缓解腰扭伤所引起的腰背酸痛症状的主要穴位。

【特效穴位】

腕骨穴：在手内侧，手掌第5掌骨底与三角骨之间的赤白肉际凹陷中。屈肘，掌心朝下，由后溪穴向腕部推，可摸到两块骨头，在这两骨结合部的凹陷处。

人中穴：仰卧，在面部，人中沟的上1/3与中2/3交界处。

委中穴：在膝部，横纹中点，股二头肌腱与半腱肌肌腱的中间处。俯卧，屈膝，在大腿后面的股二头肌肌腱和半腱肌肌腱的中间。

后溪穴：仰掌握拳，在手掌尺侧，第5掌指关节尺侧近端赤白肉际凹陷中。

腰眼穴：在腰部，横向与第4腰椎棘突齐平，后正中线旁开3.5寸处。端坐，在腰部，髂前上棘与后正中线的交点处，后正中线旁开3.5寸处。

攒竹穴：在头部，头部中部入前发际0.5寸处。端坐，直视前方，在眉毛内侧端的一隆起处。

养老穴：在前臂背面尺侧，尺骨小头近端桡侧凹陷中。端坐，掌心朝下，另一手指置于尺骨小头的最高点，掌心转向胸部，手指滑入的骨缝处即是。

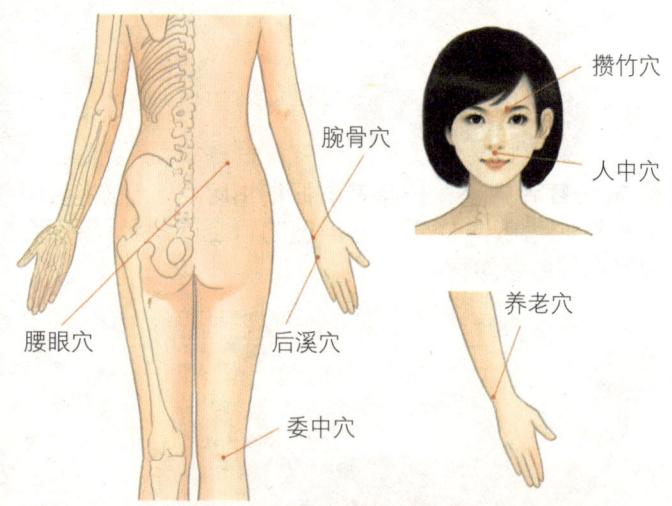

【辅助治疗】

自制外服药，巧治腰扭伤：取生姜50克，生大黄20克，冰片少许。将姜去皮、洗净后捣烂取汁；将大黄、冰片分别研磨成粉，再加入开水调成糊状。使用前要将葱白捣烂炒热，再用布包好。每天可在腰痛处敷上此药方，直至局部皮肤发红。本方有利于活血、化瘀、止痛，对急性腰扭伤大有好处。

【按摩手法】

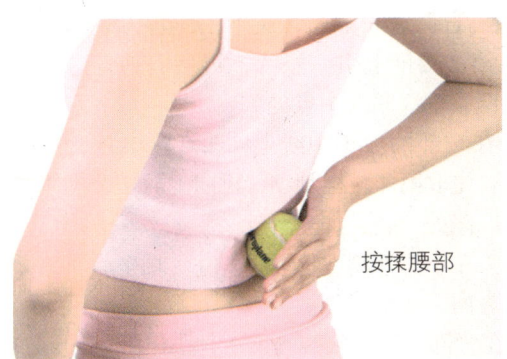

按揉腰部

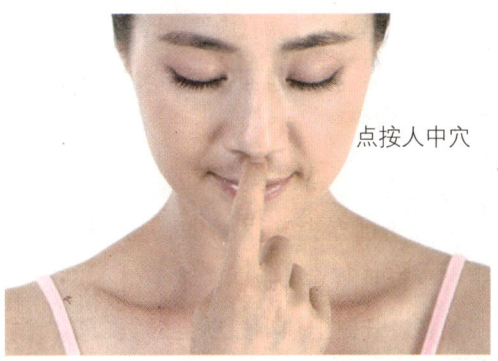

点按人中穴

❶ 手拿网球并置于腰椎上,手掌按压住网球,按顺时针方向按揉腰部,再重点按摩腰眼穴,反复操作3分钟,至局部皮肤发热为宜。

❷ 一手示指点按人中穴,同时缓慢活动腰部,在能耐受的前提下,旋转腰部。疼痛剧烈者,可强刺激人中或掐人中,操作3分钟即可。

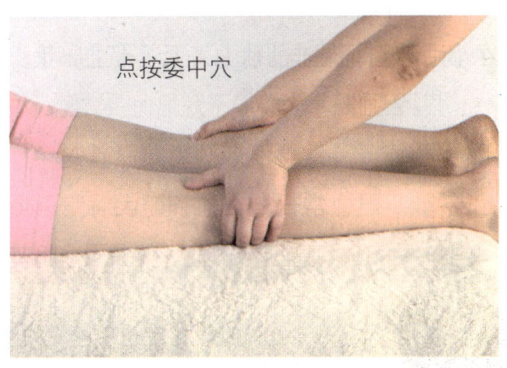

点按委中穴

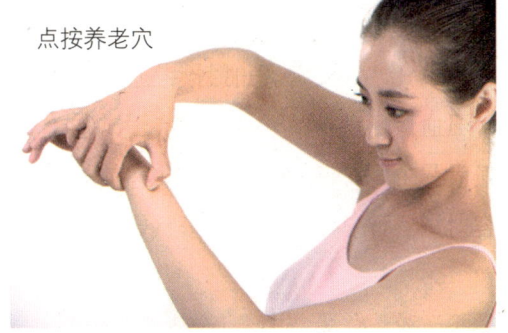

点按养老穴

❸ 被按摩者俯卧,按摩者用拇指指腹点按被按摩者的委中穴,可同时配合揉法,用力适中,至局部产生明显的酸胀感为宜。

❹ 端坐,用拇指指端点按养老穴,同时让被按摩者活动腰部,操作3分钟即可。

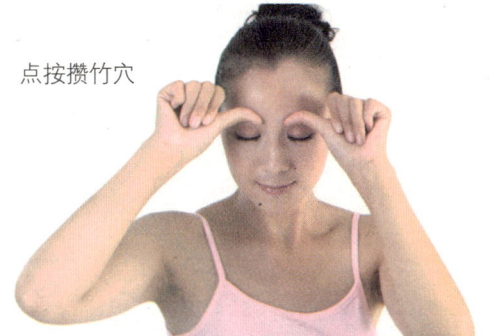

点按攒竹穴

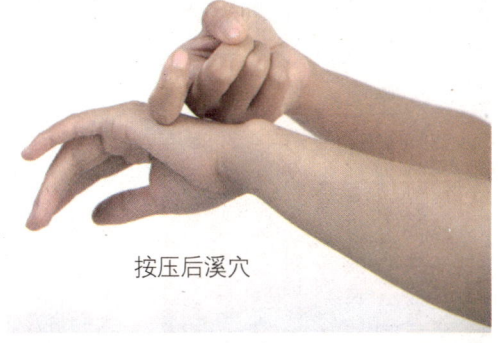

按压后溪穴

❺ 端坐,用双手拇指指腹分别点按两侧的攒竹穴,用力稍大些,点至局部产生酸胀感为宜。

❻ 示指第二关节上下反复用力按压后溪穴,同时活动自己的腰部,至局部感觉酸胀为宜。

腰肌劳损

【典型症状】
- 腰部酸痛或冷痛
- 劳累后痛觉增强
- 腰部外形和活动正常
- 腰部压痛位置不确定

【穴位按摩功效】
腰肌劳损是指腰部的肌肉、筋膜、韧带等软组织的慢性疲劳性损伤，通过穴位按摩，可通经脉、活气血、放松肌肉，缓解腰部不适。其中一些腰背部穴位，对该症有显著的缓解功效，如肾俞、命门、脾俞、大肠俞等穴；而某些下肢穴位，如委中、足三里、复溜等则有疏通经络、利水消肿的作用，可改善腰肌劳损；另外，脊柱两侧的推摩，也可改善腰部的各种不适，尤其对腰部疼痛有显著的缓解作用。

【特效穴位】

肾俞穴：在腰部，第2腰椎棘突下，后正中线旁开1.5寸。端坐，在第2腰椎上引一垂线，再从肩胛骨内侧缘引一垂线，在两条垂线间的中点处。

命门穴：在腰部的后正中线上，第2腰椎棘突下的凹陷处。端坐，先取第4腰椎棘突，再向上数2个椎体，在棘突下缘的凹陷处。

足三里穴：在小腿外侧，犊鼻下3寸。端坐后屈膝，取犊鼻，在犊鼻向下4横指处。

脾俞穴：在背部，第11胸椎棘突下，后正中线旁开1.5寸处。端坐，在第11胸椎引一垂线，再从肩胛骨内侧缘引一垂线，两条垂线之间距离的中点处即是。

大肠俞穴：在腰部，第4腰椎棘突下，后正中线旁开1.5寸。端坐，在第4腰椎上引一垂线，再从肩胛骨内侧缘引一垂线，在两垂线间的中点处。

复溜穴：在小腿内侧，跟腱的前方，太溪直上2寸。端坐，取太溪穴，再向上量约2横指。

委中穴：在膝部，横纹中点，股二头肌腱与半腱肌肌腱的中间处。俯卧，屈膝，在大腿后面的股二头肌肌腱和半腱肌肌腱的中间。

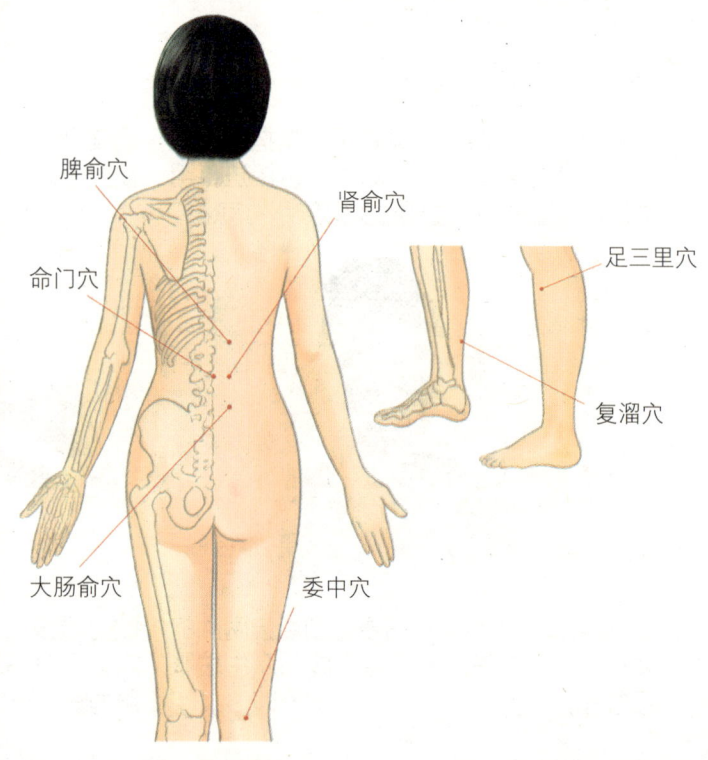

【按摩手法】

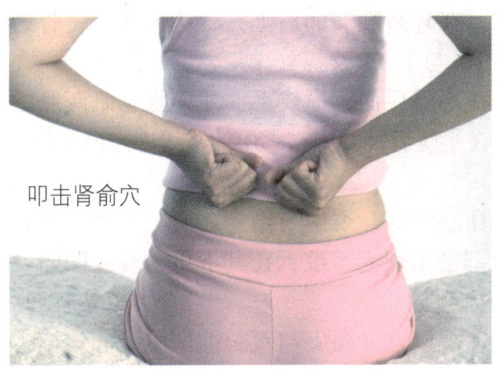

叩击肾俞穴

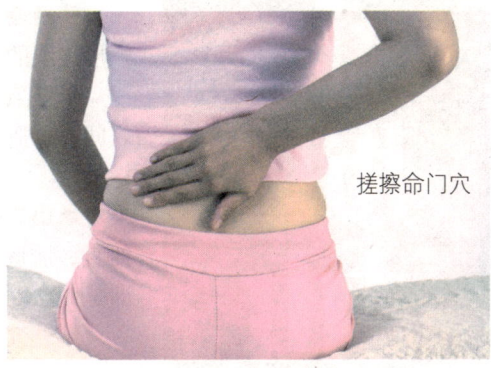

搓擦命门穴

① 端坐,手握空拳,叩击腰部的肾俞穴,逐渐用力,以局部感觉酸胀或胀痛为宜,左右两穴交替叩击。

② 端坐,双手快速搓擦至热,再将手掌紧贴于腰部的命门穴,并左右来回不停地搓擦腰部两侧,至局部发热为宜。

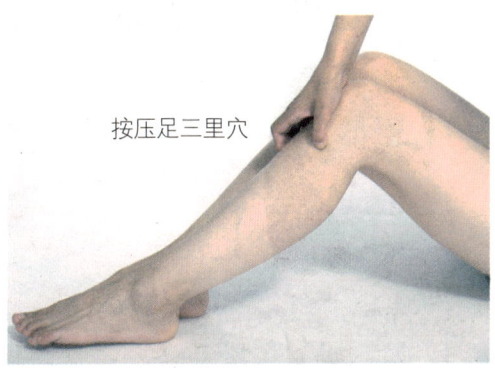

按压足三里穴

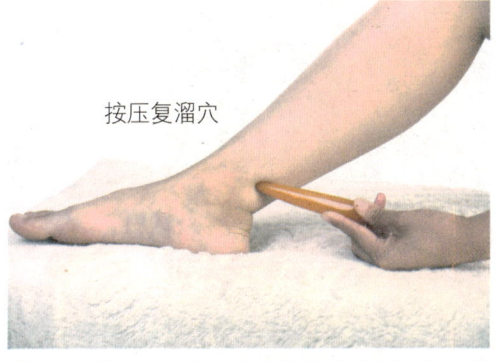

按压复溜穴

③ 端坐,一手虎口卡在同侧膝下,拇指与其余四指对捏,并用拇指指腹重力按压足三里穴,以局部感觉酸胀或胀痛为宜。

④ 取坐位,一手持按摩棒置于复溜穴,稍用力按压局部感觉酸胀或胀痛为宜,左右两穴交替按压。

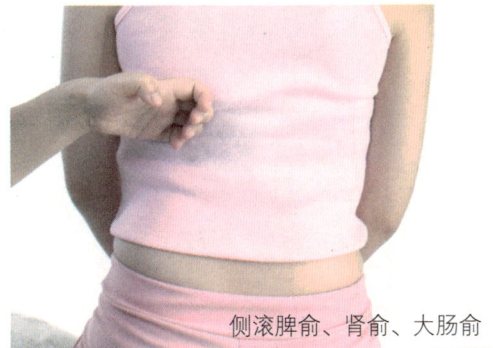

侧滚脾俞、肾俞、大肠俞

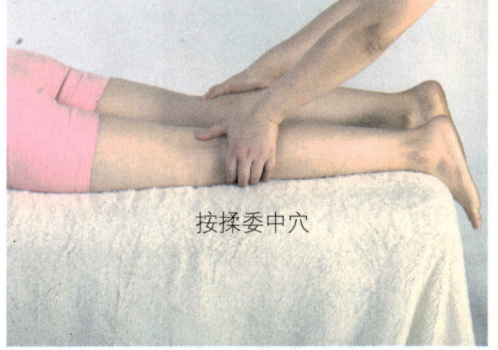

按揉委中穴

⑤ 被按摩者取坐位,按摩者用除大拇指以外的其余四指的指关节侧滚被按摩者的脾俞、肾俞、大肠俞等穴,力度适中,至局部感觉酸胀为宜,两侧交替进行。

⑥ 被按摩者俯卧,按摩者用拇指指腹按揉被按摩者的委中穴,力度适中,至局部感觉酸胀为宜,左右腿交替按摩。

小腿抽筋

【典型症状】
- 小腿腓肠肌突发性痉挛
- 小腿肌肉硬邦邦
- 疼痛难忍
- 偶有脚趾痉挛

【特效穴位】

头窍阴穴：在耳后乳突的后上方，从天冲至完骨的弧形连线的中 1/3 与下 1/3 交点处。

承筋穴：在小腿后面，横纹下 5 寸，腓肠肌两肌腹之间。俯卧，在小腿后，委中与承山的连线中点向下量 1 横指处。

承山穴：在小腿部，委中与昆仑之间。俯卧，下肢伸直，腓肠肌部会出现人字纹，在其下可触及一凹陷处即是此穴。

昆仑穴：在踝区，外踝尖与跟腱的凹陷处。侧坐，在外踝尖与脚踝后的大筋之间的凹陷即是。

丘墟穴：在足外踝的前下方，趾长伸肌腱的外侧凹陷处。侧坐，先取外踝，过外踝前缘做一竖直切线，再过外踝下缘做一水平切线，两切线的交点处即是本穴。

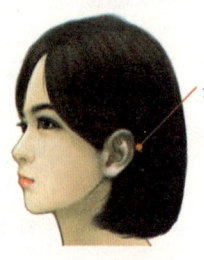
头窍阴穴

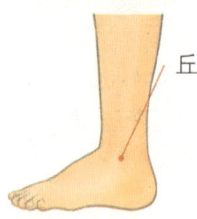
丘墟穴

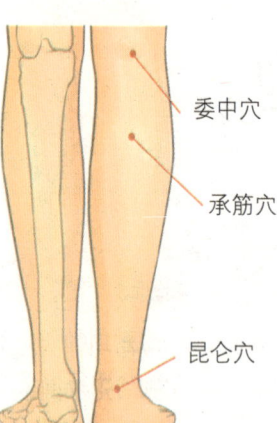
委中穴
承筋穴
昆仑穴

【穴位按摩功效】

小腿抽筋又名肌肉痉挛，是一种肌肉强直性收缩的病变，多发于小腿和脚趾处，且夜间睡觉比较常见。此病因过度疲劳、寒冷刺激、缺钙等引起。小腿抽筋严重时，可通过按摩来止痛缓急，比如丘墟穴可清肝明目、通经活络，多用于缓解脚踝与关节疾病，尤其适用于小腿抽筋者，昆仑穴可疏通经络、活血止痛，头窍阴穴可理气镇痛，均对小腿抽筋有一定缓解功效。

【按摩手法】

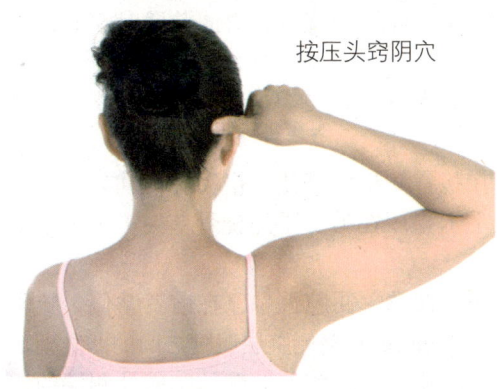

按压头窍阴穴

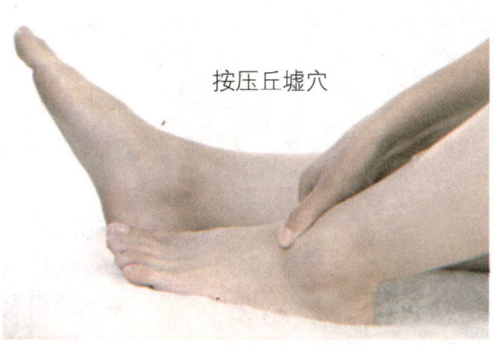

按压丘墟穴

❶ 端坐，上半身挺直，用一手拇指指腹用力向下按压头窍阴穴，并按顺时针方向按揉，至局部发热、发胀为宜。

❷ 端坐，用拇指指腹用力向下按压丘墟穴，并按顺时针方向按揉，至局部产生酸胀感为宜。

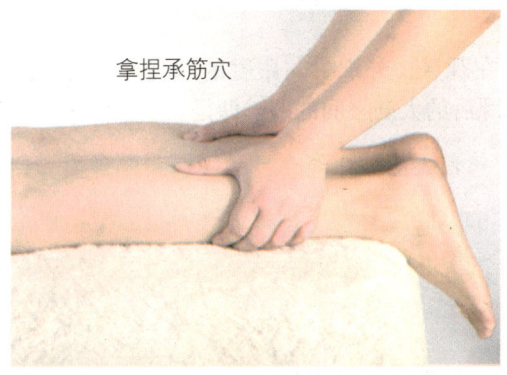

拿捏承筋穴

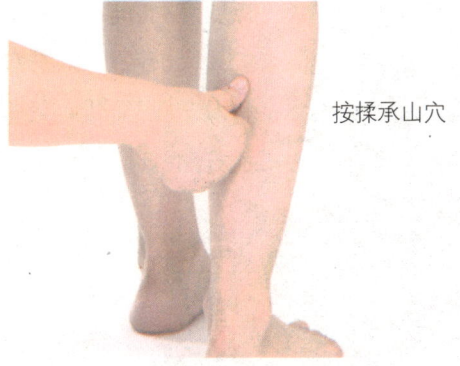

按揉承山穴

❸ 被按摩者俯卧，按摩者用双手拇指指腹同时按压被按摩者两腿的承筋穴，至局部产生酸痛感为宜。

❹ 被按摩者站立，按摩者用拇指指腹按揉被按摩者的承山穴，先按顺时针方向再按逆时针方向，至穴位处感觉酸胀为宜。

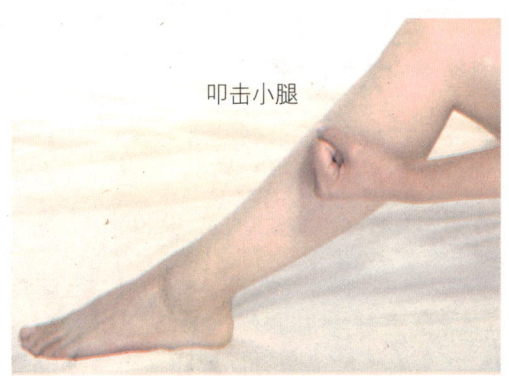

叩击小腿

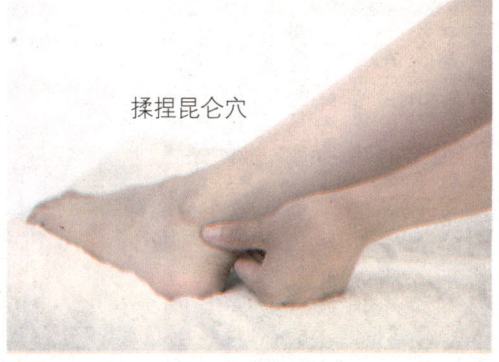

揉捏昆仑穴

❺ 取坐位，手握空拳，用力叩击抽筋的小腿部位，至抽筋缓解为止。

❻ 取坐位，用一手拇指和示指相对用力，用力揉捏昆仑穴约3分钟，然后再用拇指弹拨跟腱1分钟。

类风湿性关节炎

【典型症状】
- 关节部位肿胀、疼痛
- 关节活动受限
- 晨起手指多麻痹、僵硬
- 局部温度较高

【穴位按摩功效】

类风湿性关节炎以青壮年时期比较多见，是一种能引起严重畸形的慢性自身免疫性病症，穴位按摩可有效改善病症、减轻疼痛等。比如，曲池、合谷、太渊、大陵穴等，有利于通经活络、疏利关节；阴市穴可温经散寒，理气止痛；而承山、太溪穴，可祛风除湿、温经散寒，寒湿邪集聚之患尤为适用。

【特效穴位】

曲池穴：位于人体肘部桡侧，弯曲前臂时在肘横纹桡侧止点处即是。

合谷穴：在手背的第1、2掌骨之间，第2掌骨桡侧的中点处。

太渊穴：在腕掌侧横纹桡侧，桡动脉搏动处。双手虎口交叉，一手示指压在另一手的桡骨茎突上，示指尖所指之处即是。

大陵穴：伸肘仰掌，屈腕握拳，在前臂掌侧，腕掌侧远端横纹上，掌长肌腱与桡侧腕屈肌腱之间的凹陷处。

阴市穴：在大腿前面，髂前上棘与髌底外侧端的连线上，髌底上3寸处。

承山穴：在小腿部，委中与昆仑之间。俯卧，下肢伸直，腓肠肌部会出现人字纹，在其下可触及一凹陷处即是此穴。

太溪穴：在踝区，外踝尖与跟腱的凹陷处。侧坐，在外踝尖与脚踝后的大筋之间的凹陷即是。

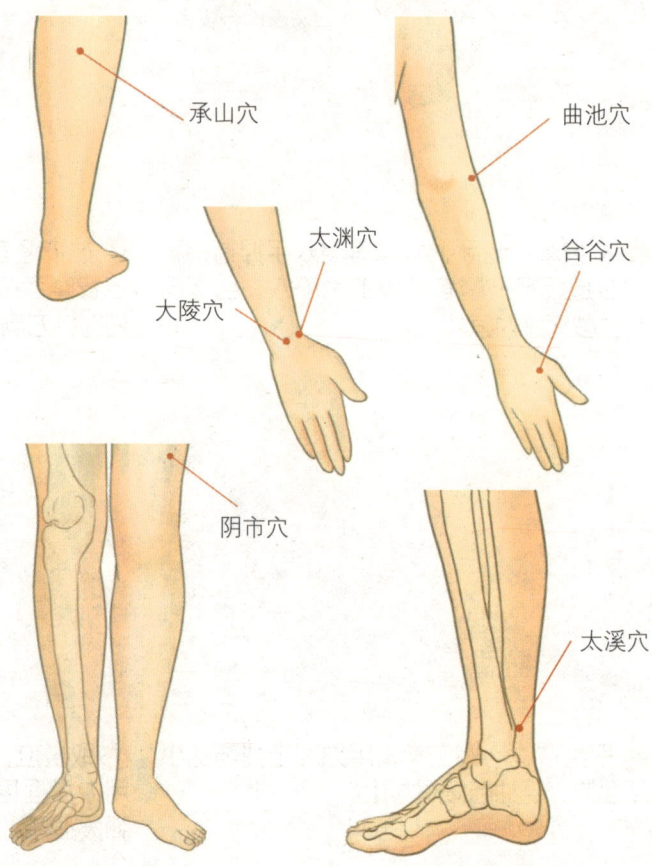

【按摩手法】

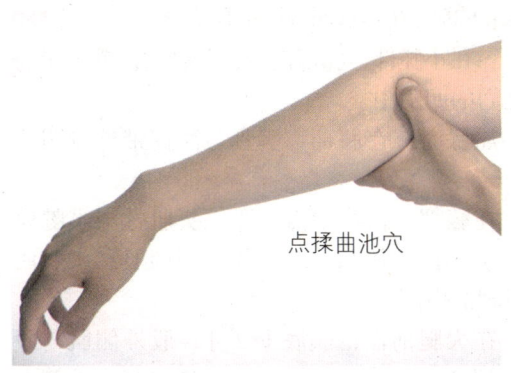

点揉曲池穴

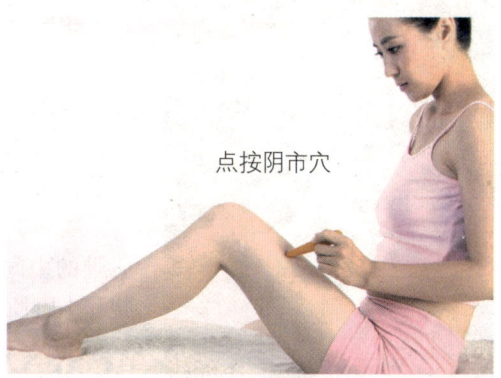

点按阴市穴

❶ 端坐，用一手拇指指腹点揉对侧的曲池穴，用力稍重些，至穴位处产生酸麻感为佳，左右手交替按摩。

❷ 端坐，手持按摩棒点按对侧膝关节上的阴市穴，至穴位处产生酸胀感为宜，两腿交替进行点按。

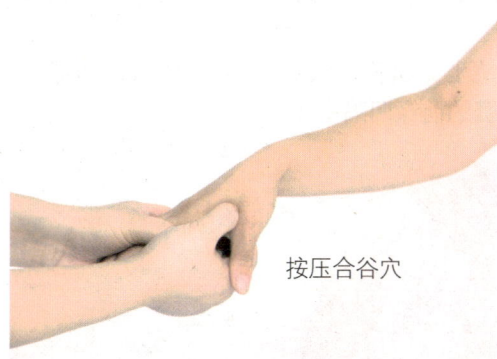

按压合谷穴

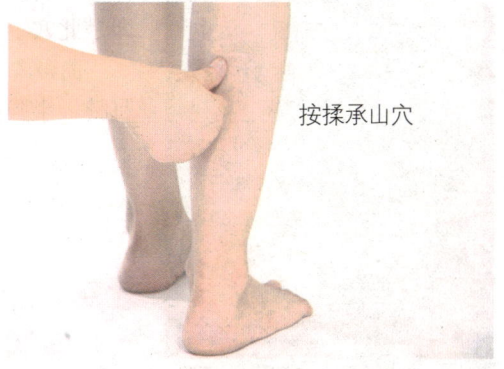

按揉承山穴

❸ 被按摩者端坐，按摩者弯曲拇指，用拇指指端按压被按摩者的合谷穴，用力稍重些，至被按摩者感到酸胀为宜。

❹ 被按摩者自然站立，按摩者用拇指指腹按揉被按摩者的承山穴，先按顺时针方向再按逆时针方向，至穴位处感觉酸胀为宜。

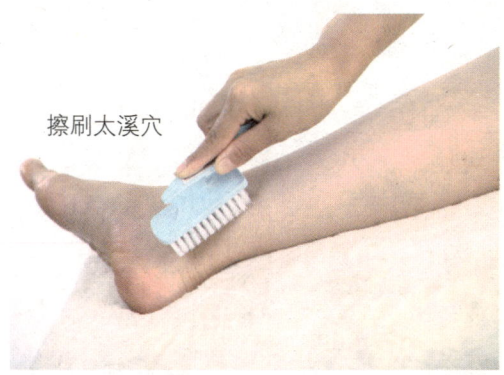

擦刷太溪穴

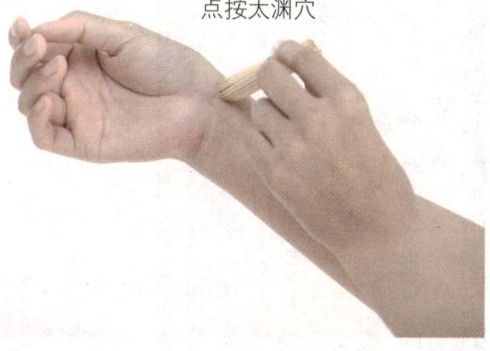

点按太渊穴

❺ 端坐，一手拿刷子置于太溪穴处，稍用力来回擦刷太溪穴，至穴位处感觉酸胀或胀痛为宜，左右脚交替按摩。

❻ 用牙签束点按另一手的太渊穴，以感到酸胀为宜，左右手交替按摩。

膝关节炎

【典型症状】

- 髋、膝关节酸胀痛
- 髋关节或膝关节僵硬
- 关节畸形
- 肌肉萎缩、功能障碍

【穴位按摩功效】

膝关节炎又名膝骨性关节炎或退行性关节炎，多发于中老年人，主要与慢性损伤、肥胖、老化、超负荷运动、环境以及免疫因素等有关。犊鼻穴可通经活络、消肿止痛，主要用于缓解膝关节及小腿疾病，如关节炎、风湿、膝盖疼痛、水肿等，阴陵泉、阳陵泉穴均可通经活络，搭配犊鼻、梁丘、委中穴可有效缓解膝关节炎症状；承山、曲泉穴则有利于疏利关节、活络止痛，对膝关节炎引起的关节疼痛与僵硬等病症有良好的缓解功效。

【特效穴位】

阳陵泉穴：仰卧，在小腿外侧，腓骨头前下方凹陷处。

阴陵泉穴：在小腿部，膝部内侧，胫骨内侧髁下缘与胫骨内侧缘之间的凹陷中。

犊鼻穴：屈膝时，在膝部、髌骨与髌韧带外侧凹陷中的位置。

委中穴：在膝部，横纹中点，股二头肌腱与半腱肌肌腱的中间处。俯卧，屈膝，在大腿后面的股二头肌肌腱和半腱肌肌腱的中间。

梁丘穴：在大腿前面，髌底上2寸，股外侧肌与股直肌腱之间。屈膝，在大腿前，髂前上棘与髌底外侧端连线上，髌底向上量2横指处即是。

承山穴：在小腿部，委中与昆仑之间。俯卧，下肢伸直，腓肠肌部会出现人字纹，在其下可触及一凹陷处即是此穴。

曲泉穴：端坐，屈膝，在膝部横纹内侧端，半腱肌肌腱、半膜肌肌腱的前缘凹陷中。

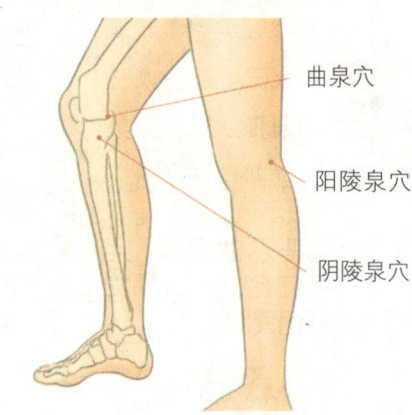

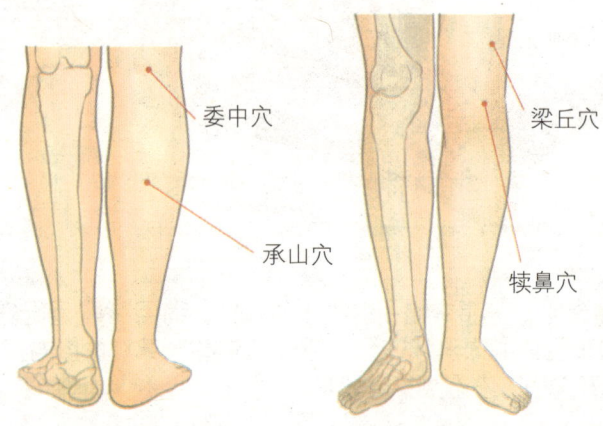

【按摩手法】

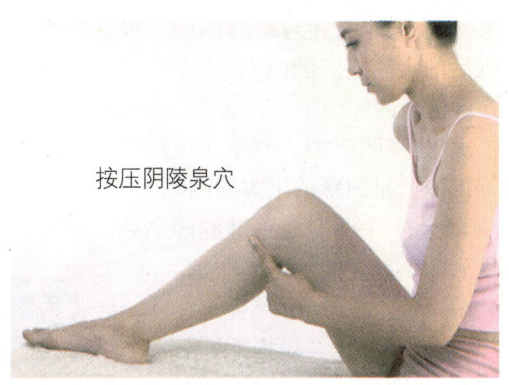

按压阴陵泉穴

❶ 端坐，用双手示指指腹分别按压两侧的阴陵泉穴，力度适中，至局部产生酸胀感并向下放射为宜。

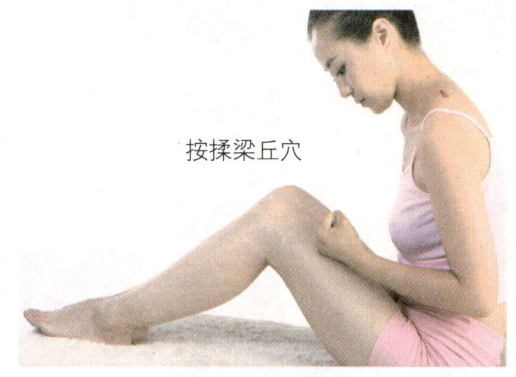

按揉梁丘穴

❷ 端坐，一手握拳置于梁丘穴上，按压并旋转揉动，反复操作，以可耐受力为度，至局部产生胀痛感为宜。

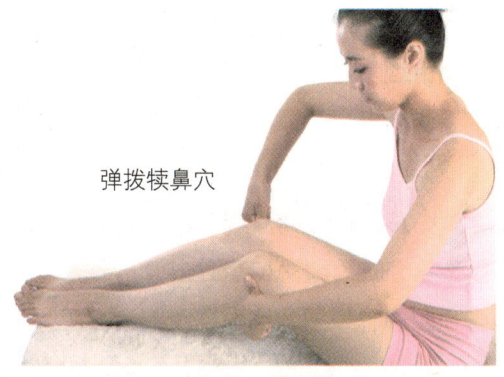

弹拨犊鼻穴

❸ 端坐，膝关节屈曲，用两手拇指指端弹拨膝盖下方的犊鼻穴，两侧可交替或同时进行，至局部产生酸胀感为宜。

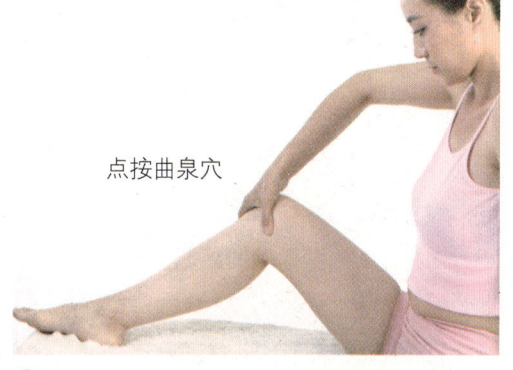

点按曲泉穴

❹ 端坐，用拇指指端点按曲泉穴，用力由轻渐重，至局部产生酸胀感为宜。

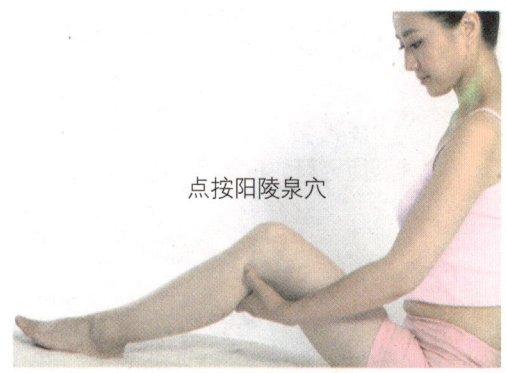

点按阳陵泉穴

❺ 端坐，用一手拇指指腹点按阳陵泉穴，力度适中，至穴位处产生酸胀感为宜。

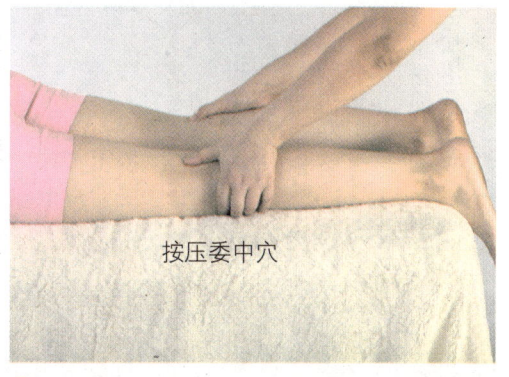

按压委中穴

❻ 被按摩者俯卧，按摩者双手拇指重叠重力按压被按摩者一侧的委中穴，至局部产生酸麻、胀痛感为宜，左右两腿交替按摩。

踝关节扭伤

【典型症状】
- 踝关节疼痛
- 踝关节肿胀
- 走路不便，跛行
- 皮下有瘀血

【穴位按摩功效】

踝关节扭伤即踝关节韧带扭伤或断裂的病症，为骨伤科常见病，多发于行走、跑步、跳跃、下楼、下坡等时候。通过足部按摩，可有效地改善踝部的经脉受损，气血运行受阻等问题，从而缓解踝关节的疼痛和肿胀等不适。其中，足部的中封、太溪、解溪、昆仑、公孙、太白、悬钟穴等，都是辅助治疗踝关节扭伤的重要穴位，若损伤部位见皮下瘀血，则可加按三阴交穴。

【特效穴位】

昆仑穴：在踝区，外踝尖与跟腱的凹陷处。侧坐，在外踝尖与脚踝后的大筋之间的凹陷即是。

中封穴：在踝区，内踝前下方，商丘与解溪连线上，胫骨前肌肌腱的内侧缘凹陷中。侧坐，大踇趾上翘，在足背内侧的大筋内侧，足内踝前下方的凹陷处。

太溪穴：在踝区，外踝尖与跟腱的凹陷处。侧坐，在外踝尖与脚踝后的大筋之间的凹陷即是。

三阴交穴：在小腿内侧，内踝尖上3寸，胫骨内侧后缘处。侧坐，在内踝尖直上4横指，在胫骨内侧后缘处。

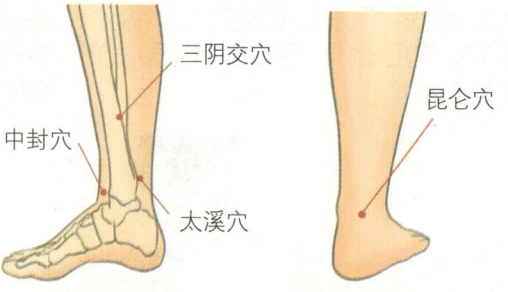

【按摩手法】

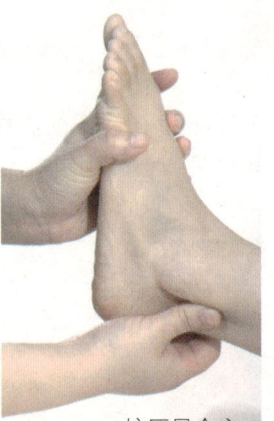

按压昆仑穴

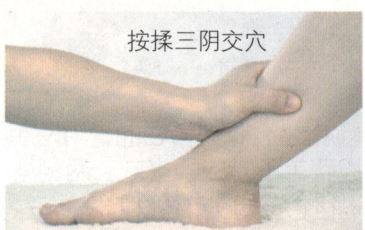

按揉三阴交穴

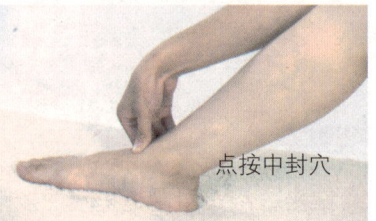

点按中封穴

❶ 被按摩者仰卧，按摩者一手托住被按摩者的脚，另一手拇指指腹按压被按摩者的昆仑穴，力度适中，至穴位处产生酸胀感为宜。

❷ 被按摩者仰卧，屈膝，按摩者一手扶住被按摩者的脚踝以固定，另一手拇指指腹用力按揉被按摩者的三阴交穴，至穴位处产生酸胀感为宜。

❸ 屈膝，用一手拇指重力点按中封穴，至局部产生酸胀或胀痛感。

第九章 防治生殖系统疾病

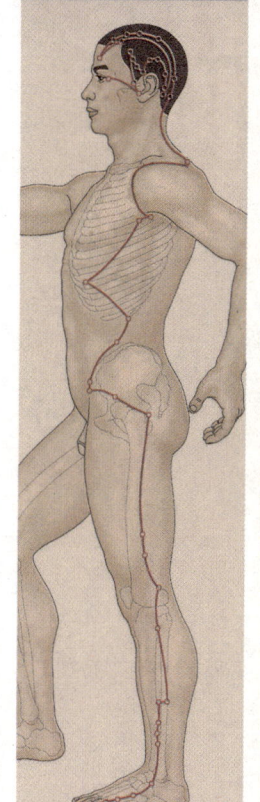

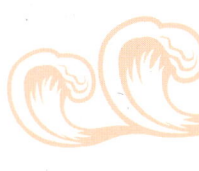

● 生殖系统,顾名思义,与人体繁衍后代有密切关系,可产生生殖细胞、繁殖新个体、分泌性激素、维持副性征等。生殖系统有男女之别,生殖系统疾病也会有性别上的差异,如女性易患阴道炎、痛经、月经不调、乳腺增生、子宫肌瘤等病症,男性则易患阳痿、遗精、早泄、前列腺炎等症。本章结合男女方不同的病症表现,选取合适的穴位,进行合理的按摩操作,并搭配辅助食疗或运动疗法,让夫妻生活配合得更默契,让"性"福生活进行得更甜蜜,让全家从此更加和谐、美满。

男性性功能障碍

【典型症状】
- 阴茎不能持续勃起
- 阴茎勃起不坚
- 早泄
- 睡着或醒着时遗精

【穴位按摩功效】

男性性功能障碍包括阳痿、早泄、遗精等男科疾病，可通过按摩手段加以改善。如按摩肾俞穴，可固精补肾；按摩气海穴，可益肾助阳，通经止带，有利于缓解遗溺不止；气穴可调理冲任，益肾暖胞；摩三阴交穴，可调经止带，对男科和妇科疾病均有益处；按摩太溪穴，可滋阴益肾，壮阳强腰，改善男性阳痿、早泄、遗精等病症。

【特效穴位】

气海穴：在下腹部，肚脐下1.5寸。仰卧，在关元与肚脐连线的中点处。

肾俞穴：在腰部，第2腰椎棘突下，后正中线旁开1.5寸。端坐，在第2腰椎上引一垂线，再从肩胛骨内侧缘引一垂线，在两条垂线间的中点处。

三阴交穴：在小腿内侧，内踝尖上3寸，胫骨内侧后缘处。侧坐，在内踝尖直上4横指，在胫骨内侧后缘处。

涌泉穴：在足底，足心最凹陷处。端坐卷足，在足底掌心前一正中凹陷处。

气冲穴：位于腹股沟，在耻骨联合上缘，前正中线旁开2寸处。仰卧，在腹股沟上方，耻骨联合上缘，肚脐下5寸，距前正中线约2横指处。

气　穴：在下腹部，脐中下3寸，前正中线旁开0.5寸处。仰卧位，在横骨上2寸，关元（任脉）旁开0.5寸处取穴。

太溪穴：在踝区，外踝尖与跟腱的凹陷处。侧坐，在外踝尖与脚踝后的大筋之间的凹陷即是。

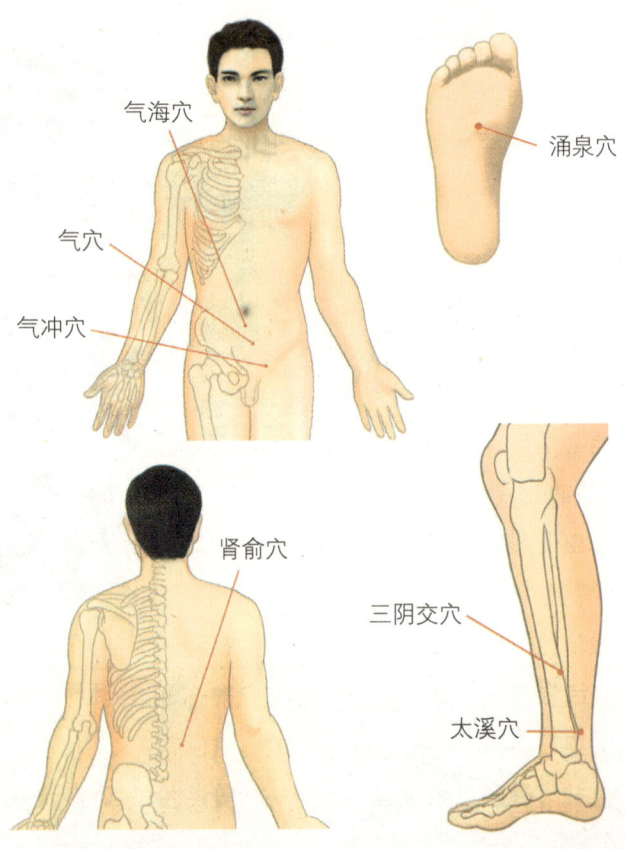

【按摩手法】

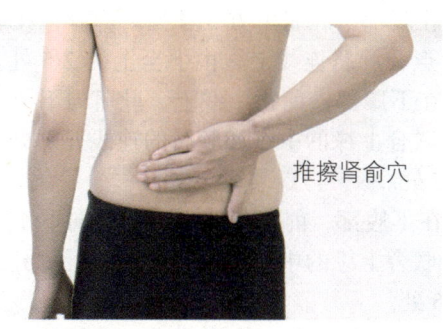

推擦肾俞穴

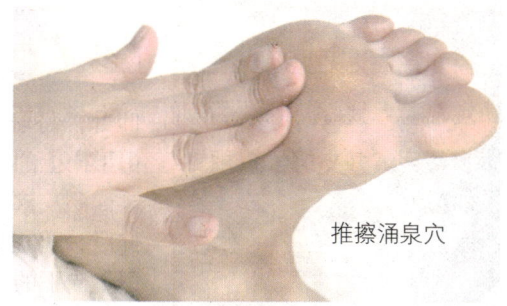

推擦涌泉穴

❶ 端坐,用整个手掌推擦腰部的肾俞穴,至局部感觉温热为宜,推擦的力度适中,速度要快,以左右横擦为主。

❷ 被按摩者端坐,按摩者将示指、中指、无名指并拢,推擦被按摩者的涌泉穴,至脚心发热为宜,左右脚交替推擦。

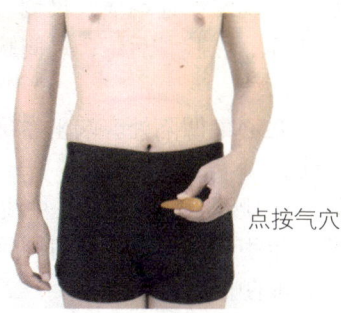

点按气穴

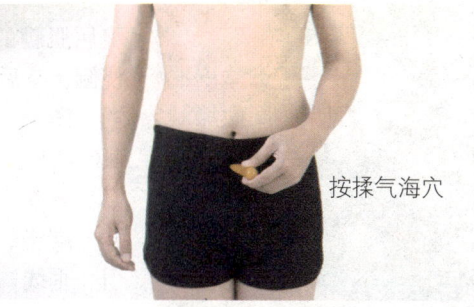

按揉气海穴

❸ 自然站立,用拇指指腹点按气穴,两手拇指交替操作,至穴位处感觉酸胀和温热为宜。

❹ 站立或仰卧,用按摩棒按揉气海穴及其周围,力度适中,至局部感觉酸胀、发热为宜。

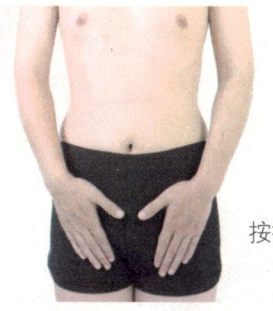

按揉气冲穴

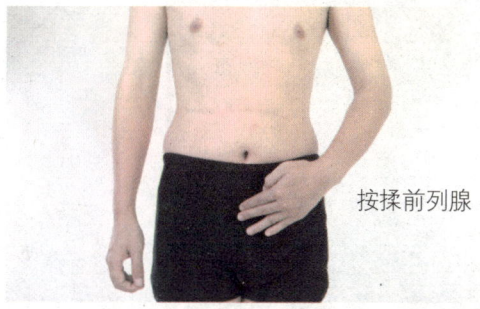

按揉前列腺

❺ 取坐位或仰卧位,自己用双手掌沿腹股沟上下推抆,并用双手指指着重按揉两侧的气冲穴,以局部感觉温热为宜。

❻ 站立或仰卧,用除拇指外的四指按揉前列腺的位置,力度适中,至前列腺处感觉酸胀为宜。

【辅助治疗】

核桃仁炒韭菜:取核桃仁60克,韭菜200克。先用香油将核桃仁炒黄;再将韭菜洗净、切段;然后把核桃仁和韭菜倒入油锅炒熟,最后加入鸡精、盐调味。核桃仁具有强肾的功能,韭菜更是被称为"壮阳草",故本品更适用于肾虚所致的阳痿患者。

前列腺疾病

【典型症状】

尿频、尿急、尿痛、尿血
腰酸腰痛
躁动不安、心神不定
视力减退、记忆力衰弱

【穴位按摩功效】

前列腺疾病包括前列腺炎和前列腺肥大等症状，多发于老年男性，通过长期的按摩治疗可改善病症。阴交穴与三阴交搭配按摩，可补腹部的关元、中极穴可固肾培元、调经止带；肾气益肾，能有效地提高男性的精力与活力；肾俞穴可固肾、理气、升阳，对慢性前列腺炎有极大的改善作用；涌泉穴则可补肾、健体，能有效地改善肾虚症状，从而缓解前列腺疾病。

【特效穴位】

关元穴：在腹部，肚脐下方3寸处。仰卧，在耻骨联合上缘的中点和肚脐连线上，由下至上的2/5处。

中极穴：在下腹部，前正中线上，肚脐向下4寸。仰卧，将耻骨联合上缘的中点和肚脐的连线五等分，在由下向上的1/5处。

阴交穴：在下腹部，前正中线上，肚脐向下1寸。仰卧，将耻骨联合上缘的中点和肚脐的连线五等分，在由上向下的1/5处。

三阴交穴：在小腿内侧，内踝尖上3寸，胫骨内侧后缘处。侧坐，在内踝尖直上4横指，在胫骨内侧后缘处。

神门穴：在手腕上，腕掌侧远端横纹尺侧端，尺侧腕屈肌腱的桡侧缘。仰掌，在腕骨后缘，尺侧腕屈肌的桡侧，掌后第1横纹处。

涌泉穴：在足底，足心最凹陷处。端坐卷足，在足底掌心前一正中凹陷处。

肾俞穴：在腰部，第2腰椎棘突下，后正中线旁开1.5寸。端坐，在第2腰椎上引一垂线，再从肩胛骨内侧缘引一垂线，在两条垂线间的中点处。

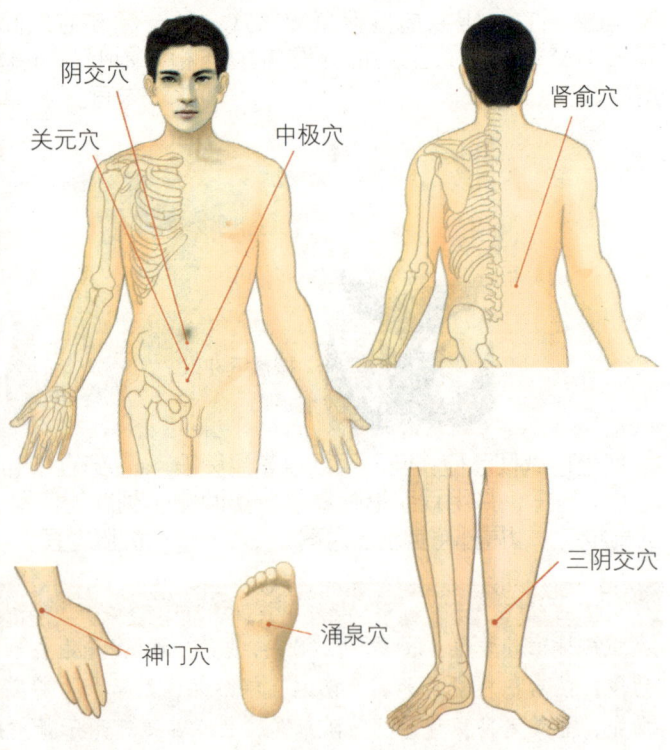

【按摩手法】

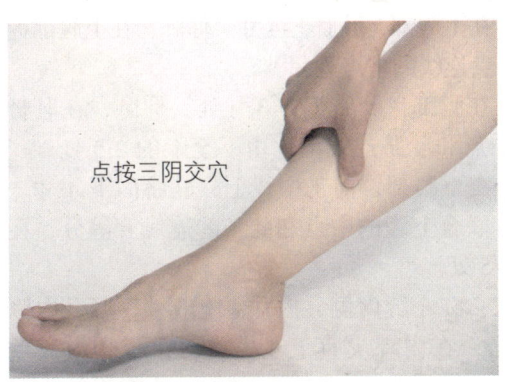
点按三阴交穴

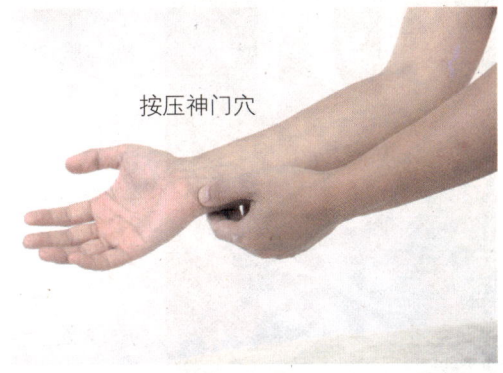
按压神门穴

❶ 端坐，用一手拇指指腹点按对侧的三阴交穴，力度适中，至局部产生酸胀感为宜，左右腿交替点按。

❷ 端坐，用拇指指腹按压神门穴，力度适中，至局部产生胀痛感为宜，左右手交替按摩。

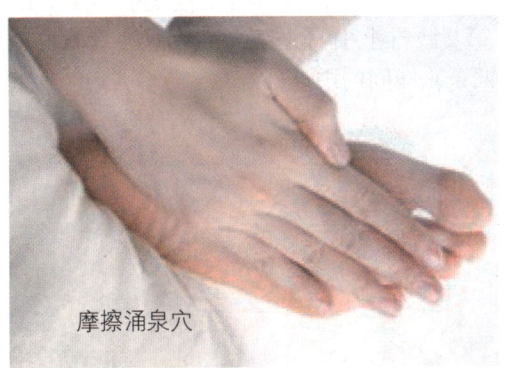
摩擦涌泉穴

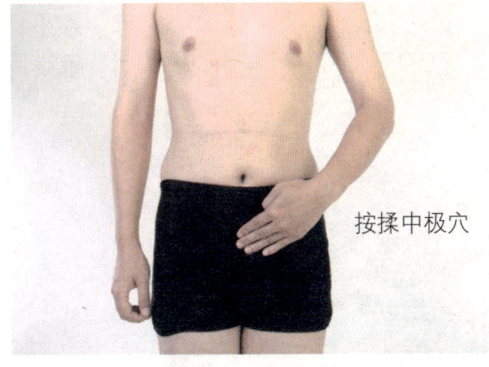
按揉中极穴

❸ 端坐，一脚置于另一条大腿上或者置于凳子上，将一手的示指、中指、无名指并拢，并用力且快速地摩擦涌泉穴，至脚心发热为宜。

❹ 自然站立，除拇指以外的其余四指并拢，并用力按揉中极穴2分钟，至局部感觉酸胀为宜。

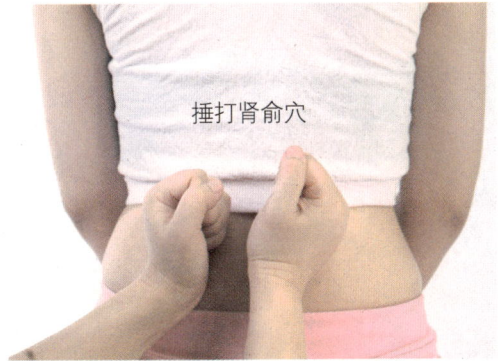
捶打肾俞穴

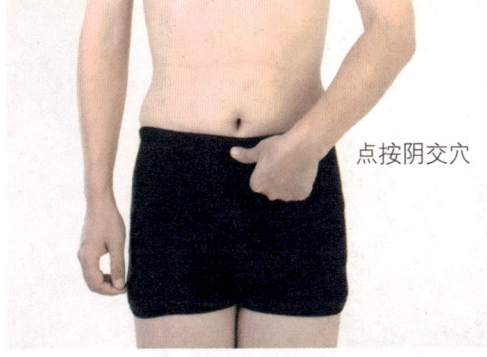
点按阴交穴

❺ 被按摩者端坐，按摩者双手握拳，用拳眼稍用力捶打两侧的肾俞穴，至局部产生酸胀感为宜。

❻ 站立或仰卧，用拇指指腹点按阴交穴，力度适中，以可耐受力为度，双手拇指交替点按，至局部产生酸胀感为宜。

阴道炎

【典型症状】
- 外阴瘙痒、灼热肿痛
- 阴道充血
- 白带量增多
- 尿频、尿急，甚至尿血

【穴位按摩功效】
阴道炎为女性外生殖器的炎症，主要由于不注意保持阴道及其周围器官的清洁卫生而使不洁微生物进入阴道。通过一定的按摩手法，可有效地消除炎症、缓解瘙痒等不适。腹部的中脘、关元、中极等穴，有固肾培元、通经止带的作用，对妇科炎症有显著的辅助治疗功效；三阴交搭配肾俞穴，则专治妇科疾病，尤其对阴道炎有显著疗效；涌泉穴则可强身健体，抵御细菌对人体的侵害。

【特效穴位】

中脘穴：在上腹部，肚脐上4寸。仰卧，在上腹部神阙与胸剑结合点连线的中点处。

关元穴：在腹部，肚脐下方3寸处。仰卧，在耻骨联合上缘的中点和肚脐连线上，由下至上的2/5处。

中极穴：在下腹部，前正中线上，肚脐向下4寸。仰卧，将耻骨联合上缘的中点和肚脐的连线五等分，在由下向上的1/5处。

三阴交穴：在小腿内侧，内踝尖上3寸，胫骨内侧后缘处。侧坐，在内踝尖直上4横指，在胫骨内侧后缘处。

涌泉穴：在足底，足心最凹陷处。端坐卷足，在足底掌心前一正中凹陷处。

肾俞穴：在腰部，第2腰椎棘突下，后正中线旁开1.5寸。端坐，在第2腰椎上引一垂线，再从肩胛骨内侧缘引一垂线，在两条垂线间的中点处。

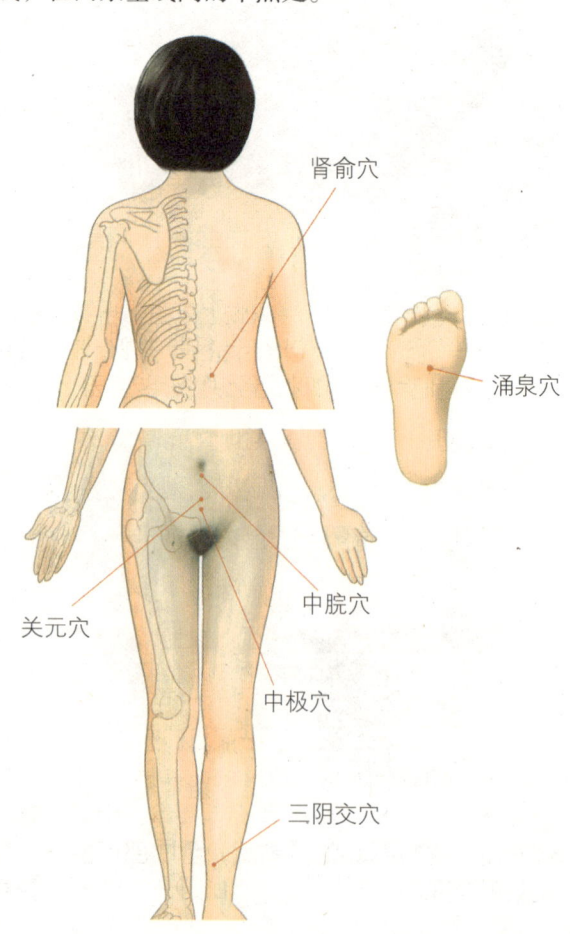

【按摩手法】

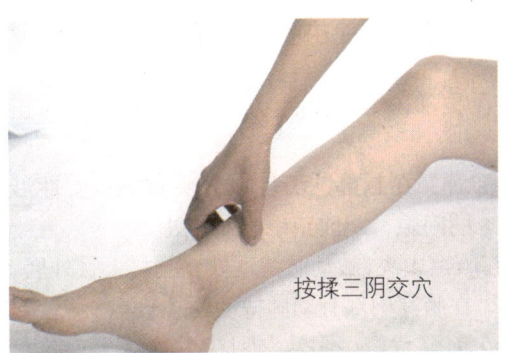
按揉三阴交穴

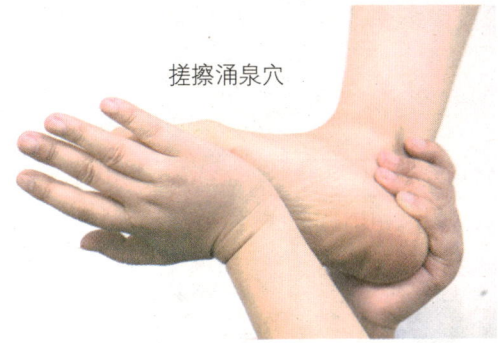
搓擦涌泉穴

❶ 端坐，用一手拇指指腹按揉对侧三阴交穴，力度适中，至局部产生酸胀感为宜，左右腿交替按摩。

❷ 被按摩者端坐，将下肢平放，按摩者一只手托住被按摩者的脚跟，另一只手用掌心反复搓擦被按摩者的涌泉穴，动作要快，力度要适中，至局部产生温热感为宜，左右脚交替搓擦。

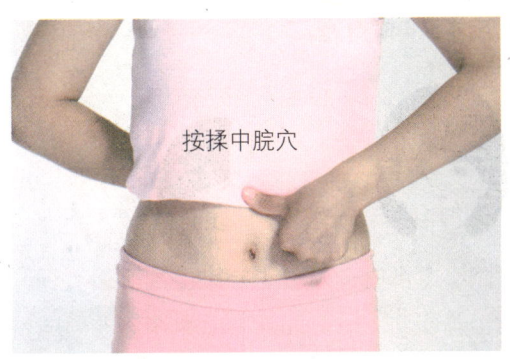
按揉中脘穴

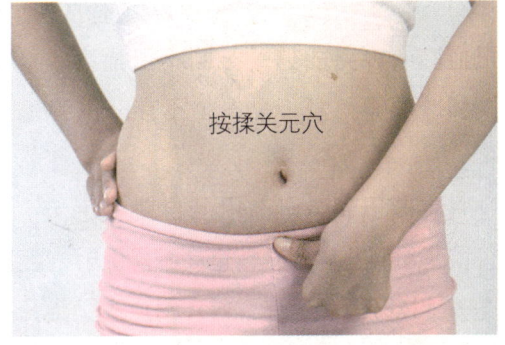
按揉关元穴

❸ 用双手拇指指腹按揉两侧的中脘穴，按顺时针方向按揉，力度适中，至局部产生温热感为宜。

❹ 用一手拇指指腹按揉关元穴，先顺时针再逆时针按揉，力度适中，至穴位处感觉酸胀为宜。

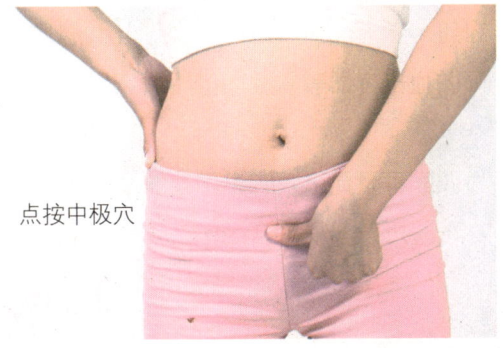
点按中极穴

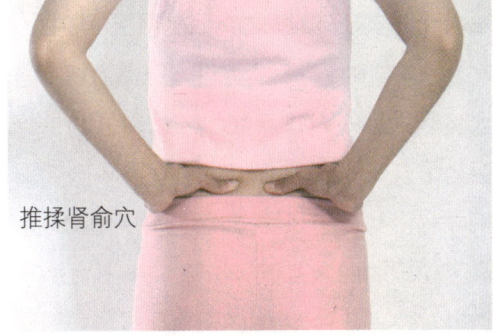
推揉肾俞穴

❺ 自然站立，用一手拇指指腹用力点按中极穴，而后再顺时针按揉，至局部产生酸胀感为宜。

❻ 自然站立，用双手拇指指腹推揉两侧的肾俞穴，力度稍重些，至局部产生酸胀感为宜。

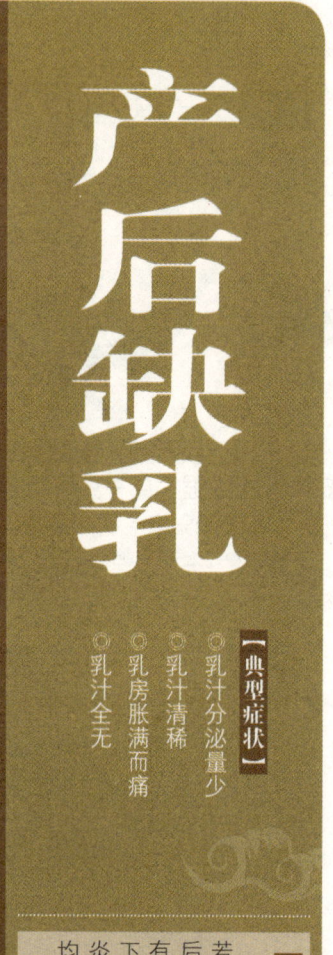

产后缺乳

【典型症状】
- 乳汁分泌量少
- 乳汁清稀
- 乳房胀满而痛
- 乳汁全无

【穴位按摩功效】

乳汁是人体的精华,由人体精血转化而来。产后妈妈若气血不足、情志不畅,则比较容易导致产后缺乳。在产后初期,即未下奶前,经常按摩乳腺及某些特效穴位,则有利于刺激乳汁分泌,促进子宫恢复,减少产后出血等;下奶后继续按摩,则有助于改善乳房胀痛症状,降低乳腺炎的发生概率。其中,膻中、乳根、极泉、支沟、合谷等穴,均可促进血液循环,促进乳汁分泌,改善缺乳症状。

【特效穴位】

膻中穴:位于人体胸部,在前正中线上,两乳头的正中间处。

乳中穴:在胸部,第4肋间隙,乳头中央,距前正中线4寸。

乳根穴:仰卧,在胸部,男性在乳头直下;女性沿锁骨中线,第5肋间隙,距前正中线4寸处。

极泉穴:在腋窝中央,腋动脉搏动处。屈肘,上臂外展,手掌按于后枕,在腋窝中部有动脉搏动处。

支沟穴:在前臂背侧,阳池与肘尖的连线上,腕背侧远端横纹上3寸,尺骨与桡骨之间。抬臂,腕背横纹中点向上4横指,在前臂尺骨与桡骨间隙中点处。

合谷穴:在手背的第1、2掌骨之间,第2掌骨桡侧的中点处。

足三里穴:在小腿外侧,犊鼻下3寸。端坐后屈膝,取犊鼻,在犊鼻向下4横指处。

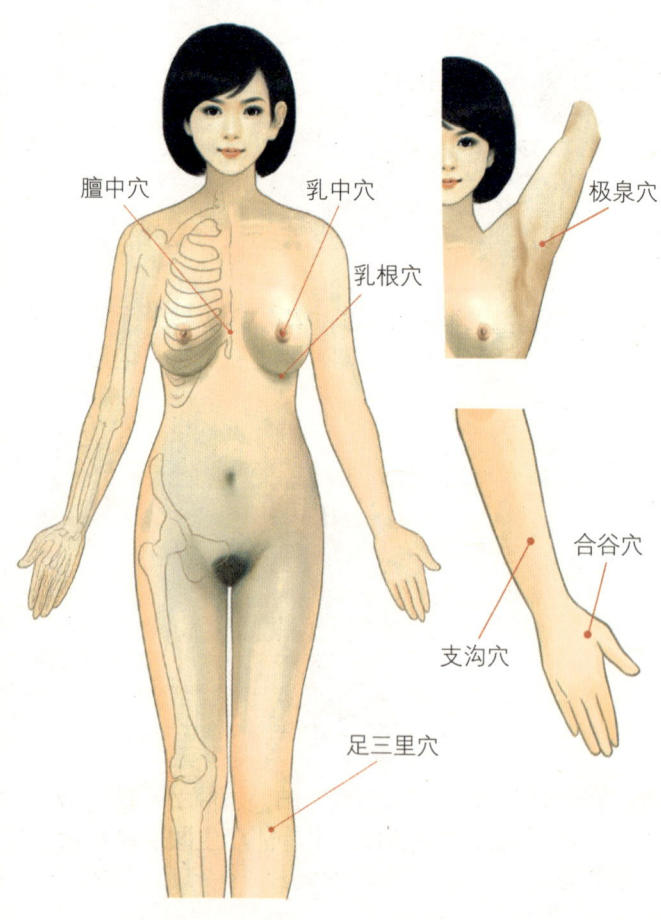

【按摩手法】

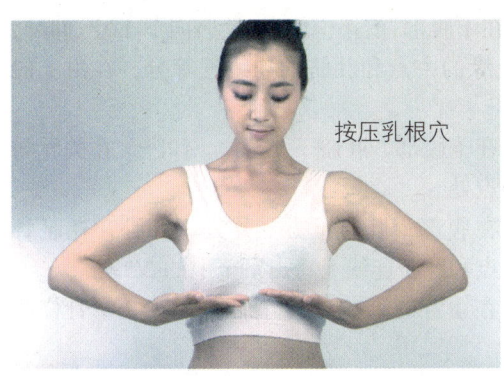

按压乳根穴

❶ 端坐,五指并拢,先用双手手掌托住乳根穴,不要产生空洞;再将双手分别向外侧旋转按压;然后双手托抱乳房并往上反复推压。

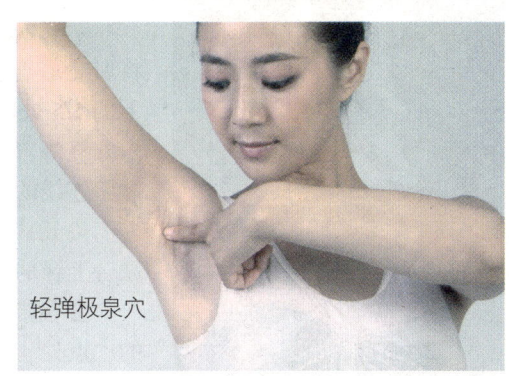

轻弹极泉穴

❷ 端坐,抬高一侧手臂,把另一只手的示指放在极泉穴处,轻弹该穴位至局部产生酸、麻、热的感觉为宜,两只手交替进行。

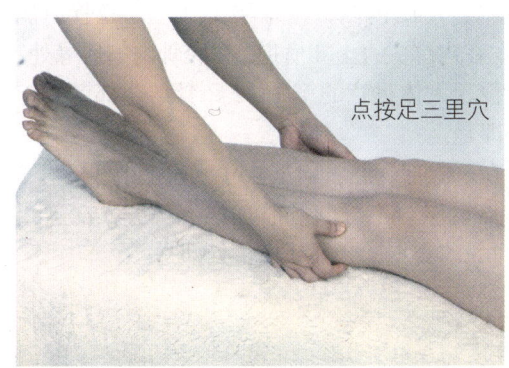

点按足三里穴

❸ 被按摩者端坐,按摩者用双手拇指指端点按足三里穴,力度适中,至局部感觉酸疼为宜。

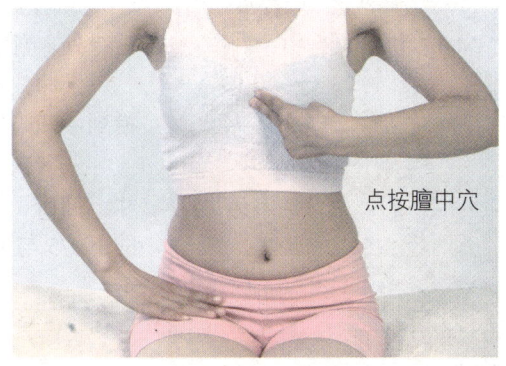

点按膻中穴

❹ 端坐,一手的示指与中指并拢,并用指腹点按膻中穴,力度适中,至穴位处感觉酸胀或胀痛为宜。

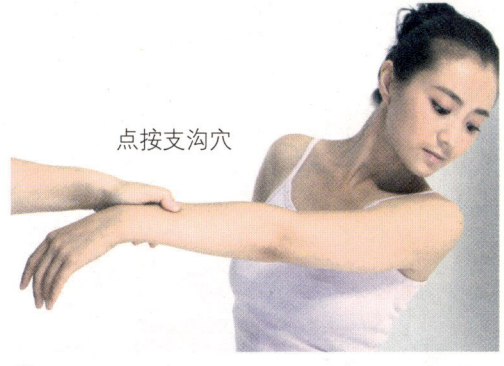

点按支沟穴

❺ 被按摩者端坐,按摩者用拇指指腹重力点按被按摩者的支沟穴,至局部产生酸胀或麻胀感为宜,左右手交替按摩。

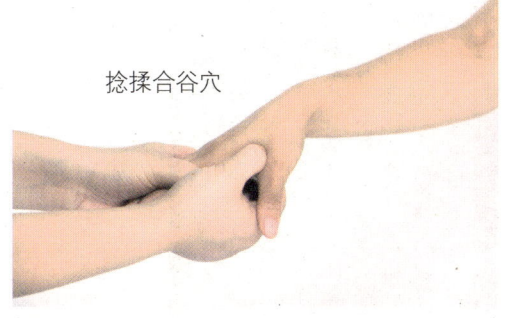

捻揉合谷穴

❻ 被按摩者端坐,按摩者的拇指与其余四指相对用力捻揉被按摩者的合谷穴,至局部产生酸胀或胀痛感为宜。

月经不调

【典型症状】

月经周期、经色、经量、经质不规律 ○小腹隐痛或胀痛、腰酸 ○心烦易怒 ○畏寒喜暖

【穴位按摩功效】

人体多种疾病如高血压病、肝病、内分泌失调、流产、宫外孕、葡萄胎、生殖道感染、肿瘤等均可引起月经失调。经常按摩全身，则可通调身心、调理经血。其中，子宫、太冲穴可滋阴益阳，对月经不调颇具疗效；阴交、三阴交穴可益肾调经、理气止痛，可有效地缓解虚寒证，适用于月经不调者；气海、关元穴可理气、调经、活血，有利于缓解月经不调，合谷穴则为止痛大穴，可显著改善因月经不调引起的腰痛、腹痛等不适。

【特效穴位】

阴交穴：在下腹部，前正中线上，肚脐向下1寸。仰卧，将耻骨联合上缘的中点和肚脐的连线五等分，在由上向下的1/5处。

气海穴：在下腹部，肚脐下1.5寸。仰卧，在关元与肚脐连线的中点处。

关元穴：在腹部，肚脐下方3寸处。仰卧，在耻骨联合上缘的中点和肚脐连线上，由下至上的2/5处。

合谷穴：在手背的第1、2掌骨之间，第2掌骨桡侧的中点处。

血海穴：在股前区，髌底内侧端上2寸股内侧肌隆起处。侧坐后屈膝90度，用左手掌心对准右髌骨中央，手掌置于膝盖上，拇指与其余四指约成45度，在拇指端所指处。

三阴交穴：在小腿内侧，内踝尖上3寸，胫骨内侧后缘处。侧坐，在内踝尖直上4横指，在胫骨内侧后缘处。

太冲穴：位于人体足背的第1、2跖骨结合部前方，摸到一凹陷处即是。

子宫穴：在下腹部，肚脐向下4寸，前正中线旁开3寸。仰卧，将耻骨联合上缘与肚脐连线五等分，在连线的下1/5与上4/5的交点，旁开4横指处即是。

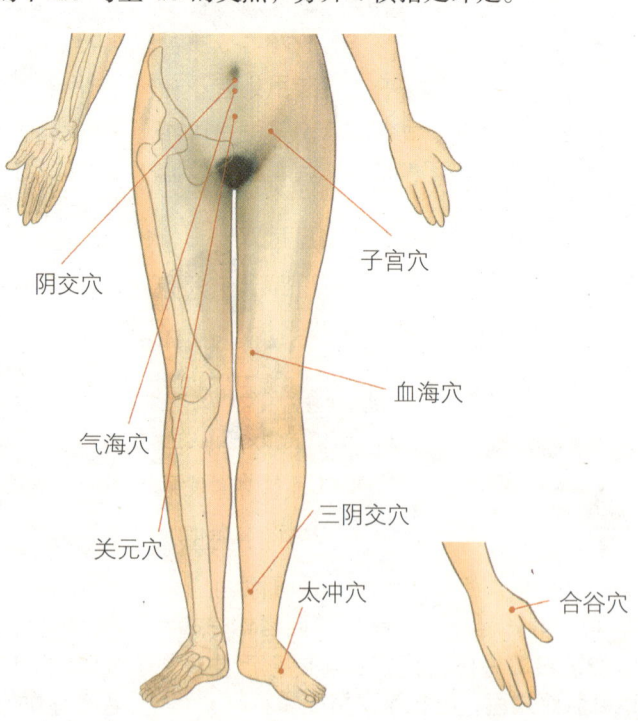

阴交穴 · 子宫穴 · 气海穴 · 血海穴 · 关元穴 · 三阴交穴 · 太冲穴 · 合谷穴

【按摩手法】

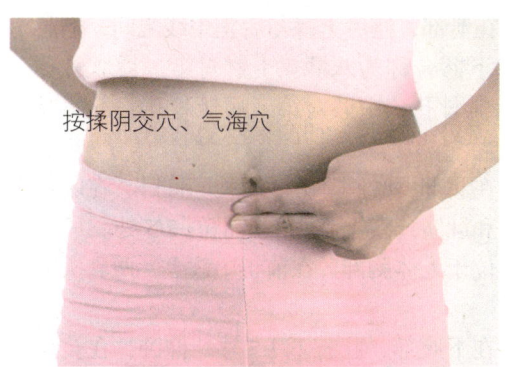

按揉阴交穴、气海穴

❶ 示指和中指并拢，按揉腹部的阴交穴、气海穴，先顺时针后逆时针按揉，至腹部产生温热感为宜。

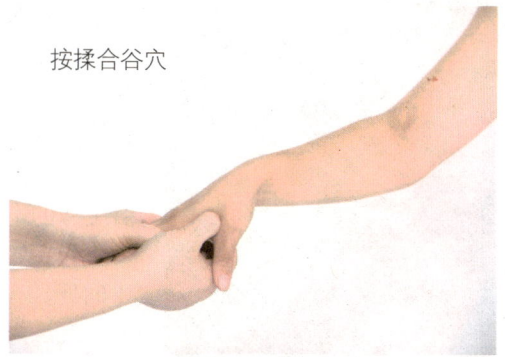

按揉合谷穴

❷ 被按摩者仰卧，按摩者一手固定被按摩者的手臂，另一手用力按压、揉捏被按摩者的合谷穴，至穴位处产生酸胀感为宜。

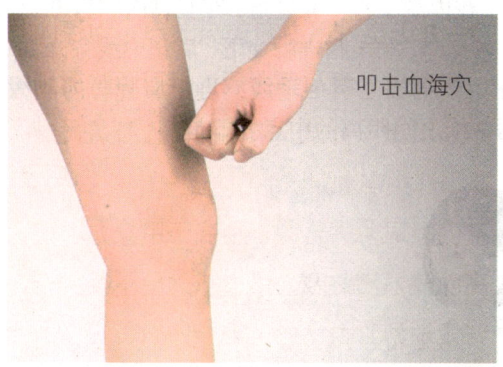

叩击血海穴

❸ 被按摩者站立，按摩者一手握拳并重力叩击被按摩者的血海穴，至局部产生酸胀感为宜，左右腿交替按摩。

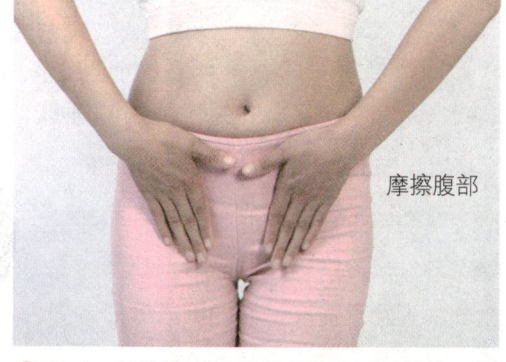

摩擦腹部

❹ 站立或仰卧，双手放置于小腹侧面，朝着外生殖器方向由后向前斜擦，力度稍重些，至局部产生温热感为宜，按摩时不可往返擦动。

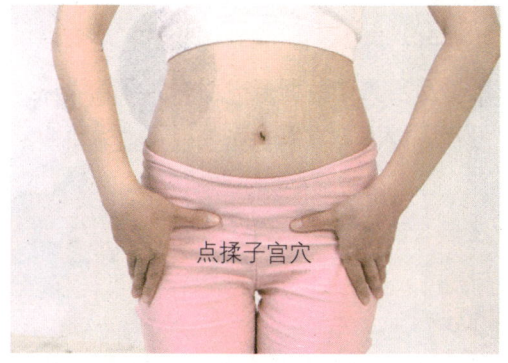

点揉子宫穴

❺ 站立或仰卧，用双手拇指指腹缓缓地点揉两侧的子宫穴，力度稍重些，至局部感觉酸胀为宜。

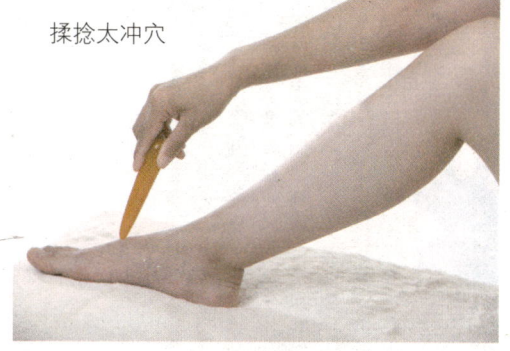

揉捻太冲穴

❻ 端坐，手持按摩棒揉捻太冲穴，用力稍重些，至局部感觉酸胀或胀痛为宜，左右脚交替按摩。

痛经

【典型症状】

- 下腹部轻微痛或剧痛
- 面色苍白、手足冰凉
- 恶心呕吐
- 晕厥

【穴位按摩功效】

痛经是指经期前后或行经期间出现下腹剧烈疼痛、腰酸甚至恶心呕吐的现象，它是妇女的常见病，严重的会直接影响正常工作和生活。痛经可以分为原发性和继发性，经过详细的妇科临床检查未能发现盆腔器官有明显异常者为原发性痛经，否则为继发性痛经。痛经的按摩治疗，可在经前5～7天开始，月经来潮后停止，待下次月经来潮前再施手法治疗。按摩的目的是引血下行，因此须在经前下腹部和腰骶部出现疼痛时操作。

【特效穴位】

八髎穴：在骶部，髂后上棘与后正中线之间，上髎、次髎、中髎、下髎合称为八髎。上髎对第一后骶骨孔，次髎对第二后骶骨孔，中髎对第三后骶骨孔，下髎对第四骶后孔。

关元穴：在腹部，肚脐下方3寸处。仰卧，在耻骨联合上缘的中点和肚脐连线上，由下至上的2/5处。

膻中穴：位于人体胸部，在前正中线上，两乳头的正中间处。

气海穴：在下腹部，肚脐下1.5寸。仰卧，在关元与肚脐连线的中点处。

大巨穴：在下腹部，脐中下2寸，距前正中线2寸处。

三阴交穴：在小腿内侧，内踝尖上3寸，胫骨内侧后缘处。侧坐，在内踝尖直上4横指，在胫骨内侧后缘处。

膈俞穴：在背部，第7胸椎棘突下，后正中线旁开1.5寸。端坐，在第7胸椎处引一垂线，再于肩胛骨内侧缘引一垂线，两垂线之间距离的中点处即是。

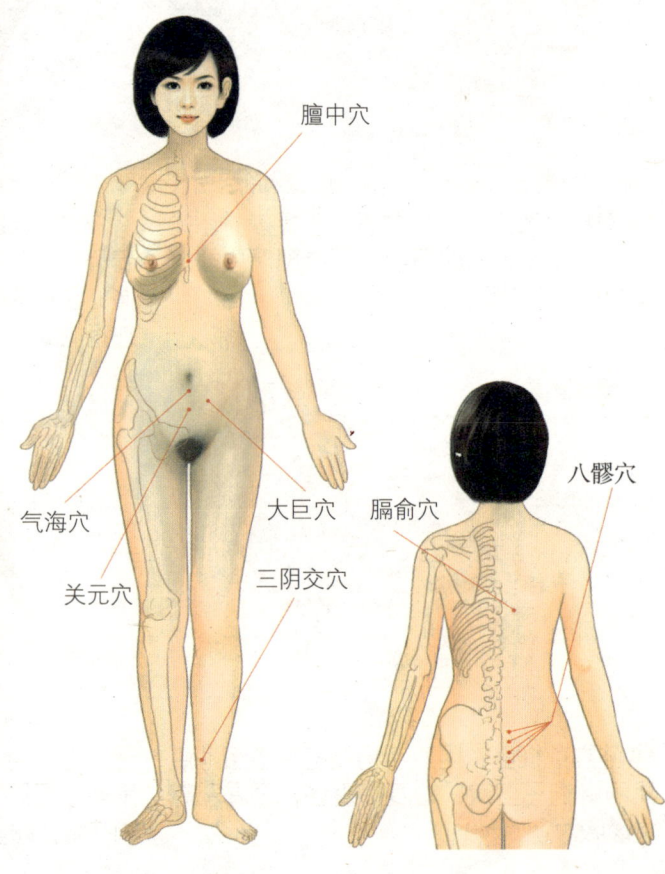

膻中穴

气海穴　　大巨穴　　膈俞穴　　八髎穴

关元穴　　三阴交穴

【按摩手法】

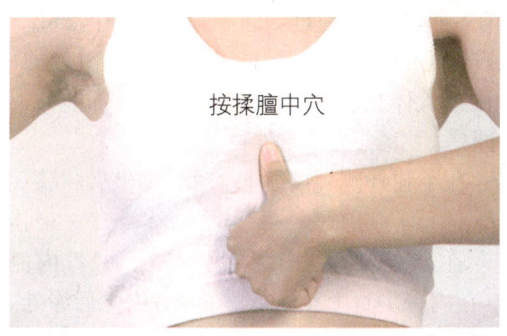

按揉膻中穴

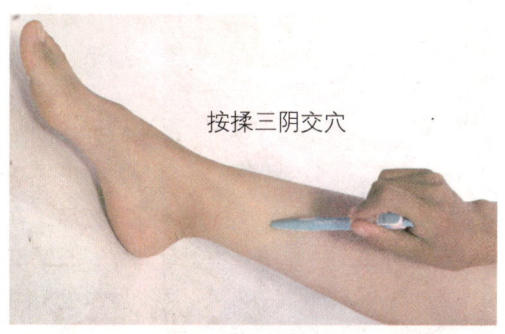

按揉三阴交穴

❶ 端坐，一手拇指指腹按揉膻中穴，先顺时针方向后逆时针方向分别按揉20圈，至局部产生酸胀感为宜。

❷ 端坐，手持圆珠笔按揉对侧的三阴交穴，用力稍重些，至局部产生酸胀感为宜，左右腿交替按摩。

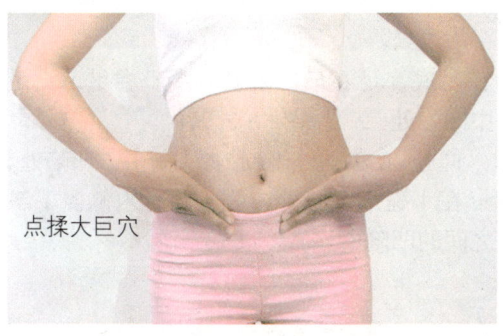

点揉大巨穴

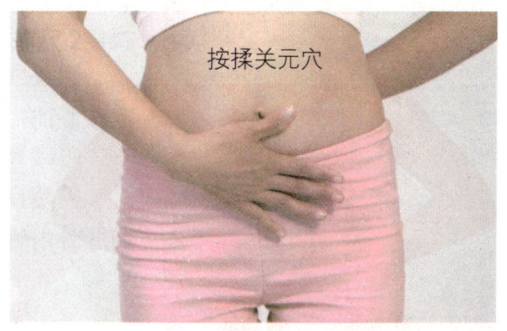

按揉关元穴

❸ 自然站立，一手示指与中指并拢，缓缓点揉大巨穴，用力稍重些，至局部感觉酸胀为宜。

❹ 站立或仰卧，用手掌心按揉小腹部的关元穴，由轻到重，由慢到快，力度由小到大，至局部感觉温热为宜。

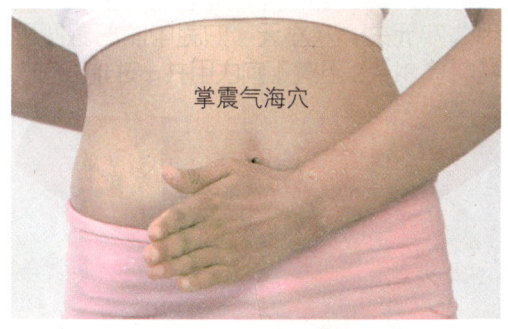

掌震气海穴

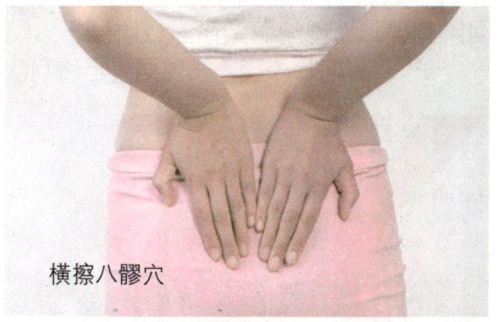

横擦八髎穴

❺ 站立或仰卧，一手手掌置于气海穴，然后掌震气海穴，力度不宜过大，至局部产生胀痛感为宜。

❻ 自然站立，用双手掌心同时横擦腰骶部的八髎穴，再用双手拇指点按八髎穴，至局部感觉温热为宜。

【辅助治疗】

益母草水：取益母草15克，红糖适量。先将益母草加入水一起煎煮，水沸后再加入红糖调味即可。痛经时服下，有利于改善月经不调引起的痛经症状。

绝经前后综合征

【典型症状】
- 月经周期不规则
- 头晕耳鸣、倦怠乏力
- 烦躁易怒、心悸失眠
- 浮肿便溏

【穴位按摩功效】
女性在50岁左右,卵巢功能减退,内生殖器萎缩,导致月经终止,随即进入"绝经期"。这一时期可用补肾气、调冲任的按摩手法来辅助治疗绝经前后诸症。涌泉、三阴交、太冲、神门等穴,均有利于固肾健体,可有效改善绝经前后的月经不调症状;复溜和行间穴,则可促进血液循环,缓解疼痛不适,改善绝经前后诸多不适。

【特效穴位】

复溜穴:在小腿内侧,跟腱的前方,太溪直上2寸。端坐,取太溪穴,再向上量约2横指。

太冲穴:位于人体足背的第1、2跖骨结合部前方,摸到一凹陷处即是。

足三里穴:在小腿外侧,犊鼻下3寸。端坐后屈膝,取犊鼻,在犊鼻向下4横指处。

三阴交穴:在小腿内侧,内踝尖上3寸,胫骨内侧后缘处。侧坐,在内踝尖直上4横指,在胫骨内侧后缘处。

行间穴:在足背,第1、2趾之间,趾蹼缘的后方赤白肉际处。

神门穴:在手腕上,腕掌侧远端横纹尺侧端,尺侧腕屈肌腱的桡侧缘。仰掌,在腕骨后缘,尺侧腕屈肌的桡侧,掌后第1横纹处。

涌泉穴:在足底,足心最凹陷处。端坐卷足,在足底掌心前一正中凹陷处。

阳陵泉穴:仰卧,在小腿外侧,腓骨头前下方凹陷处。

阴陵泉穴:在小腿部,膝部内侧,胫骨内侧髁下缘与胫骨内侧缘之间的凹陷中。

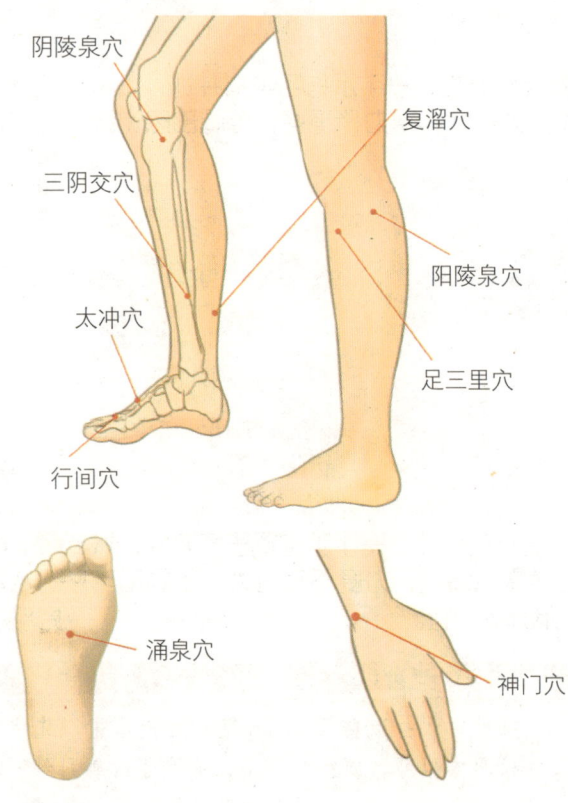

【按摩手法】

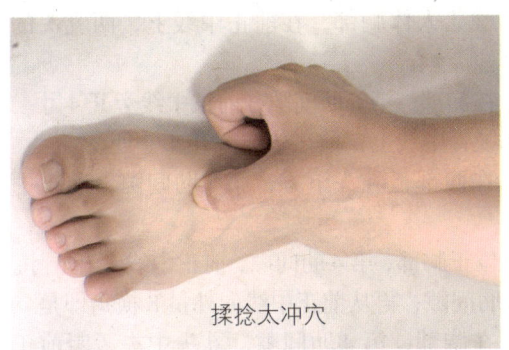

揉捻太冲穴

❶ 端坐，用一手拇指指腹揉捻对侧太冲穴，力度适中，至局部产生酸胀感为宜，左右脚交替揉捻。

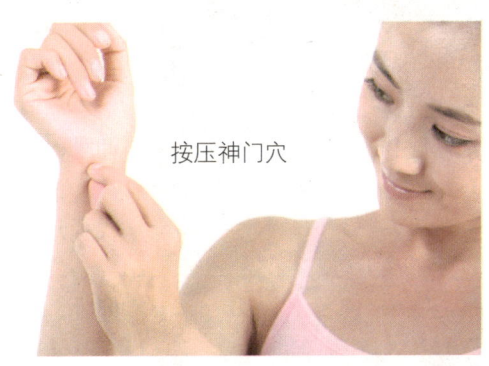

按压神门穴

❷ 端坐，以一手拇指和示指对捏另一手尺侧的神门穴，力度适中，至手部或上臂感觉酸麻为宜。

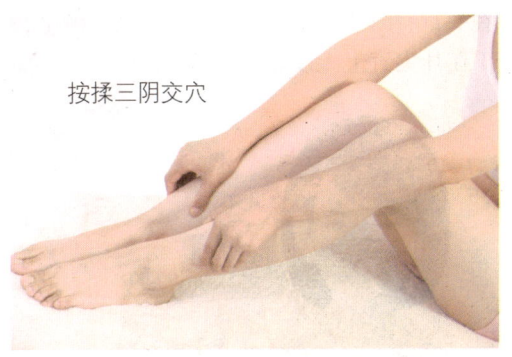

按揉三阴交穴

❸ 端坐，双手拇指指腹按揉两侧的三阴交穴，力度适中，至穴位处感觉酸胀为宜。

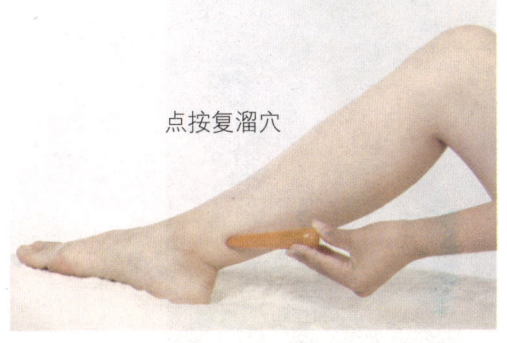

点按复溜穴

❹ 端坐，手持按摩棒点按对侧的复溜穴，力度稍重些，至穴位处产生酸胀或胀痛感为宜，左右腿交替点按。

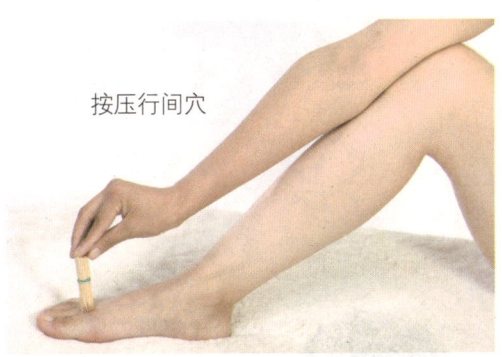

按压行间穴

❺ 端坐，用牙签束按压脚上的行间穴，力度适中，至穴位处感觉酸胀为宜，左右脚交替按压。

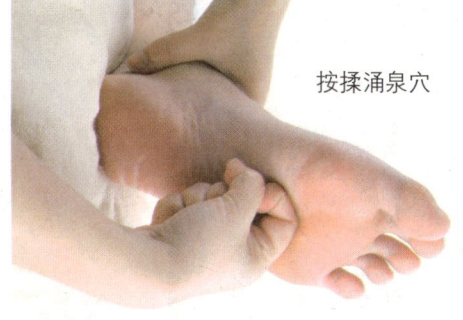

按揉涌泉穴

❻ 被按摩者仰卧，脚自然平放，按摩者一只手固定住其脚，另一只手的示指指关节重力按揉被按摩者足底的涌泉穴，先顺时针方向后逆时针方向按揉，至局部产生酸胀感为宜，左右脚交替按揉。

乳腺增生

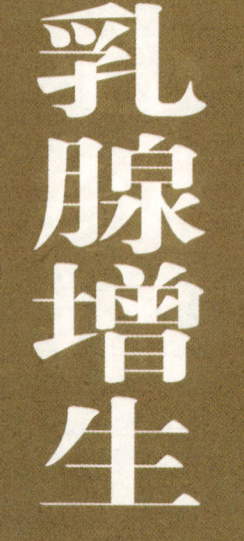

【典型症状】

- 月经前乳房胀痛，月经后消失
- 乳房内有包块或条索状物质
- 明显压痛感
- 乳头自发溢液

【穴位按摩功效】

乳腺增生是比较高发的女性乳房疾病之一。日常生活中，一些不良生活习惯、不良饮食结构、长期服用避孕药、内分泌失调等均会引起乳腺增生。经常按摩乳房周围的穴位，如乳根、乳中、期门、日月、天溪等穴位，则可促进局部的血液循环，改善或消除乳房及其周围皮肤的红、肿、热、痛等症状。头部的率谷穴，则可促进头部血液循环，改善乳房胀痛等不适，辅助治疗乳腺增生。

【特效穴位】

膻中穴： 位于人体胸部，在前正中线上，两乳头的正中间处。

期门穴： 在胸部，第6肋间隙，前正中线旁开4寸。仰卧，在胸部锁骨中线上，前正中线旁开4寸处。

日月穴： 在腹部，乳头下方，第7肋间隙，前正中线旁开4寸。

天溪穴： 位于胸部，第4肋间隙，前正中线旁开6寸。仰卧，在第4肋间隙，再从前正中线向外量8横指即是。

乳中穴： 在胸部，第4肋间隙，乳头中央，距前正中线4寸。

乳根穴： 仰卧，在胸部，男性在乳头直下；女性沿锁骨中线，第5肋间隙，距前正中线4寸处。

率谷穴： 在头部，耳尖直上入发际1.5寸处。侧坐，将耳部向前折，在耳尖直上入发际1.5寸处。

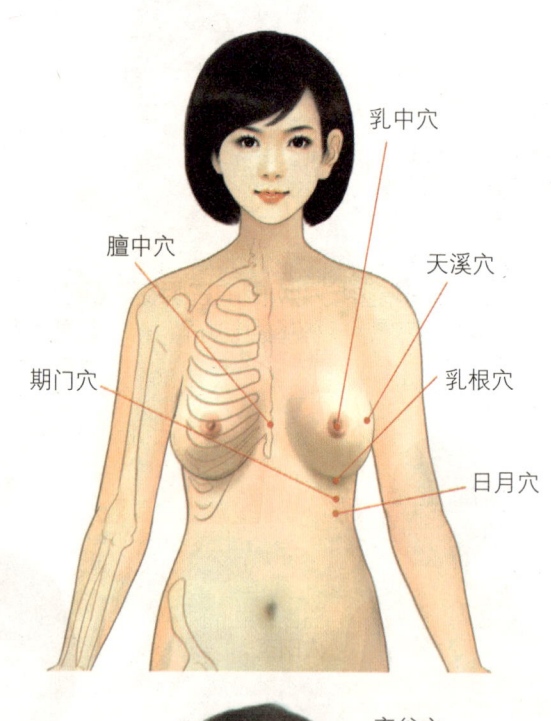

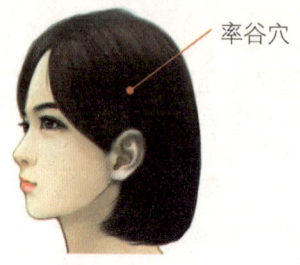

【按摩手法】

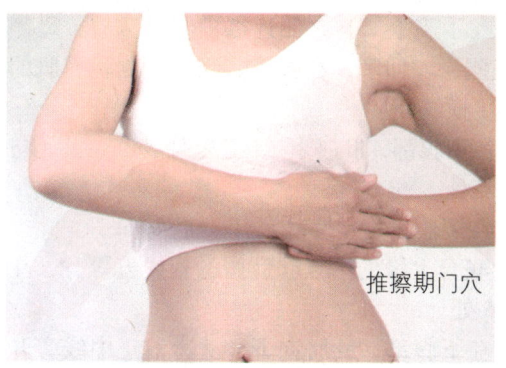
推擦期门穴

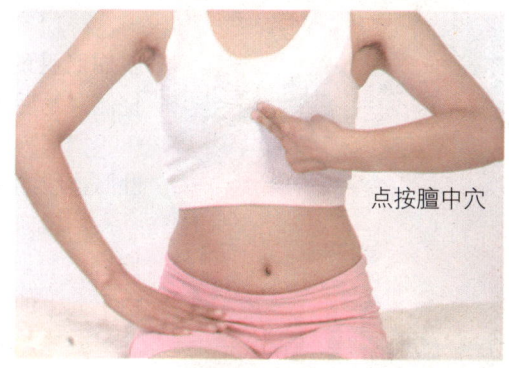
点按膻中穴

❶ 端坐,腰挺直,双脚平放与肩同宽,左手掌心与右手背重叠置于一侧的期门穴上,并由外到内快速推擦,至局部感觉温热为宜。

❷ 端坐,将一手的示指与中指并拢,用力点按膻中穴,再按逆时针方向轻轻地按揉膻中穴,至局部感觉酸胀为宜。

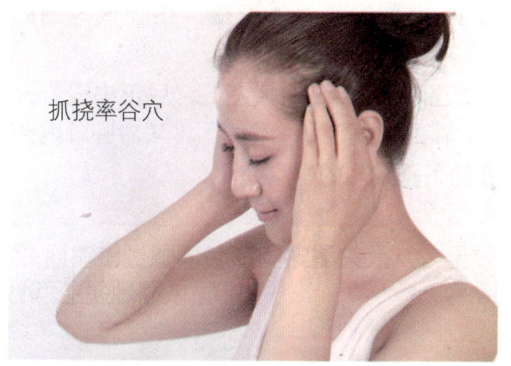
抓挠率谷穴

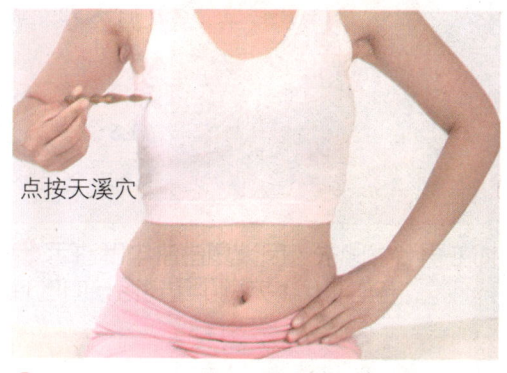
点按天溪穴

❸ 双手手指分开并屈成爪状,然后从前向后抓挠率谷穴,逐渐用力,至局部感觉酸胀为宜。

❹ 仰卧或端坐,用按摩棒点按天溪穴,力度适中,至局部感觉酸胀为宜,两侧穴位交替进行。

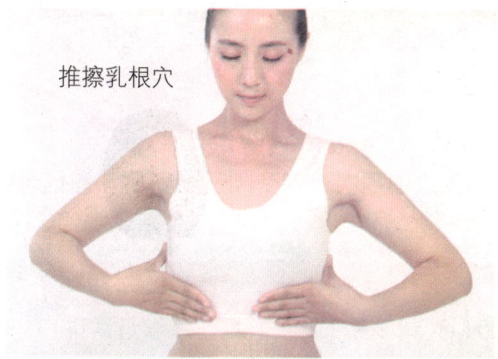
推擦乳根穴

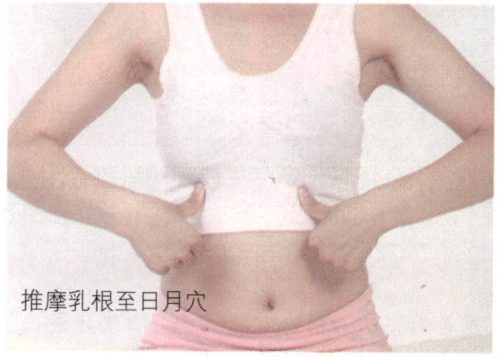
推摩乳根至日月穴

❺ 将双手搓热,除拇指以外的其余四指并拢,并由下至上、由内至外快速地推擦乳根穴,至局部感觉温热为宜。

❻ 端坐,双手拇指指腹分别置于乳根穴处,其余四指朝向外侧以助力,双手拇指指腹从乳根向下推摩至日月穴,反复操作。

不孕症

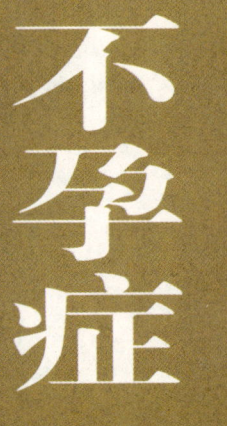

【典型症状】
- 输卵管不通
- 黄体功能低下
- 月经不调

【穴位按摩功效】

夫妻同居2年以上，有正常的性生活、未避孕、配偶生殖功能正常，但仍未受孕，即为不孕症。通过一系列的推拿按摩，可有效辅助治疗不孕症。按摩归来穴，并搭配气海、中极、阴廉穴等，可通经血，理下焦，补肾气，有效改善不孕症；按摩三阴交穴，则可调经脉、理气血，辅助治疗不孕症；按摩神门穴，搭配阴陵泉穴，可调理脏器各功能，缓解不孕症，按摩肾俞穴，固肾健脾，强身健体，帮助不孕症患者的康复。

【特效穴位】

神门穴：在手腕上，腕掌侧远端横纹尺侧端，尺侧腕屈肌腱的桡侧缘。仰掌，在腕骨后缘，尺侧腕屈肌的桡侧，掌后第1横纹处。

气海穴：在下腹部，肚脐下1.5寸。仰卧，在关元与肚脐连线的中点处。

中极穴：在下腹部，前正中线上，肚脐向下4寸。仰卧，将耻骨联合上缘的中点和肚脐的连线五等分，在由下向上的1/5处。

归来穴：在下腹部，肚脐向下4寸，前正中线旁开2寸。

阴陵泉穴：在小腿部，膝部内侧，胫骨内侧髁下缘与胫骨内侧缘之间的凹陷中。

三阴交穴：在小腿内侧，内踝尖上3寸，胫骨内侧后缘处。侧坐，在内踝尖直上4横指，在胫骨内侧后缘处。

肾俞穴：在腰部，第2腰椎棘突下，后正中线旁开1.5寸。端坐，在第2腰椎上引一垂线，再从肩胛骨内侧缘引一垂线，在两条垂线间的中点处。

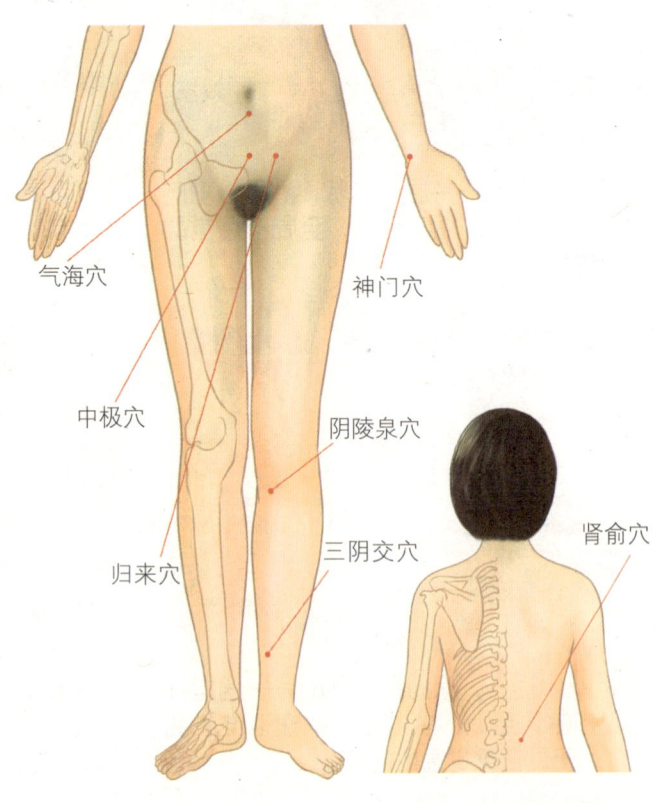

【按摩手法】

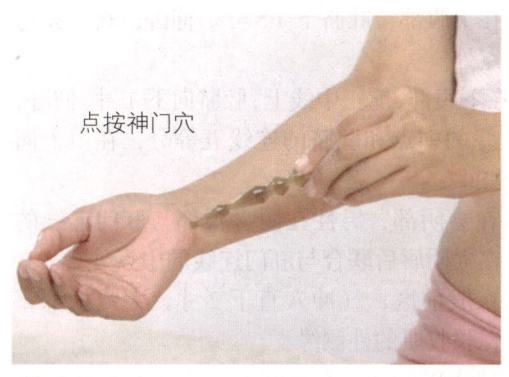

❶ 自然站立或端坐,手持按摩工具点按对侧的神穴门,轻重交替进行,至局部产生酸胀为宜,左右手交替点按。

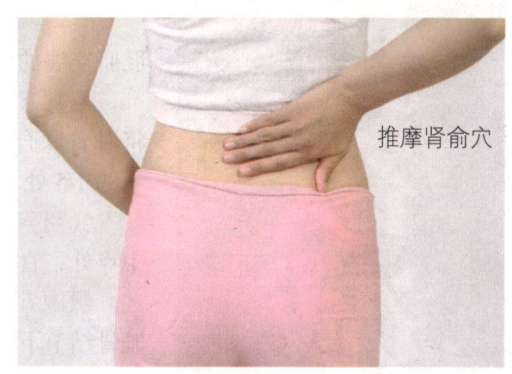

❷ 自然站立,一手五指并拢并置于腰部的肾俞穴上,并用整个手掌推摩肾俞穴,至局部感觉温热为宜。

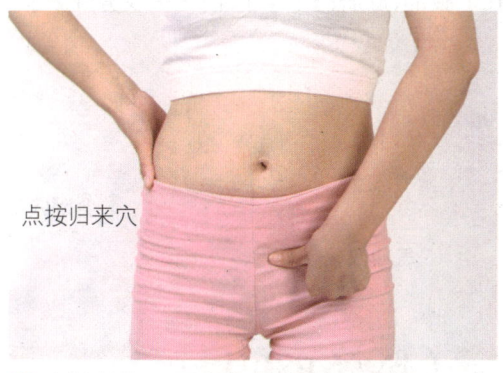

❸ 自然站立,用拇指指腹点按归来穴,用力稍重,至局部产生酸胀感或温热感为宜。

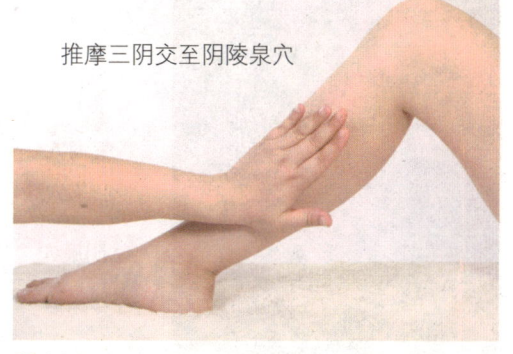

❹ 被按摩者仰卧,稍屈膝,按摩者用一手手掌自被按摩者的三阴交穴,向上推摩至阴陵泉穴,然后用拇指重点点按三阴交穴,至局部产生温热感为宜。

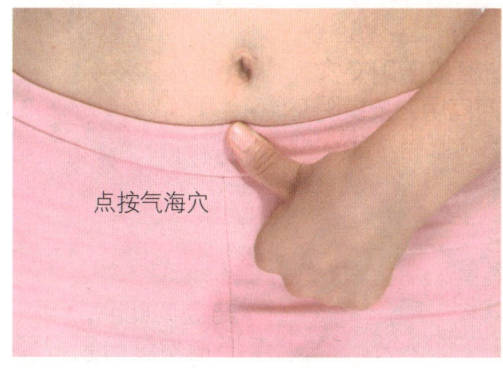

❺ 站立或仰卧,用拇指指腹点按气海穴,再顺时针方向按揉气海穴,用力适中,至局部产生酸胀感和温热感为宜。

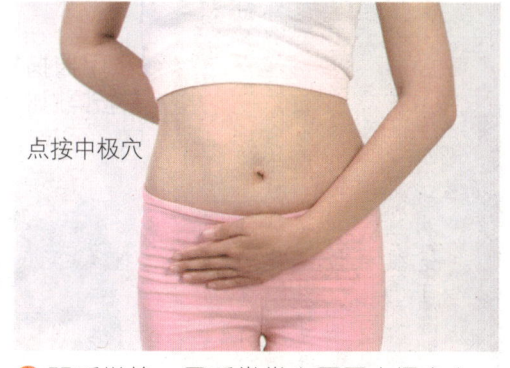

❻ 双手搓热,用手掌掌心置于中极穴上,用力点按,至局部产生温热感为宜。

性欲减退

【典型症状】
- 性生活时无反应或快感反应不足
- 性生活时阴道无爱液或爱液少
- 阴道干涩、紧缩、疼痛
- 缺乏性高潮

【穴位按摩功效】

性欲减退通俗地讲，即对性生活无兴趣。中医认为性欲减退大多与气郁、痰阻、精亏、气血不足等有关，可采用相应的穴位进行按摩治疗。其中，生殖器官周围的诸多穴位，如阴交穴、阴廉穴、气冲穴、归来穴等，均可补肾壮阳，理气止痛，通经止带，有利于缓解和改善性功能障碍症状，并提升性欲，帮助性生活高潮的到来。

【特效穴位】

气海穴：在下腹部，肚脐下1.5寸。仰卧，在关元与肚脐连线的中点处。

阴交穴：在下腹部，前正中线上，肚脐向下1寸。仰卧，将耻骨联合上缘的中点和肚脐的连线五等分，在由上向下的1/5处。

会阴穴：在会阴部，男性在阴囊根部与肛门连线的中点处，女性在大阴唇后联合与肛门连线的中点处。

阴廉穴：在股前区，气冲穴直下2寸，大腿根部，耻骨结节下方，长收肌的外侧缘。

气冲穴：位于腹股沟，在耻骨联合上缘，前正中线旁开2寸处。仰卧，在腹股沟上方，耻骨联合上缘，肚脐下5寸，距前正中线约2横指处。

归来穴：在下腹部，肚脐向下4寸，前正中线旁开2寸。

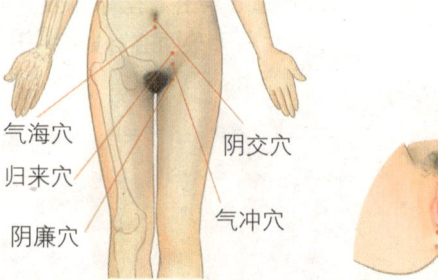
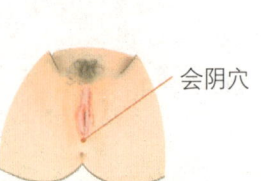

【按摩手法】

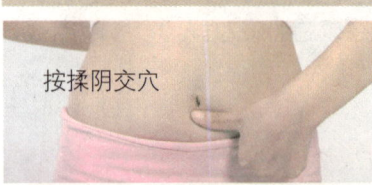
按揉阴交穴

❶ 用拇指指指腹按压阴交穴，并按照顺时针方向用力按揉阴交穴，至穴位处感觉胀痛为宜。

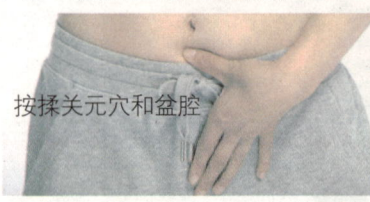
按揉关元穴和盆腔

❷ 站立，用拇指指腹按揉气海穴，其余四指按揉盆腔，力度适中，至局部产生温热感为宜。

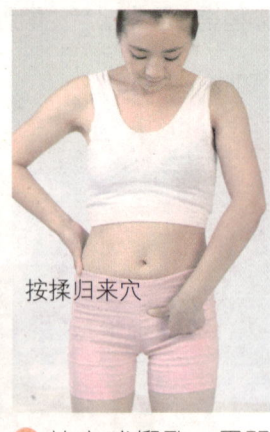
按揉归来穴

❸ 站立或仰卧，用双手拇指指腹分别按揉归来穴，再用力点按归来穴，力度稍重些，至穴位处感觉酸胀为宜。

第十章 轻松告别亚健康状况

按摩对症治疗保健全书

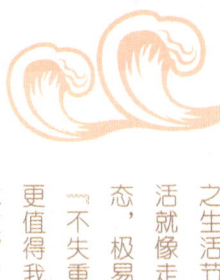

● 现代社会人们的饮食越来越精细，食谱中大多缺乏微量元素，加之生活节奏加快，社会压力加大，身体处于亚健康状况的人越来越多。生活就像走钢丝，任何风吹草动都会影响生活质量。身体一旦处于亚健康状态，极易失去平衡，从而给生命带来威胁。想要协调机体活动、保证机体不失衡，日常生活中及时补充营养固然重要，但无毒无害地按摩操作更值得我们尝试。通过按摩，我们可以放松心情，调节身体内循环，改善体质，恢复健康的体魄，提升精神状态。

抑郁症

【典型症状】
- 胸闷、气短
- 注意力涣散、记忆力下降
- 身体消瘦、精力不足
- 心悸、失眠

【穴位按摩功效】
抑郁症被称为精神病学中的「感冒」，普遍存在于人们之中，以情绪低落、思维迟缓、言语动作少为基本特征。通过一定的按摩，有利于纾解心结，舒缓身心。其中，最常见的相关穴位有天井穴、少府穴、太冲穴。天井穴可行气、散结、安神通络，尤其适用于抑郁症患者；少府穴则可清心宁神、心俞穴搭配按摩，有利于消除心中郁结、改善心情；太冲穴则可解郁开心结、化开抑郁，对抑郁症患者有益。

【特效穴位】

天井穴：在手臂外侧，屈肘，在肘尖向上1寸的凹陷处。端坐，手叉腰，在臂外侧，肘尖后上方的凹陷处。

巨阙穴：在腹部，前正中线上，肚脐向上6寸。仰卧，在腹部，前正中线上，将胸剑结合点与神阙连线四等分，在连线的上1/4与下3/4交点处。

神门穴：在手腕上，腕掌侧远端横纹尺侧端，尺侧腕屈肌腱的桡侧缘。仰掌，在腕骨后缘，尺侧腕屈肌的桡侧，掌后第1横纹处。

心俞穴：在背部，第5胸椎棘突下，后正中线旁开1.5寸。端坐，在第5胸椎引一垂线，再从肩胛骨内侧缘引一垂线，在两条垂线间的中点处。

太冲穴：位于人体足背的第1、2跖骨结合部前方，摸到一凹陷处即是。

少府穴：在手掌，在第4、5掌骨之间，与第5掌指关节近端齐平。握拳，在小指指尖下方的凹陷处。

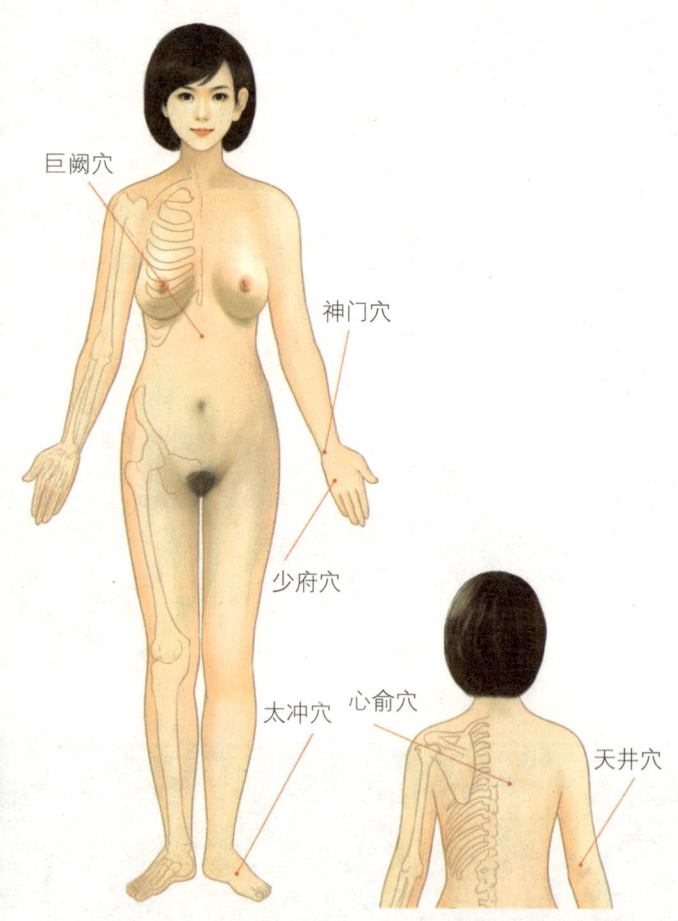

160

【按摩手法】

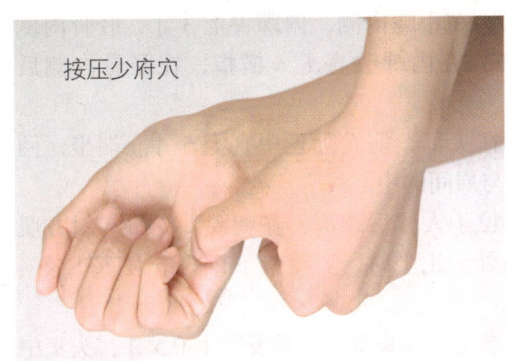
按压少府穴

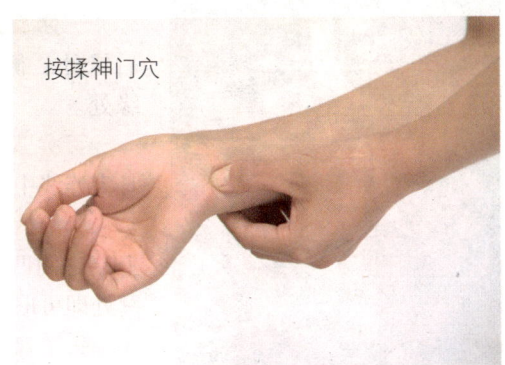
按揉神门穴

❶ 一手握拳,另一手拇指指腹向下按压握拳那只手的少府穴,用力稍重些,至穴位处感觉酸胀为宜。

❷ 一手拇指指腹顺时针或逆时针按揉另一只手的神门穴,至局部感觉酸胀或微痛为宜,左右手交替按摩。

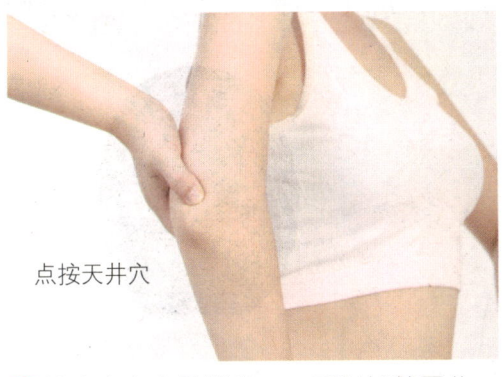
点按天井穴

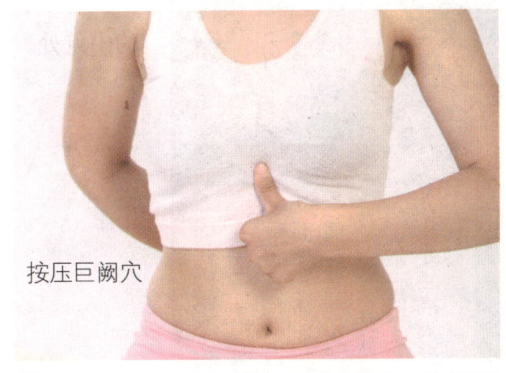
按压巨阙穴

❸ 被按摩者自然端坐,一手肘关节屈曲,按摩者用一手拇指指端用力点按被按摩者手臂上的天井穴,至局部感觉酸胀为宜,左右手交替点按。

❹ 端坐,一手的拇指与示指并拢,按压巨阙穴,力度不宜太大,至穴位处感觉胀痛为宜。

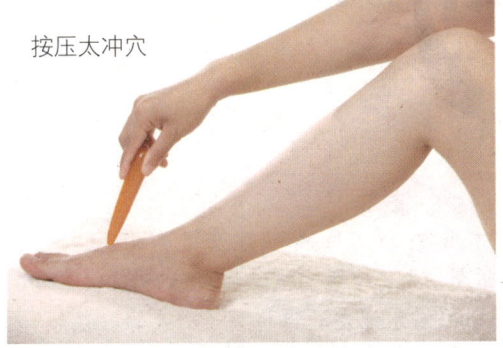
按压太冲穴

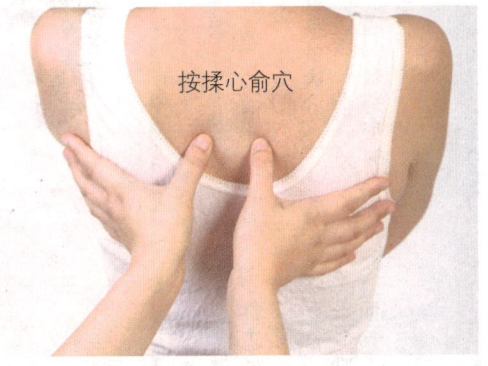
按揉心俞穴

❺ 端坐,手持按摩棒用力按压脚背上的太冲穴,并做顺时针或逆时针的按揉,至局部感觉酸胀为宜,左右脚交替按压。

❻ 被按摩者端坐或俯卧,按摩者用双手拇指指腹按揉被按摩者背部两侧的心俞穴,力度适中,至穴位处感觉酸胀为宜。

头痛

【典型症状】
- 头部胀痛或头痛如裂
- 恶心、呕吐
- 失眠、健忘
- 烦躁易怒

【穴位按摩功效】

头痛专指头颅以上半部位的疼痛，临床上比较多见，主要由全身疾病、头部器官疾病及脑部病变等引起。通过按摩头部诸多穴位，可疏经活络，从而使头痛症状减轻或消失。其中，太阳穴有利于改善头部疾病的大穴；百会穴是百脉之会，百病所主，对头痛症状颇有疗效；头维穴有利于消除疲劳引起的头痛不适。另外，足部的三阴交、太冲穴也可对头痛起到一定的舒缓作用，而手部的合谷穴也是止痛大穴，对头部疼痛也有辅助疗效。

【特效穴位】

三阴交穴：在小腿内侧，内踝尖上 3 寸，胫骨内侧后缘处。侧坐，在内踝尖直上 4 横指，在胫骨内侧后缘处。

百会穴：在头部，前发际正中直上 5 寸。端坐，两耳尖连线中点与眉间的中心线交汇处。

风池穴：位于人体后颈部，在胸锁乳突肌与斜方肌上端之间凹陷处。正坐时，后头骨下，两条大筋外缘陷窝处即可取穴。

头维穴：端坐，在头部，额角发际上 0.5 寸，头正中线旁开 4.5 寸。

太冲穴：位于人体足背的第 1、2 跖骨结合部前方，摸到一凹陷处即是。

合谷穴：在手背的第 1、2 掌骨之间，第 2 掌骨桡侧的中点处。

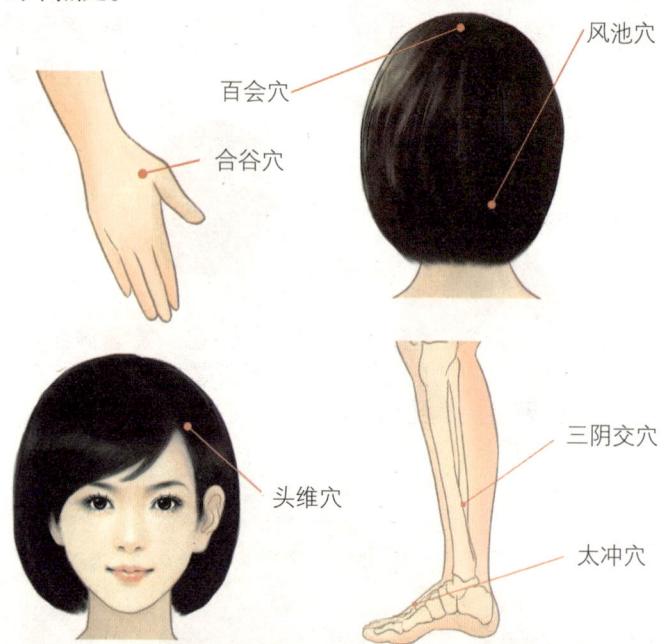

【辅助治疗】

莲子红枣木瓜羹：取木瓜半个，水发银耳 30 克，红枣、莲子、冰糖各适量。先将木瓜去皮、去子，切块；将银耳、红枣、莲子分别用温水泡发。再将莲子心去除。热锅，加入适量水，再加入所有材料，大火煮开后再转为小火熬煮 2 小时左右即可。本品具有宁心安神、补肾固精之功效，有利于缓解头痛症状。

【按摩手法】

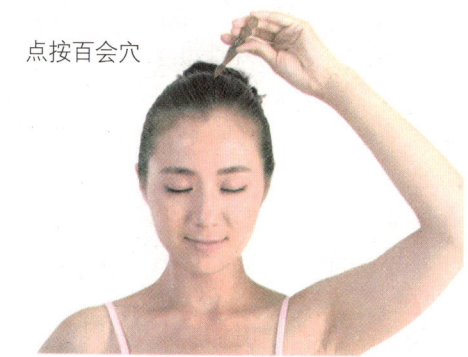

点按百会穴

❶ 手持按摩棒垂直点按百会穴，用力稍重些，至局部感觉酸胀或胀痛为宜。

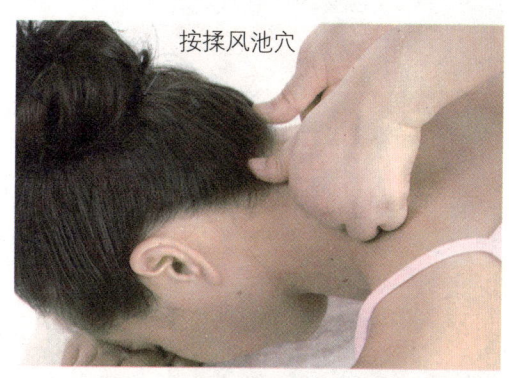

按揉风池穴

❷ 被按摩者俯卧，按摩者用双手拇指指腹按揉被按摩者头部两侧的风池穴，力度稍重，先顺时针再逆时针方向反复按揉，至局部产生温热感为宜。

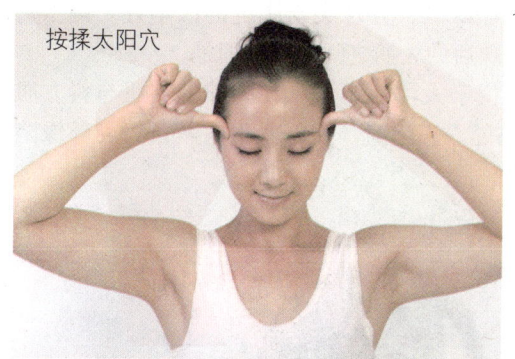

按揉太阳穴

❸ 端坐，用两手拇指指腹分别着力于两侧的太阳穴，轻而和缓地揉动，力度适中，至局部产生酸胀感为宜。

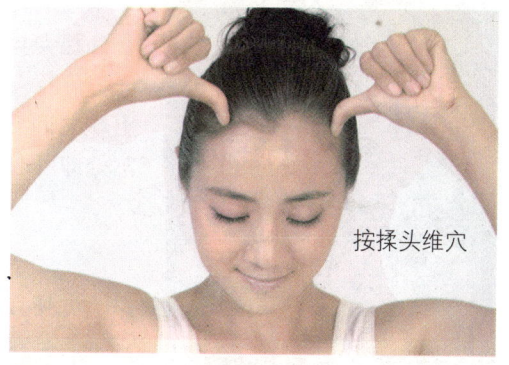

按揉头维穴

❹ 端坐，用双手拇指指腹用力按揉两侧的头维穴，先顺时针再逆时针方向按揉，至局部产生温热或酸胀感为宜。

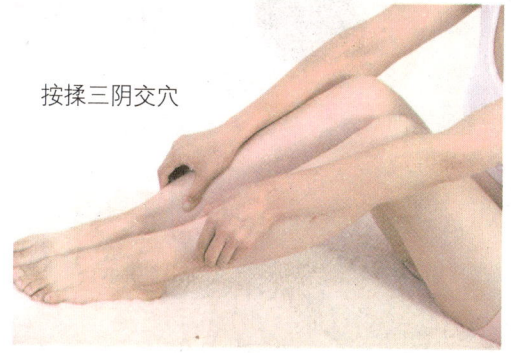

按揉三阴交穴

❺ 端坐，双手拇指指腹分别置于两腿上的三阴交穴，并用力按揉，至局部产生酸胀感为宜。

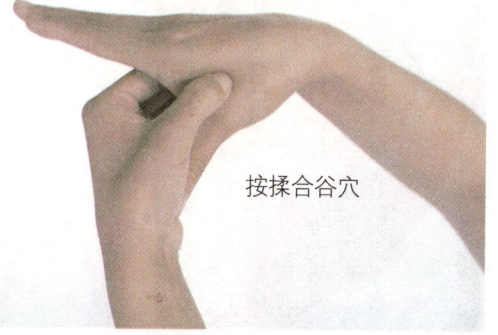

按揉合谷穴

❻ 端坐，一手拇指指腹重力按揉另一手上的合谷穴，可顺时针按揉，也可逆时针按揉，至局部产生酸胀感为宜。

耳鸣

【典型症状】
- 耳边响起呼呼风声、隆隆声、哨声等
- 耳鸣间歇发生或持续发生
- 听力下降
- 头晕

【特效穴位】

翳风穴：在耳垂后方，乳突下端前方凹陷处。端坐，张大嘴，将耳垂向后按，在正对耳垂边缘的凹陷处。

听宫穴：在面部，耳屏前，下颌骨髁状突的后方。端坐，微张口，在面部耳屏前，下颌骨髁状突的后方，张口时的一凹陷处。

听会穴：在面部，于耳屏间切迹的前方，下颌骨髁突的后缘。端坐，张口，手置于耳屏下方、下颌骨髁突后缘，在一凹陷处。

耳门穴：在耳区，耳屏上切迹与下颌骨髁突之间的凹陷中。

外关穴：在前臂，阳池与肘尖的连线上，腕背侧远端横纹上2寸。抬手臂，腕背横纹中点向上量2横指，与内关相对。

太溪穴：在踝区，外踝尖与跟腱的凹陷处。侧坐，在外踝尖与脚踝后的大筋之间的凹陷即是。

风池穴：位于人体后颈部，在胸锁乳突肌与斜方肌上端之间凹陷处。正坐时，后头骨下，两条大筋外缘陷窝处即可取穴。

【穴位按摩功效】

在无外界声波刺激或电刺激时，人体耳内或脑内会产生声音的感觉，则多半是耳鸣症状。耳鸣属于普遍存在的病症，而非一种独立的疾病。特效穴位的按摩为一种比较有效且方便的治疗方法。其中翳风穴、听宫穴、听会穴、耳门穴均是耳部的重要穴位，可聪耳、开窍，对耳鸣症状有积极的改善作用；外关、太溪穴则有利于缓解耳鸣引起的头晕、失眠等症状；风池穴则可以有效地改善因耳鸣引起的头晕、失眠等症状。

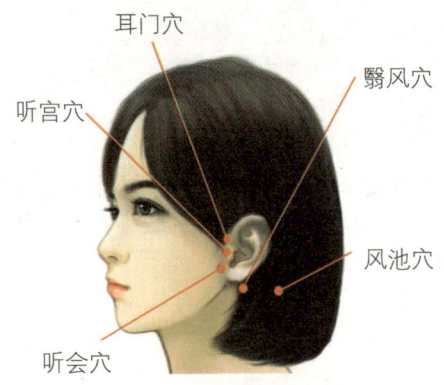

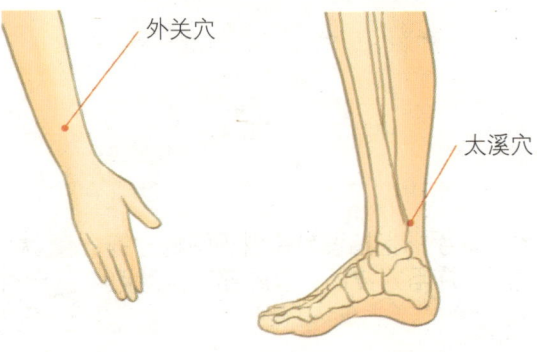

【按摩手法】

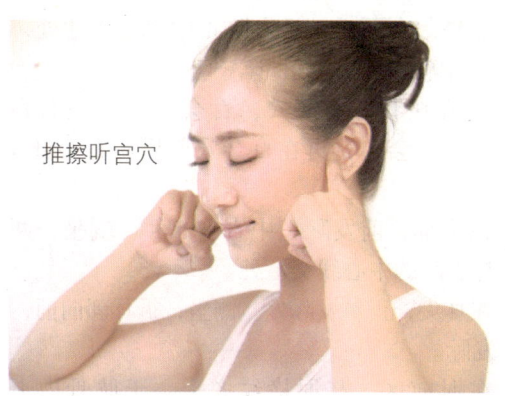

推擦听宫穴

❶端坐,双手示指指腹重力按揉两侧的听宫穴,并上下来回推摩,速度稍快些,至局部感觉酸胀或温热为宜。

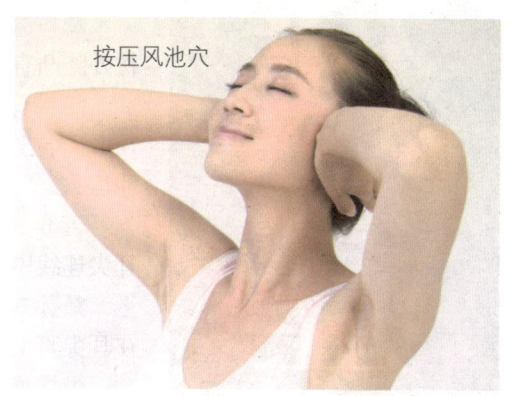

按压风池穴

❷端坐,双掌搓热,并置于耳朵上,中指则按压后头部的风池穴,力度稍重些,至局部感觉温热为宜。

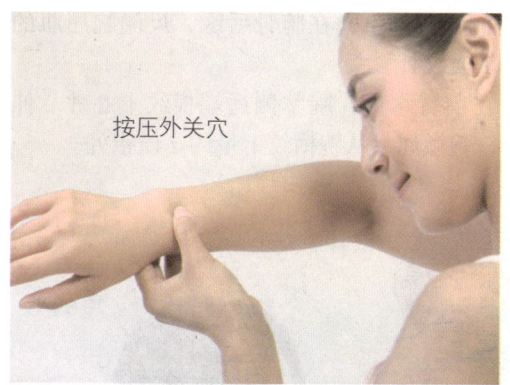

按压外关穴

❸端坐,一手示指指腹放在对侧手部上的外关穴上,并用力按压2分钟,至局部产生酸痛感为宜,左右手交替进行。

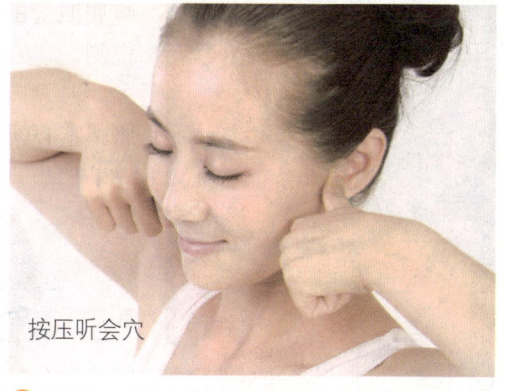

按压听会穴

❹端坐,用一手拇指指腹向下按压听会穴,并按顺时针方向按揉,至局部感觉温热为宜。

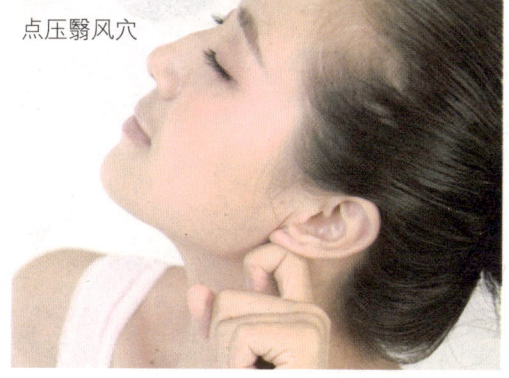

点压翳风穴

❺端坐,用示指指关节点压翳风穴,力度稍重些,至穴位处感觉酸胀为宜。

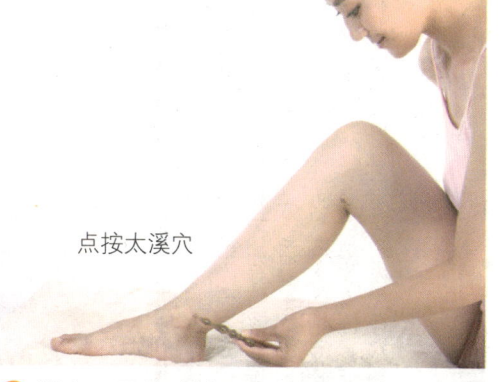

点按太溪穴

❻端坐,用按摩棒重力点按太溪穴,至局部产生酸胀感为宜,左右脚交替按摩。

健忘症

【典型症状】
- 记忆力减退
- 心神不宁、精神恍惚
- 失眠多梦
- 妄言妄听、喜怒无常

【特效穴位】

风府穴：端坐，在颈后，后发际正中直上1寸处，枕外隆凸直下，两侧斜方肌之间凹陷中。

四神聪穴：在头顶，有4穴，百会穴前后左右各1寸。端坐，先取百会穴，再在百会穴前后左右旁开1寸取穴。

百会穴：在头部，前发际正中直上5寸。端坐，两耳尖连线中点与眉间的中心线交汇处。

角孙穴：在耳尖，正对发际处。侧坐，折耳郭向前，在耳尖直上入发际。

少海穴：在肘前区，与肘横纹齐平，于肱骨内上髁前缘处。屈肘、举臂、手抱头，在肘内侧横纹的尽头处。

神门穴：在手腕上，腕掌侧远端横纹尺侧端，尺侧腕屈肌腱的桡侧缘。仰掌，在腕骨后缘，尺侧腕屈肌的桡侧，掌后第1横纹处。

内关穴：在前臂掌侧，腕掌侧远端横纹上2寸。伸胳膊掌心朝上，腕微屈，从腕横纹上量约2横指处。

【穴位按摩功效】

健忘即指人体大脑的思考能力出现暂时性的障碍，多由心脾两虚、肾精不足等引起。通过头部、手部和足部等特效穴位的按摩，可积极改善健忘症。风府、百会、角孙穴均有利于熄风止痛，通关开窍，有效地提高记忆力；四神聪穴可提高人的情志，辅助治疗遇事善忘症状；少海穴可宁心安神，有效地改善健忘症状；神门穴则可通经活络，凝神安心，搭配三阴交、内关等穴，则对健忘症患者有益。

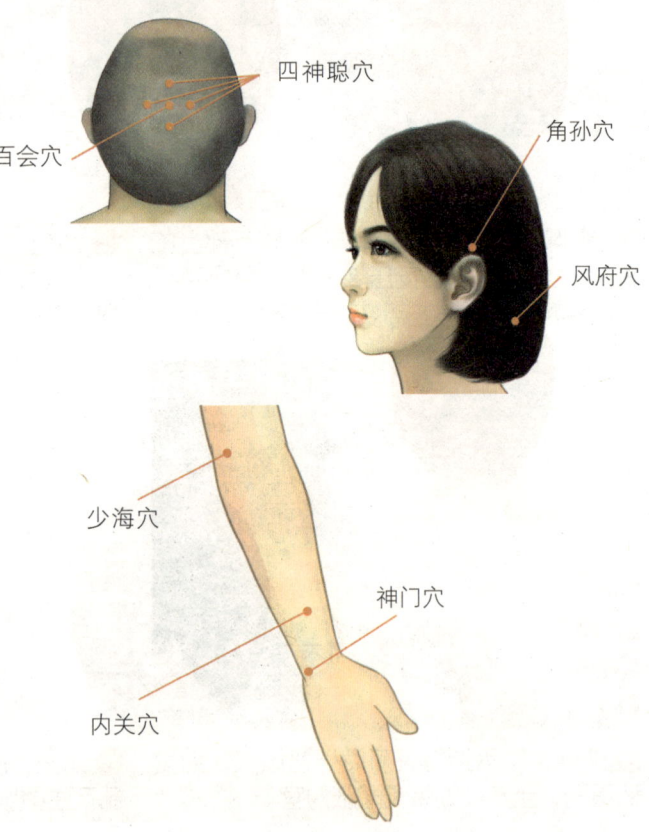

百会穴　四神聪穴　角孙穴　风府穴　少海穴　神门穴　内关穴

【按摩手法】

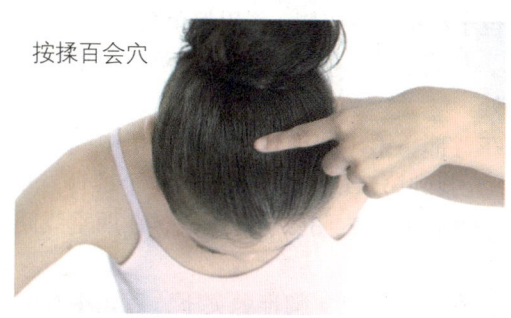

按揉百会穴

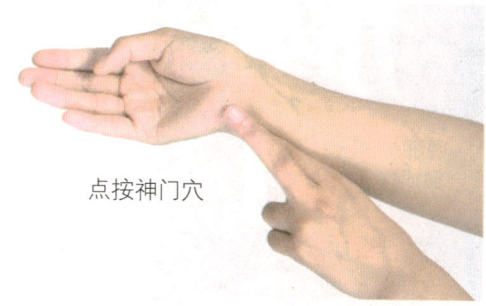

点按神门穴

❶ 端坐，用一手示指指腹按揉百会穴，其余三指和拇指相握以助力，先顺时针再逆时针方向反复按揉，至局部产生温热感为宜。

❷ 端坐，一只手的示指和中指叠按在对侧手部的神门穴处，用力点按该穴，至穴位处感觉酸胀为宜，左右手交替按摩。

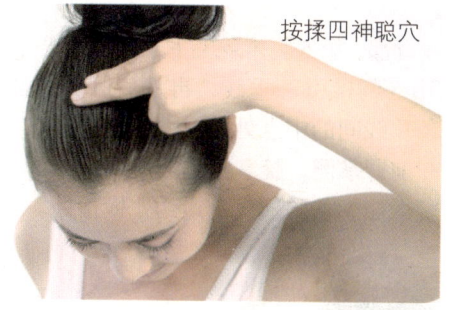

按揉四神聪穴

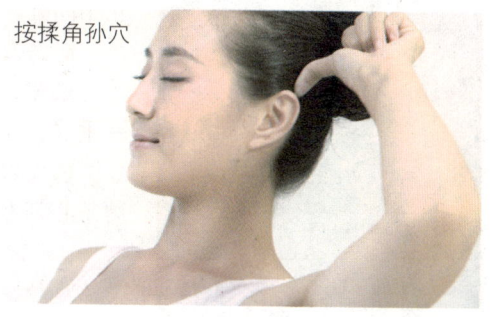

按揉角孙穴

❸ 端坐，将双手示指、中指分别置于四神聪穴上，并用力按揉，至局部产生酸胀感或温热感为宜。

❹ 端坐，用拇指指腹按揉一侧的角孙穴，用力适中，至穴位处感觉酸胀为宜，左右两侧交替按揉。

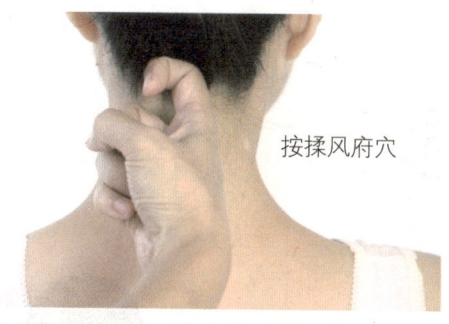

按揉风府穴

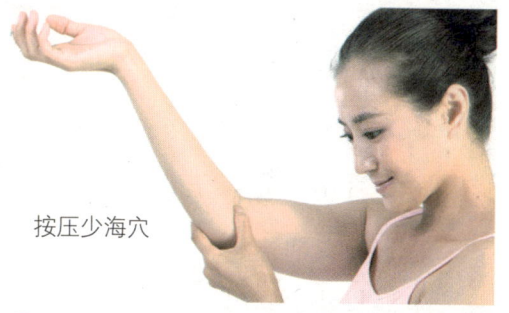

按压少海穴

❺ 被按摩者端坐，按摩者用示指指关节按揉被按摩者的风府穴，力度稍重些，至局部产生酸胀感为宜。

❻ 端坐，屈肘，一手拇指置于少海穴处，其余四指托住手肘，拇指指腹用力按压少海穴，至穴位处感觉胀痛为宜。

【辅助治疗】

茯苓沉香丸：取茯苓2克，沉香1克。将两者一起研磨成细末，再加入适量蜂蜜炼成如豆子大小的丸子即可。饭后服用，每日一粒丸子，需长期服用。沉香和茯苓均有宁心安神、提神醒脑之功效，有利于改善因健忘引起的心神不定、恍惚等症状。

胸闷

【典型症状】

胸口沉重难受

偶见气喘吁吁

呼吸不顺畅

失眠、乏力

【穴位按摩功效】

胸闷是一种自觉胸部闷胀及呼吸费力的主观症状,是多种疾病发生的早期反应。

其中,少冲穴可清热息风、醒神开窍,常用于心脏疾病的急救,对胸闷也颇具疗效;大杼穴具有舒筋活络、清热解表之功效,状;厥阴俞穴则有利于宁心安神、宽胸理气,适用于心脏病、胸闷疗效更明显;心俞、督俞穴则可宽胸理气、呼吸系统疾病,搭配膻中穴,对胸闷疗效更明显;心俞、督俞穴则可宽胸理气、呼吸系统疾病,若与内关穴一起按摩,辅助治疗胸闷的作用将更大。

【特效穴位】

少冲穴:位于小指末节桡侧,指甲根角侧上方0.1寸处。摊开手掌,伸直手指,在小指指甲底部与小指桡侧缘引线的交点处。

大杼穴:在背部,第1胸椎棘突下,后正中线旁开1.5寸。端坐,先找到第7颈椎,再向下数1个椎骨,并引一垂线,然后在肩胛骨内侧缘引一垂线,在两垂线间的中点处。

厥阴俞穴:在背部,第4胸椎棘突下,后正中线旁开1.5寸。端坐,在向第4胸椎上引一垂线,再从肩胛骨内侧缘引一垂线,在两垂线间的中点处。

膻中穴:位于人体胸部,在前正中线上,两乳头的正中间处。

心俞穴:在背部,第5胸椎棘突下,后正中线旁开1.5寸。端坐,在第5胸椎引一垂线,再从肩胛骨内侧缘引一垂线,在两条垂线间的中点处。

内关穴:在前臂掌侧,腕掌侧远端横纹上2寸。伸胳膊掌心朝上,腕微屈,从腕横纹上量约2横指处。

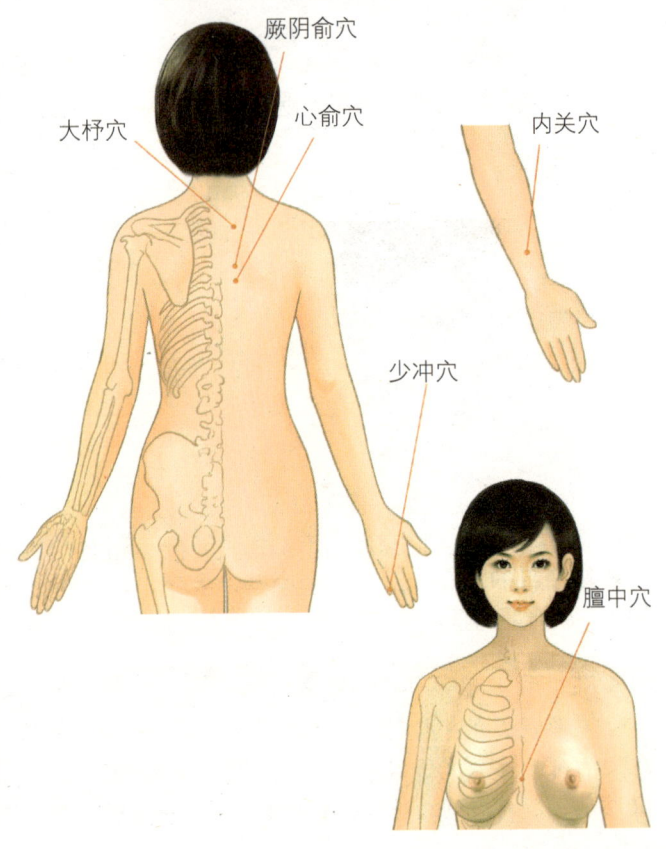

【按摩手法】

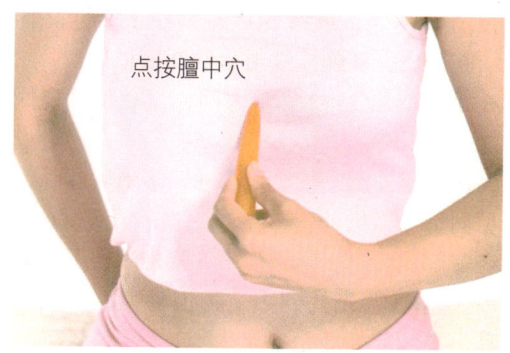
点按膻中穴

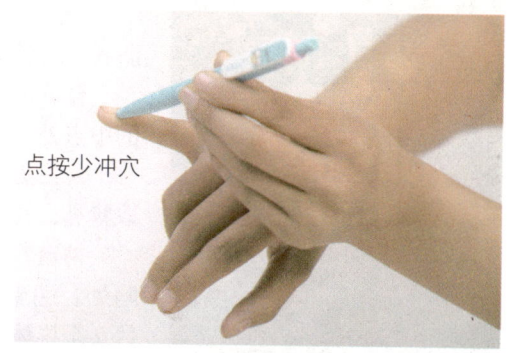
点按少冲穴

❶ 端坐，用按摩棒点按膻中穴，用力要稍重些，至穴位处感觉酸胀或胀痛为宜。

❷ 端坐，一手持圆珠笔笔端点按另一手的少冲穴，力度要适中，至穴位处产生酸胀感为宜，左右手交替按摩。

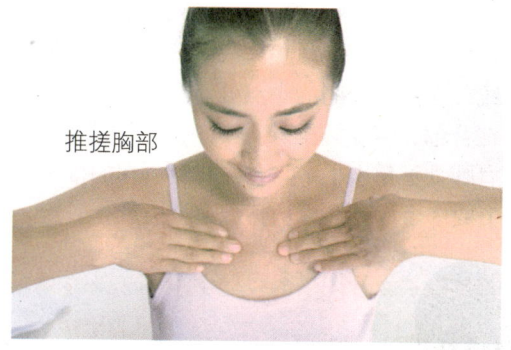
推搓胸部

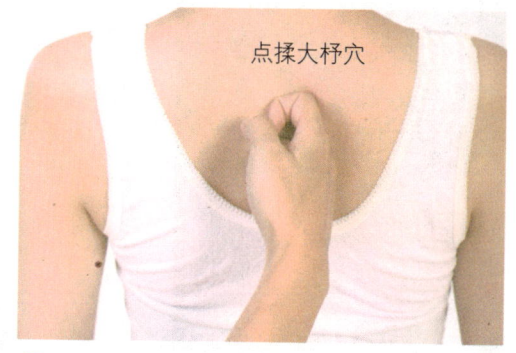
点揉大杼穴

❸ 取坐位，双手除拇指外其余四指并拢，重力从锁骨向下按压至胸部，来回推搓3分钟。

❹ 被按摩者端坐或俯卧，按摩者用示指指关节重力点揉被按摩者的大杼穴，至穴位处产生酸胀感为宜，左右两侧的穴位交替按摩。

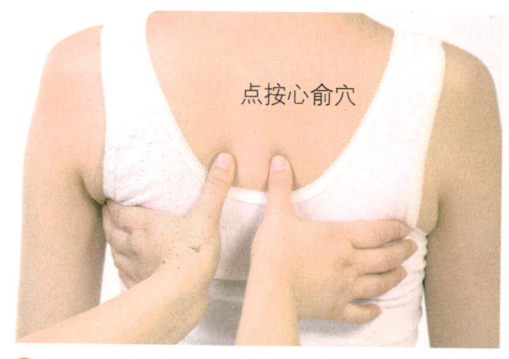
点按心俞穴

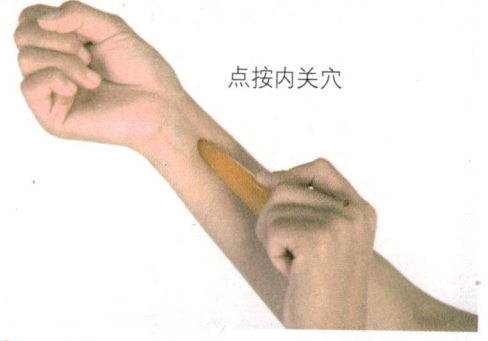
点按内关穴

❺ 被按摩者端坐或俯卧，按摩者用拇指指端稍用力点按被按摩者的心俞穴，至局部感觉温热和酸胀为宜，左右两侧的穴位交替按摩。

❻ 一手持按摩棒点按对侧手臂上的内关穴，至局部感觉有酸胀感为宜，左右两臂的穴位交替按摩。

心悸

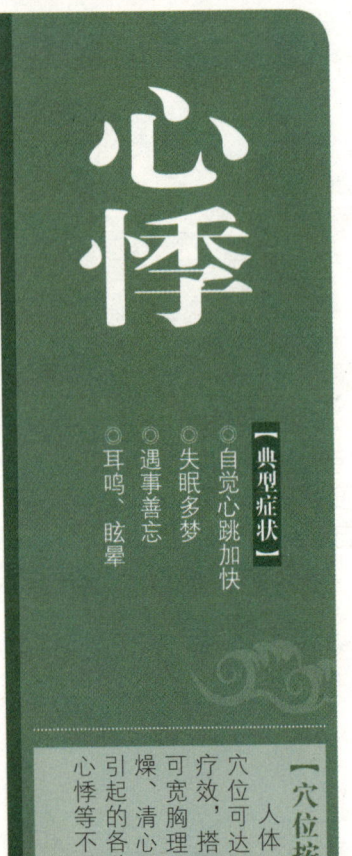

【典型症状】
- 自觉心跳加快
- 失眠多梦
- 遇事善忘
- 耳鸣、眩晕

【穴位按摩功效】

人体一旦不由自主地自我感觉心中悸动,则多半是心悸的表现,按摩穴位可以达到一定的舒缓目的。厥阴俞穴可宁心安神,对心脏诸多不适颇有疗效,搭配内关穴、神门穴的按摩,尤其适用于心悸、气短患者;心俞穴可宽胸理气、养心定神,是缓解心血管疾病的重要穴位;膏肓穴可滋阴润燥、清心养神,经常按摩有利于促进血液循环,增强心脏功能,改善心悸引起的各种不适;心主神明,神道穴位于两心俞穴之间,有利于缓解心痛、心悸等不适。

【特效穴位】

内关穴:在前臂掌侧,腕掌侧远端横纹上2寸。伸胳膊掌心朝上,腕微屈,从腕横纹上量约2横指处。

合谷穴:在手背的第1、2掌骨之间,第2掌骨桡侧的中点处。

足三里穴:在小腿外侧,犊鼻下3寸。端坐后屈膝,取犊鼻,在犊鼻向下4横指处。

神道穴:在背部,后正中线上,第5胸椎棘突下的凹陷处。端坐,在脊柱区,先找到第7胸椎棘突,再向上数2个椎体,其下缘凹陷处即是。

心俞穴:在背部,第5胸椎棘突下,后正中线旁开1.5寸。端坐,在第5胸椎引一垂线,再从肩胛骨内侧缘引一垂线,在两条垂线间的中点处。

厥阴俞穴:在背部,第4胸椎棘突下,后正中线旁开1.5寸。端坐,在向第4胸椎上引一垂线,再从肩胛骨内侧缘引一垂线,在两垂线间的中点处。

膏肓穴:在背部,第4胸椎棘突下,后正中线旁开3寸。端坐,两肩胛骨下角水平线与脊柱相交所在的椎体为第7胸椎,向上数3个椎骨,再从其棘突旁边量4横指。

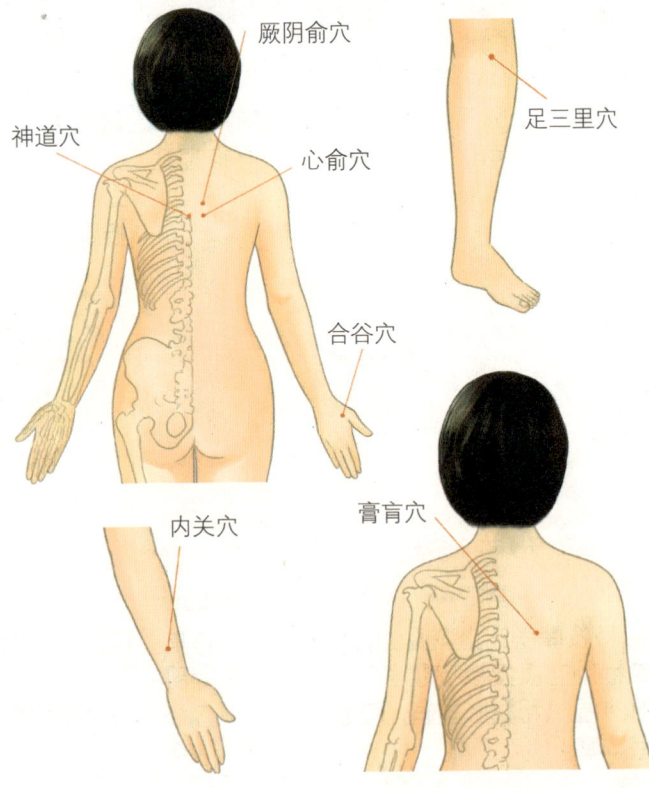

【按摩手法】

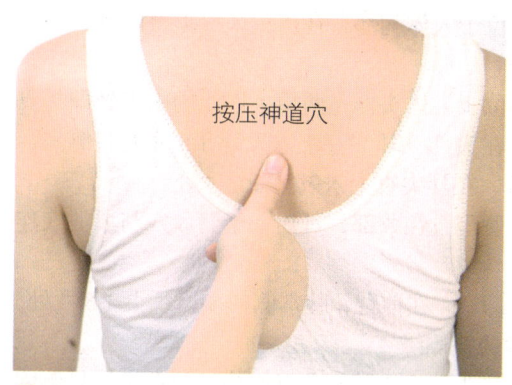

❶ 被按摩者端坐，按摩者一手握拳，用拇指指腹向下按压被按摩者的神道穴，用力稍重些，至局部感觉酸胀为宜。

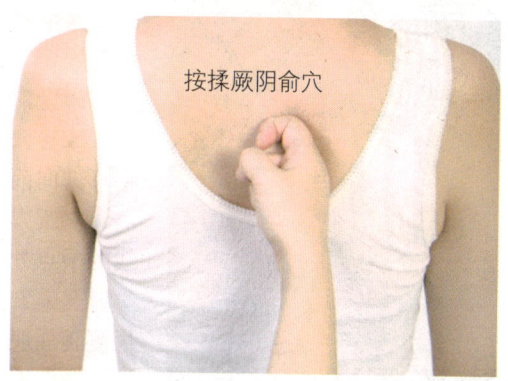

❷ 被按摩者端坐，按摩者用示指指关节重力点揉被按摩者脊柱两侧的厥阴俞穴，用力适中，至穴位处酸胀为宜。

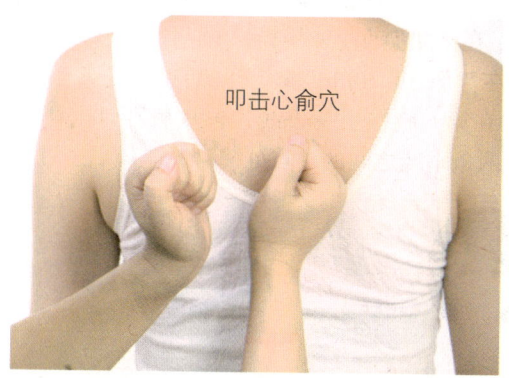

❸ 被按摩者端坐，按摩者双手握拳，并交替叩击被按摩者脊柱两侧的心俞穴，力度不宜过大，至局部感觉胀痛即可。

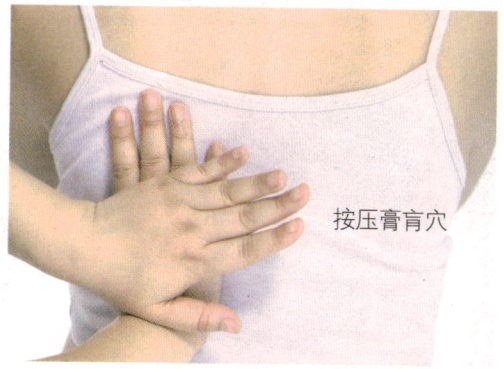

❹ 被按摩者端坐，按摩者双手掌叠按在被按摩者一侧的膏肓穴，反复按压至局部产生酸胀感为宜，左右两侧穴位交替按摩。

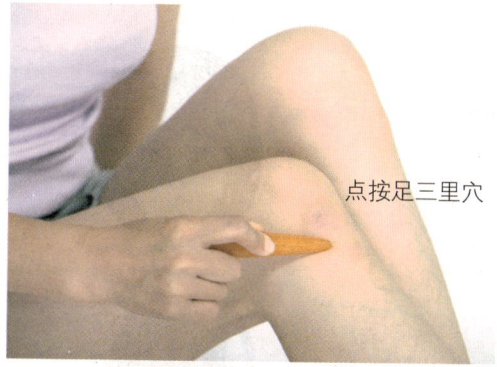

❺ 端坐，手持按摩棒点按对侧的足三里穴，至穴位处感觉酸胀为宜，力度不宜过大，以可耐受力为度，左右腿交替按摩。

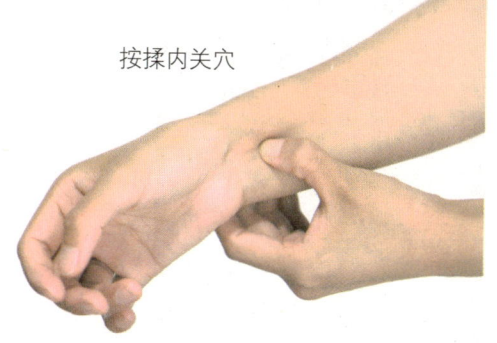

❻ 端坐，一手拇指指腹按揉对侧的内关穴，用力适中，至穴位处感觉酸胀为宜，左右手交替按摩。

失眠

【典型症状】

难以入眠、睡眠时间短、彻夜未眠、面色不华、全身乏力、胸闷、心悸、眩晕、健忘、心烦、头痛

【特效穴位】

膻中穴： 位于人体胸部，在前正中线上，两乳头的正中间处。

印堂穴： 位于人体头部，两眉头连线的中点处即是。

率谷穴： 在头部，耳尖直上入发际1.5寸处。侧坐，将耳部向前折，在耳尖直上入发际1.5寸处。

安眠穴： 侧坐，在颈部，耳后，于翳风穴与风池穴连线的中点处。

灵道穴： 仰掌，在前臂，腕掌侧远端横纹上1.5寸处，尺侧腕屈肌腱的桡侧缘。

神门穴： 在手腕上，腕掌侧远端横纹尺侧端，尺侧腕屈肌腱的桡侧缘。仰掌，在腕骨后缘，尺侧腕屈肌的桡侧，掌后第1横纹处。

三阴交穴： 在小腿内侧，内踝尖上3寸，胫骨内侧后缘处。侧坐，在内踝尖直上4横指，在胫骨内侧后缘处。

肝俞穴： 在背部，第6胸椎棘突下，后正中线旁开1.5寸处。端坐，在第6胸椎引一垂线，再从肩胛骨内侧缘引一垂线，在两条垂线之间的中点处。

【穴位按摩功效】

失眠在日常生活中比较多见，主要指夜不能寐或睡眠时间短等。通过一些简单的穴位按摩，可很好地放松身心，从而改善睡眠质量。其中，印堂、安眠穴均可镇静安神；神门穴可宁心安神，搭配内关、三阴交穴，更加有利于促进睡眠；肝俞穴可疏肝理气，有利于排解郁结、帮助睡眠。但是按摩时不宜采用叩击、弹拨、掐捏等使人兴奋的手法，而应采用缓慢轻柔的按摩手法，以便帮助失眠患者放松神经，更快入眠。

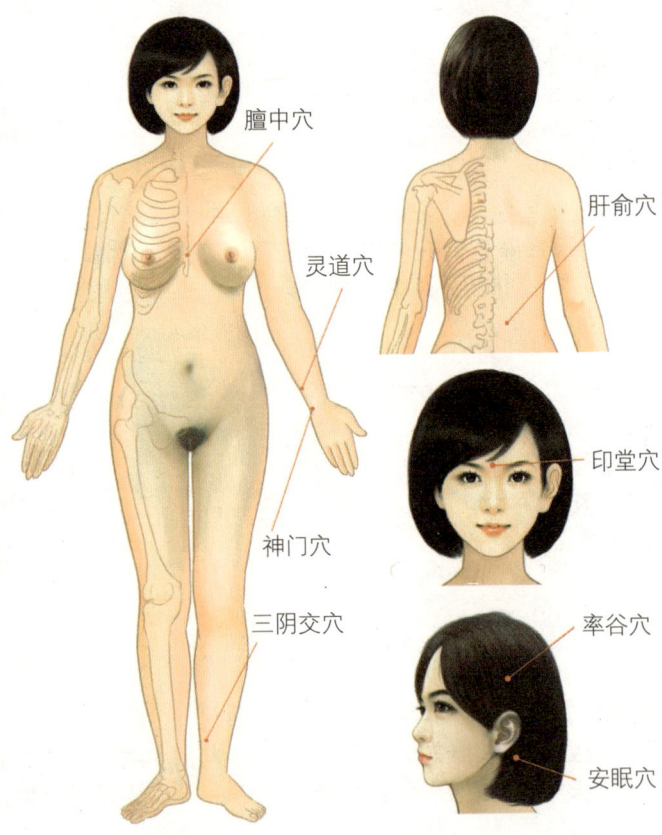

膻中穴
灵道穴
神门穴
三阴交穴
肝俞穴
印堂穴
率谷穴
安眠穴

【按摩手法】

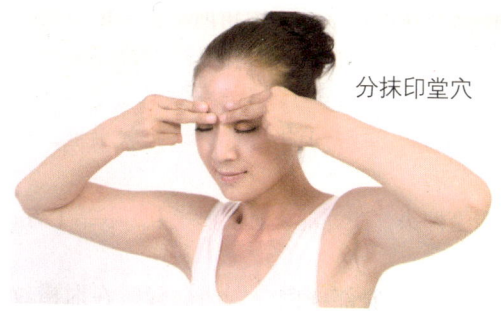
分抹印堂穴

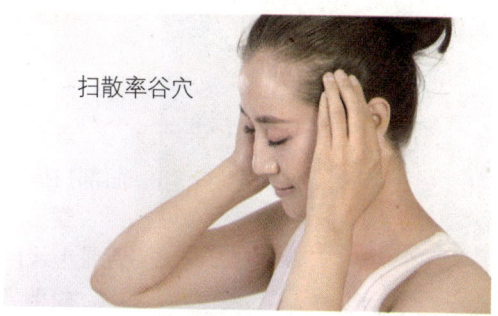
扫散率谷穴

❶端坐，双手的示指与中指并拢，然后置于头部的印堂穴上，并沿着眉毛向两侧分抹，至太阳穴为止，力度稍轻。

❷端坐，双手除拇指之外的其余四指指端分别置于率谷穴上，然后前后反复扫散，力度适中，至局部产生温热感为宜。

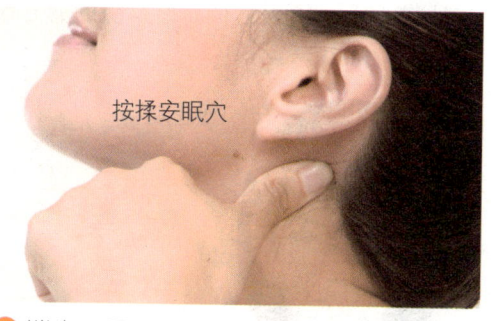
按揉安眠穴

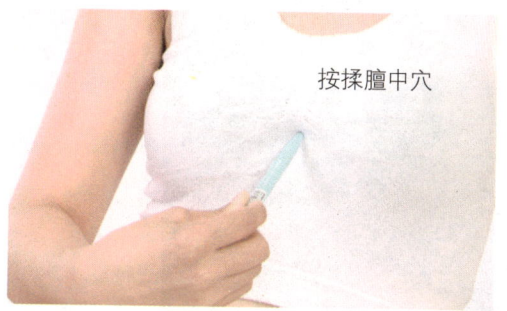
按揉膻中穴

❸端坐，用双手拇指指腹轻轻按揉耳后的安眠穴，至局部产生酸胀感为宜，按摩力度不可过大。

❹端坐，手持圆珠笔按揉膻中穴，力度不宜过大，垂直按揉，至局部感觉胀痛为宜。

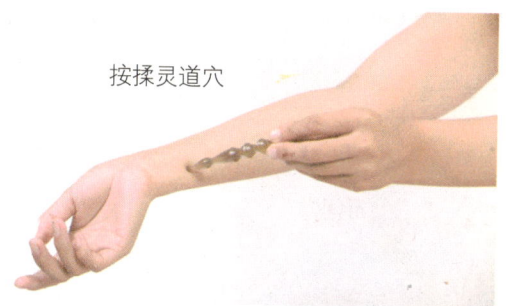
按揉灵道穴

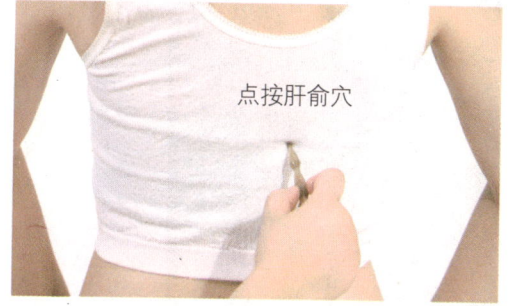
点按肝俞穴

❺端坐，用按摩工具轻轻按揉灵道穴，至局部感觉微酸即可，左右手交替按摩。

❻被按摩者端坐或俯卧，按摩者用按摩棒点按被按摩者的肝俞穴，力度不宜过大，至穴位处感觉微酸即可，左右穴交替按摩。

【辅助治疗】

小米粥：取小米50克，鸡蛋1个。将小米洗净后煮粥，再打入鸡蛋，烧煮片刻即可。临睡前热水泡脚，再喝此粥，有利于改善心血不足、烦躁失眠症状。若在此基础上再加入一味酸枣仁，则可宁心安神，改善夜不能寐或夜寐不宁症状。

口腔炎

【典型症状】
- 口腔溃疡
- 口腔黏膜有白斑
- 溃面慢慢糜烂
- 溃疡周围红肿

【穴位按摩功效】

口腔炎多发生于口颊、舌边、上腭、齿龈处,主要与脾胃积热、肝火旺盛、心火上炎、虚火上浮有关。行间穴为泻心火的要穴,清肝、泄热、止血,而发生口腔炎多是因为肝火旺,故多按揉行间穴更有好处;承浆穴能清热降火,有助于改善口腔糜烂,搭配地仓、颊车穴按摩更适用于口腔炎患者;廉泉穴可清热解毒,主治口腔炎;曲池穴和手三里穴均可败火、止痛,可以减轻口腔炎患者的疼痛不适。

【特效穴位】

颊车穴:侧坐,在面颊部,下颌角前上方1横指处。

地仓穴:在面部,口角外侧,瞳孔直下处。端坐,直视前方,在瞳孔直下的垂线与口角水平线的交点处。

承浆穴:在面部,颏唇沟的正中凹陷处。端坐,在面部口唇下0.5寸处。

廉泉穴:端坐仰头,在颈部,前正中线上,喉结上方,舌骨上缘凹陷处。

曲池穴:位于人体肘部桡侧,弯曲前臂时在肘横纹桡侧止点处即是。

手三里穴:侧腕屈肘,在前臂背面桡侧,阳溪与曲池的连线上,肘横纹下2寸处。

行间穴:在足背,第1、2趾之间,趾蹼缘的后方赤白肉际处。

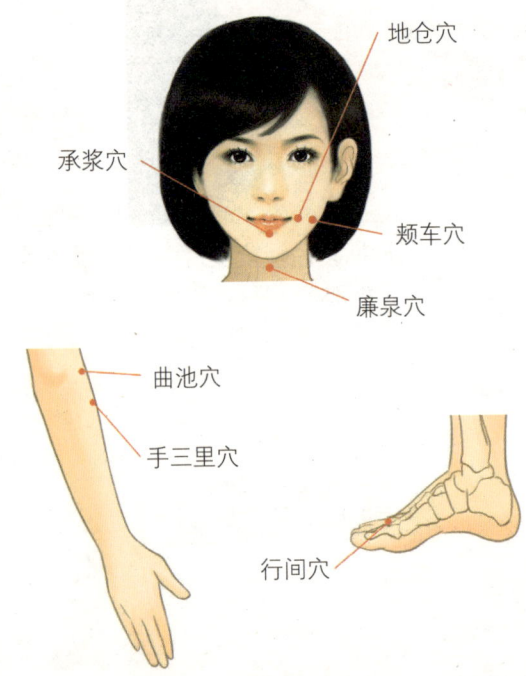

【辅助治疗】

鸡蛋绿豆饮:取鸡蛋1个,绿豆50克。先将鸡蛋打入碗内,拌成糊状;绿豆浸泡于冷水中10分钟左右,再放入锅中大火煮沸,略煮片刻即可过滤取汁,将绿豆水冲入鸡蛋花中即可。早晚各饮用一次,有利于改善口腔炎,缓解溃疡。请注意绿豆不宜久煮,以免影响绿豆的清热解毒功效。

【按摩手法】

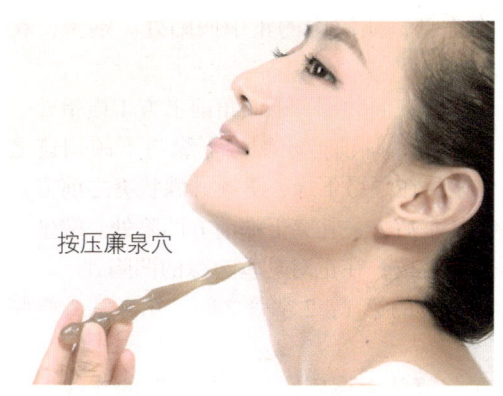

按压廉泉穴

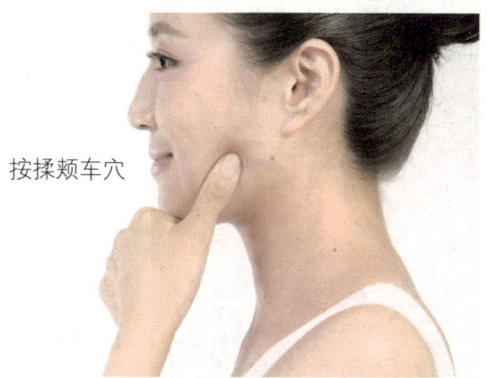

按揉颊车穴

❶ 端坐，用拇指指腹或按摩棒按压颈部的廉泉穴，用力要适中，不可过大，至穴位处产生微痛感为宜。

❷ 端坐，用拇指按揉脸颊处的颊车穴，用力适中，至穴位处感觉酸胀为宜。

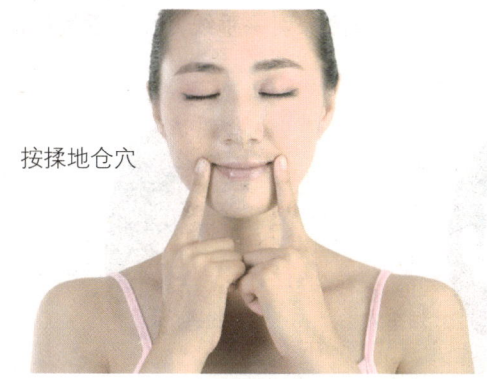

按揉地仓穴

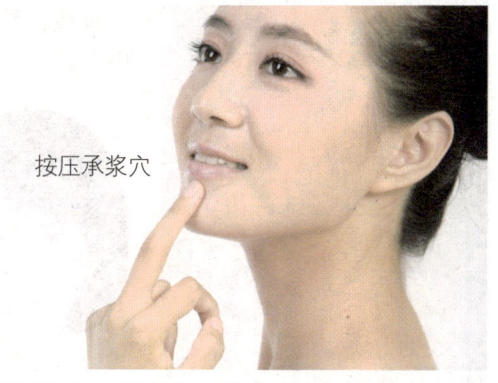

按压承浆穴

❸ 端坐，用双手示指指腹同时按揉脸颊两侧的地仓穴，力度适中，至局部感觉微酸即可。

❹ 端坐，用中指指腹向下按压被按摩者的承浆穴，按压力度适中，至穴位处感觉酸胀为宜。

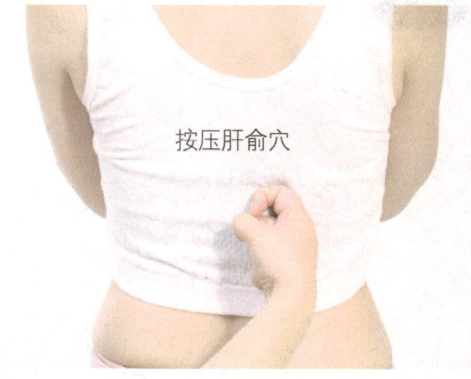

按压肝俞穴

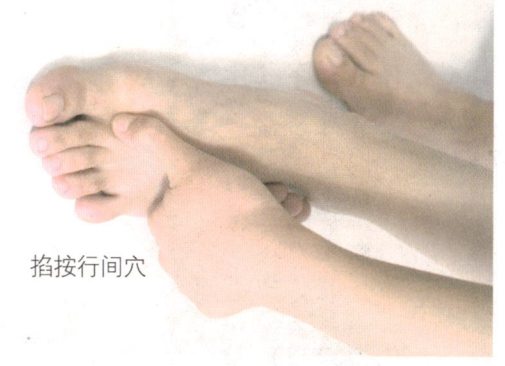

掐按行间穴

❺ 被按摩者端坐或俯卧，按摩者用示指关节按压被按摩者背部的肝俞穴，按压时用力稍重，至穴位处感觉酸胀为宜。

❻ 取坐位，用一手的拇指指尖掐按行间穴，掐按时用力稍重，至穴位处感觉酸胀为宜。

牙痛

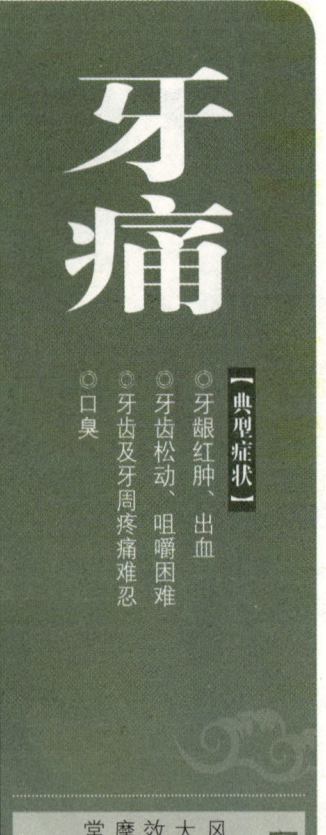

【典型症状】
- 牙龈红肿、出血
- 牙齿松动、咀嚼困难
- 牙齿及牙周疼痛难忍
- 口臭

【穴位按摩功效】

牙痛包括牙齿及牙周疾病，是比较常见的病症。中医认为，风火、风寒、胃热、虚火等都容易引发牙痛，通过自我按摩即可缓解症状。大杼穴可清热解表，与合谷、颊车穴搭配按摩，效果更明显；翳风穴可祛风泄热，与具有止痛效果的孔最穴搭配按摩，则可缓解牙痛不适；下关穴具有显著的消肿止痛、祛风败火功效，常按此穴有助于缓解疼痛不适，帮助进食。

【特效穴位】

承浆穴：在面部，颏唇沟的正中凹陷处。端坐，在面部口唇下 0.5 寸处。

颊车穴：侧坐，在面颊部，下颌角前上方 1 横指处。

下关穴：在面部，耳前方，颧弓下缘与下颌切迹之间的凹陷中。侧坐，在颧弓下缘，下颌骨髁状突之前方。

翳风穴：在耳垂后方，乳突下端前方凹陷处。端坐，张大嘴，将耳垂向后按，在正对耳垂边缘的凹陷处。

合谷穴：在手背的第 1、2 掌骨之间，第 2 掌骨桡侧的中点处。

孔最穴：在前臂掌面桡侧，尺泽与太渊的连线上，腕横纹上 7 寸处。

大杼穴：在背部，第 1 胸椎棘突下，后正中线旁开 1.5 寸。端坐，先找到第 7 颈椎，再向下数 1 个椎骨，并引一垂线，然后在肩胛骨内侧缘引一垂线，在两垂线间的中点处。

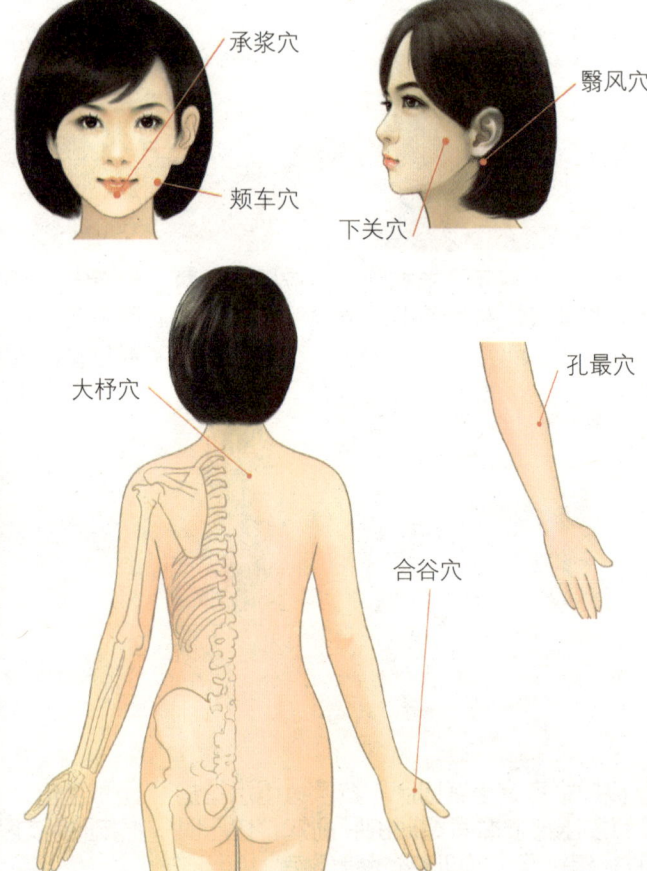

【按摩手法】

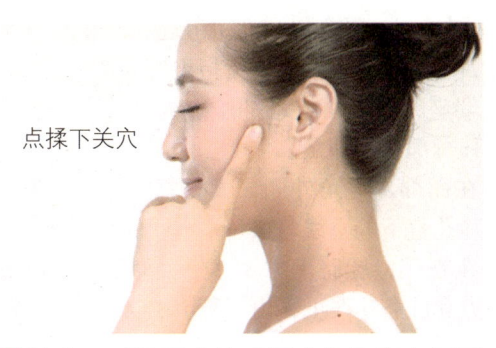

点揉下关穴

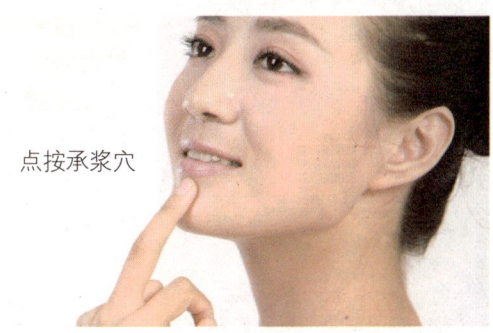

点按承浆穴

❶ 端坐，手持圆珠笔或用中指指腹点揉下关穴，并按顺时针或逆时针方向按揉，至局部产生酸胀感为宜。

❷ 端坐，用中指指端点按承浆穴，力度适中，以可耐受力为度，按摩时间不宜过长，至局部产生酸胀感为宜。

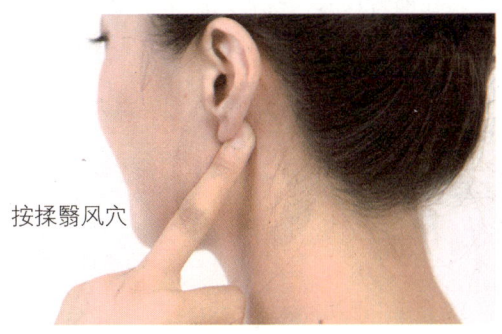

按揉翳风穴

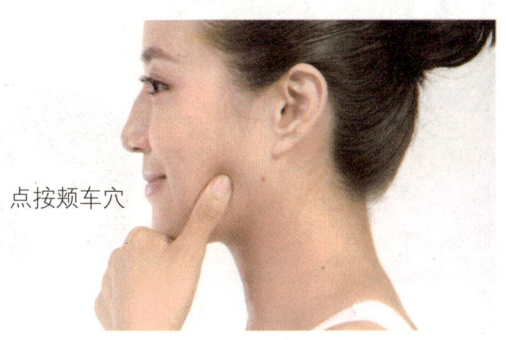

点按颊车穴

❸ 端坐，手微握拳，用中指指腹按揉同侧的翳风穴，至穴位处感觉酸胀为宜。

❹ 端坐，用拇指指腹点按颊车穴，力度逐渐加大，至局部感觉酸胀为宜。

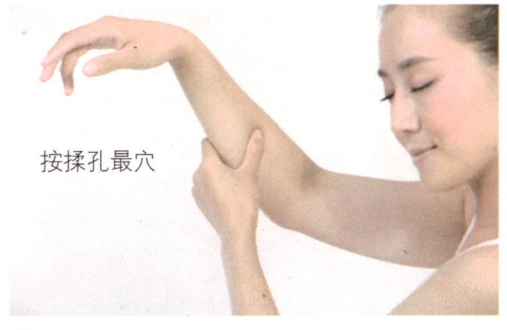

按揉孔最穴

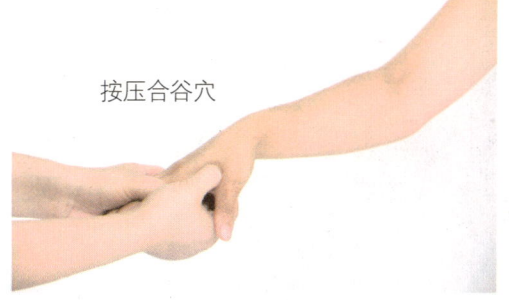

按压合谷穴

❺ 端坐，拇指指腹用力按揉孔最穴，至局部感觉酸胀为宜。

❻ 被按摩者端坐，按摩者用拇指指腹按压被按摩者的合谷穴，力度稍重些，至局部产生酸胀感并向上肢放射为宜。

【辅助治疗】

丝瓜姜汤：取新鲜生姜100克，丝瓜400克。先将丝瓜洗净、切段，生姜洗净、切片；再将生姜片与丝瓜段一起加入适量水煎煮3小时左右，过滤留汁，每日饮用2次。本方具有清热解毒、消肿止痛之功效，可以用来改善牙龈肿痛、口干鼻涸等症状。

口臭

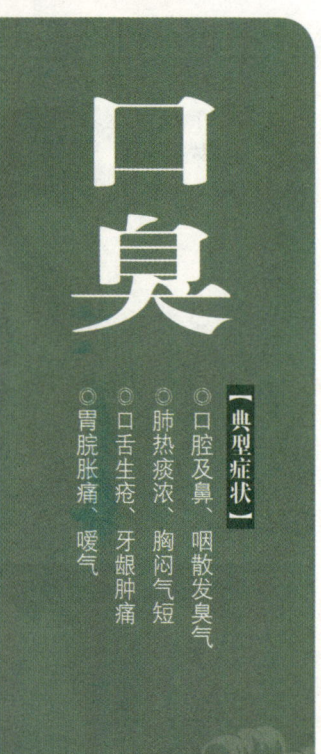

【典型症状】

○口腔及鼻、咽散发臭气
○肺热痰浓、胸闷气短
○口舌生疮、牙龈肿痛
○胃脘胀痛、嗳气

【穴位按摩功效】

口臭主要是从口腔或鼻、鼻窦、咽喉等充满空气的空腔中散发出臭气,与胃火旺、消化道功能失调有极大的关系。按摩内劳宫穴可改善火气大引起的口臭;按摩兑端穴可清热利湿、生津止渴,适用于口臭患者;地仓穴,则有利于祛风止痛、清热解毒,可以有效地减轻口臭;另外,按摩腹部的一些穴位,如关元、神阙等穴,则可促进肠胃蠕动,调节肠胃功能,恢复口腔清新,按摩支沟穴可退火通便,改善便秘所致的口腔异味。

【特效穴位】

内劳宫穴:在掌心,平第3掌指关节近端,第2、3掌骨之间偏于第3掌骨处。握拳,中指指尖处即是。

兑端穴:端坐,在上唇尖端的中点处,人中穴下端的皮肤与唇的移行部位处即是。

地仓穴:在面部,口角外侧,瞳孔直下处。端坐,直视前方,在瞳孔直下的垂线与口角水平线的交点处。

关元穴:在腹部,肚脐下方3寸处。仰卧,在耻骨联合上缘的中点和肚脐连线上,由下至上的2/5处。

神阙穴:仰卧,在腹部,肚脐中央处。

支沟穴:在前臂背侧,阳池与肘尖的连线上,腕背侧远端横纹上3寸,尺骨与桡骨之间。抬臂,腕背横纹中点向上4横指,在前臂尺骨与桡骨间隙中点处。

颊车穴:侧坐,在面颊部,下颌角前上方1横指处。

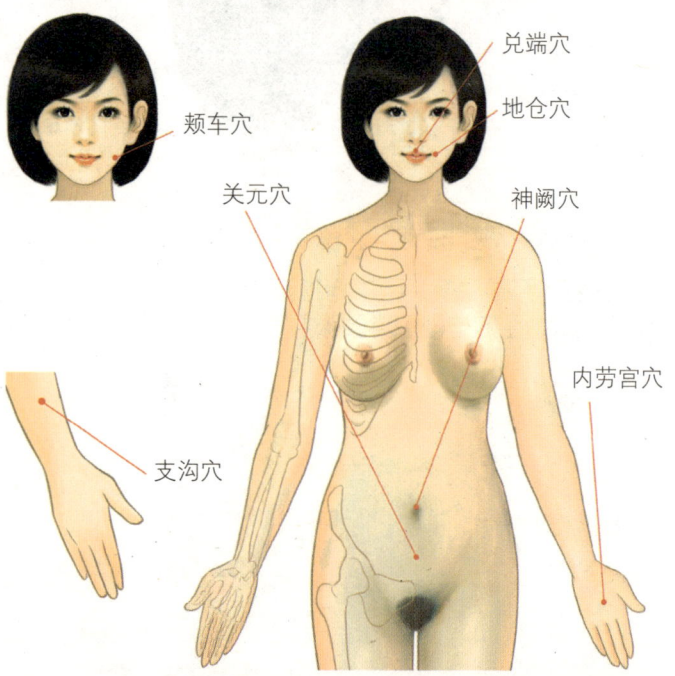

【辅助治疗】

咸鱼头豆腐汤:取咸鱼头1块,豆腐2块,生姜1片。先将所有材料洗净,豆腐切块,咸鱼头切块,生姜切薄片;再将咸鱼头略煎一下,与生姜片一起放入砂锅中,加入清水以大火煮约30分钟,最后放入豆腐煮约20分钟即可。咸鱼头,清热;豆腐,清热解毒。二者同煮,对口臭、口腔溃疡、牙龈肿痛均有益。

【按摩手法】

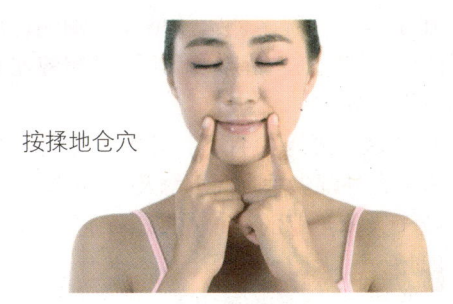

按揉地仓穴

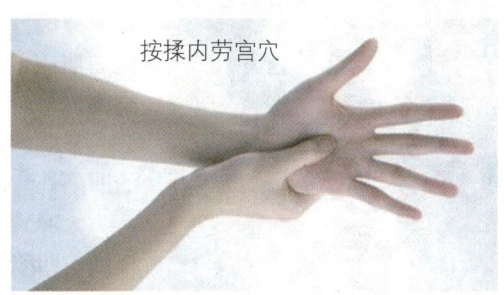

按揉内劳宫穴

❶端坐，用双手示指指腹分别置于嘴角两侧的地仓穴，并用力按揉，至局部感觉微痛为宜。

❷端坐，用拇指指腹以顺时针或逆时针方向用力按揉对侧手的内劳宫穴，至穴位处感觉酸胀或胀痛为宜。

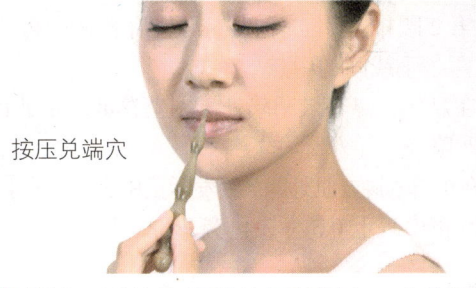

按压兑端穴

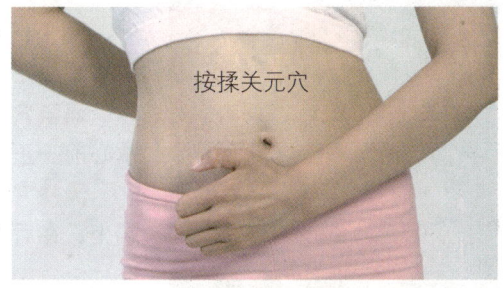

按揉关元穴

❸端坐，手持按摩棒按压兑端穴，力度不宜过大，至穴位处感觉胀痛为宜。

❹站立或仰卧，用一手掌按顺时针或逆时针方向按揉关元穴，至局部感觉温热为宜。

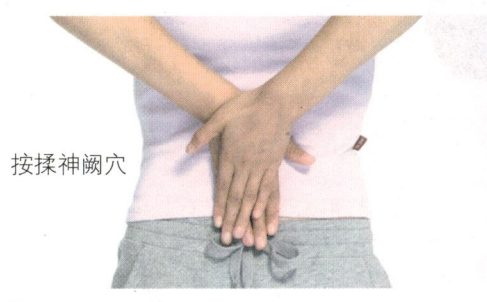

按揉神阙穴

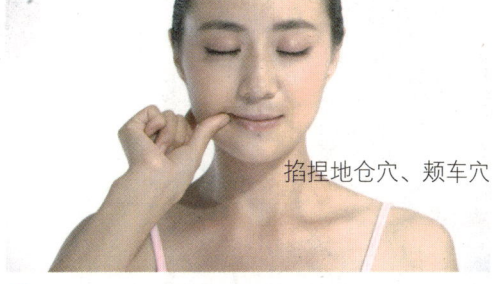

掐捏地仓穴、颊车穴

❺仰卧或者站立，双手掌叠加按在神阙穴处，用力按揉至局部感觉温热为宜。

❻拇指指腹置于地仓穴上，示指指端置于颊车穴上，两指相对用力掐捏，至穴位处感觉酸胀为宜。

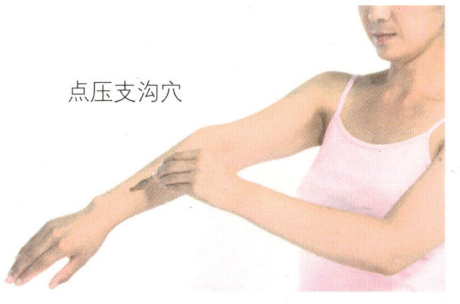

点压支沟穴

❼用按摩棒点压一手的支沟穴，两手交替按摩，至穴位处感觉胀痛为宜。

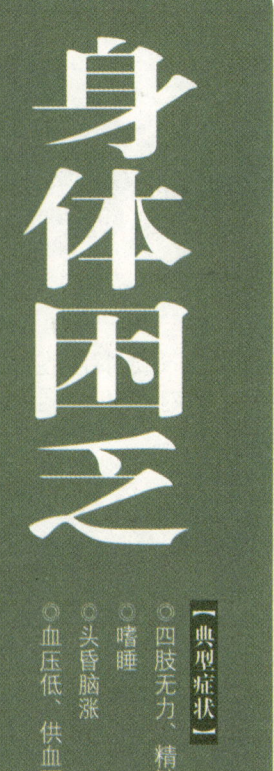

身体困乏

【典型症状】
- 四肢无力、精神萎靡
- 嗜睡
- 头昏脑涨
- 血压低、供血不足

【穴位按摩功效】

长期的生活压力和社会压力,使得现代人容易身心俱疲,一次完美的按摩活动可令身体完全放松,释放压力,重新获得活力和快乐。神门穴主神明,赶走疲倦,提神醒脑,改善萎靡不振的精神状态;申脉穴和太冲穴,可宁神醒心,有利于改善头昏脑涨、嗜睡等症状;肝俞、天柱穴的搭配按摩,则有益于提升脑力、宽胸理气,困倦等不适;常按涌泉穴,可强身健体、固肾养精,从而帮助人体克服懒散、萎靡等问题。

【特效穴位】

神门穴: 在手腕上,腕掌侧远端横纹尺侧端,尺侧腕屈肌腱的桡侧缘。仰掌,在腕骨后缘,尺侧腕屈肌的桡侧,掌后第1横纹处。

申脉穴: 在踝区,外踝尖直下,外踝下缘与跟骨间的凹陷处。侧坐,在外踝尖垂直向下触及一凹陷即是。

太冲穴: 位于人体足背的第1、2跖骨结合部前方,摸到一凹陷处即是。

肝俞穴: 在背部,第6胸椎棘突下,后正中线旁开1.5寸处。端坐,在第6胸椎引一垂线,再从肩胛骨内侧缘引一垂线,在两条垂线之间的中点处。

肾俞穴: 在腰部,第2腰椎棘突下,后正中线旁开1.5寸。端坐,在第2腰椎上引一垂线,再从肩胛骨内侧缘引一垂线,在两条垂线间的中点处。

涌泉穴: 在足底,足心最凹陷处。端坐卷足,在足底掌心前一正中凹陷处。

天柱穴: 在项部,斜方肌外缘,后发际正中旁开1.3寸。端坐,在后发际正中直上0.5寸,再旁开1.3寸处。

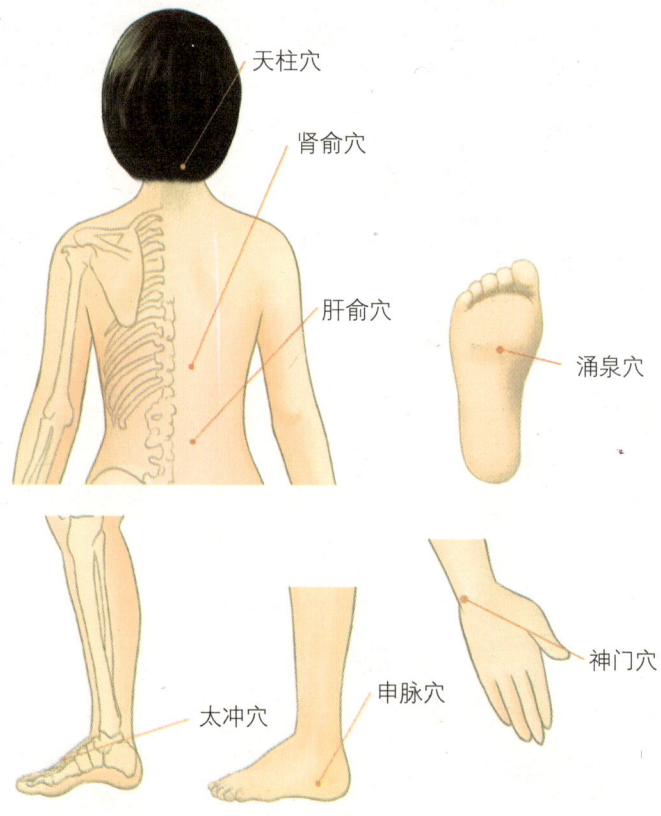

【按摩手法】

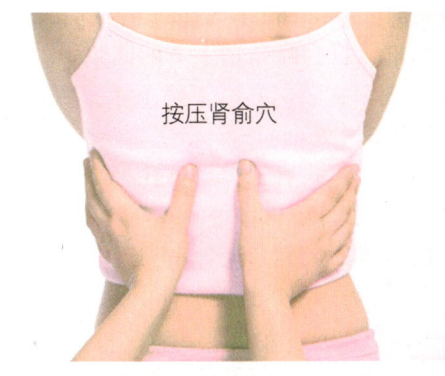

按压肾俞穴

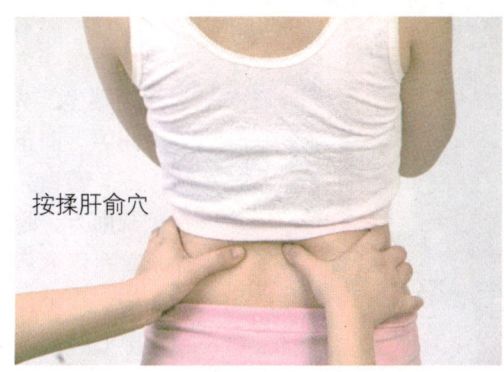

按揉肝俞穴

❶ 被按摩者端坐，按摩者用拇指指腹按压被按摩者背部两侧的肾俞穴，用力稍重些，至穴位处感觉酸胀为宜。

❷ 被按摩者取坐位或俯卧位，按摩者用双手拇指指腹沿被按摩者的脊柱两侧按压，并重点按揉肝俞穴，用力稍重，至局部产生温热或酸胀感为宜。

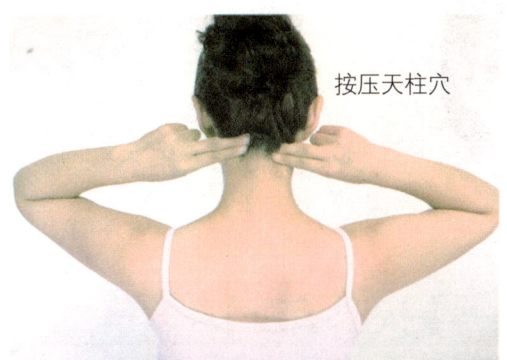

按压天柱穴

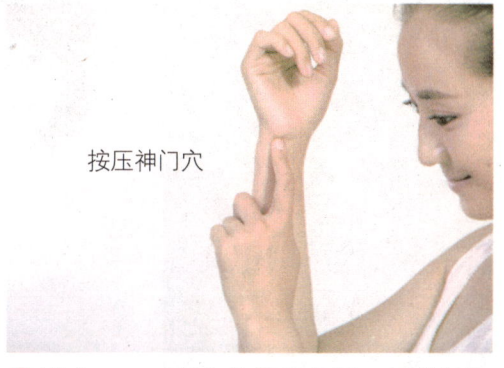

按压神门穴

❸ 端坐，双手示指和中指并拢，置于颈部两侧的天柱穴处，用力按压至穴位处感觉酸胀为宜。

❹ 端坐，一手拇指指腹按压另一手的神门穴，用力适中，至手部或上臂感觉酸麻为宜，左右手交替按压。

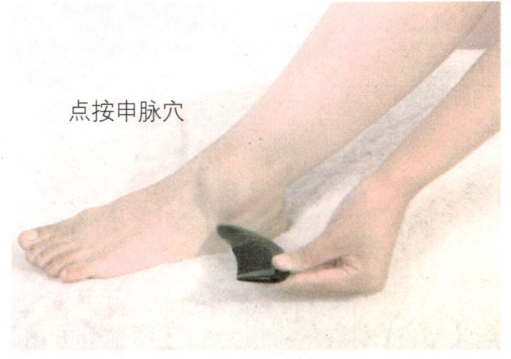

点按申脉穴

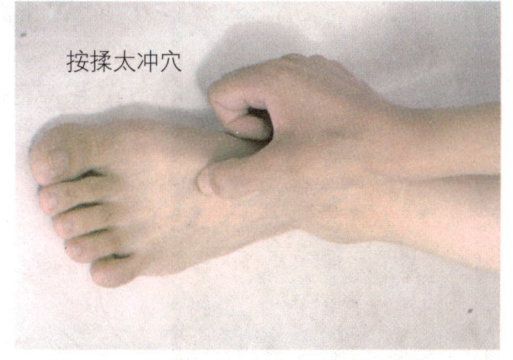

按揉太冲穴

❺ 端坐，手持梳子的尖端点按脚一侧的申脉穴，用力适中，至穴位处感觉酸胀为宜，左右脚交替点按。

❻ 端坐，盘腿，用拇指指腹轻轻按揉一侧的太冲穴，并由下至上推按，至穴位处感觉酸胀为宜，左右脚交替按揉。

干眼症

【典型症状】
- 两眼干涩、痛痒、异物感
- 眼皮紧绷沉重
- 视物模糊
- 结膜充血

【穴位按摩功效】

干眼症因眼泪分泌少或质量差所致，严重时会引起角膜上皮受损。通过对眼部诸多穴位的按摩，可起到一定的缓解作用。如承泣穴则可清热明目、疏风止痛，有利于改善干眼症；四白穴则可通经络、明双目，从而有效地改善各种眼疾，尤其适用；睛明穴可明目退翳、祛风清热，主治眼疾，常按养老穴同样可以清热明目，为明目的要穴，对各种眼疾，如眼干、眼痒、迎风流泪等均有显著疗效。

【特效穴位】

承泣穴：在面部，眼球与眶下缘之间，瞳孔直下。

睛明穴：在面部，目内眦角稍上方的凹陷中。手叉腰端坐，先取云门穴，在云门穴直下约1寸、平第1肋间隙、前正中线旁开6寸处。

四白穴：在面部，瞳孔直下，眶下孔处。端坐，直视前方，瞳孔直下，在眶下孔凹陷处。

养老穴：在前臂背面尺侧，尺骨小头近端桡侧凹陷中。端坐，掌心朝下，另一手指置于尺骨小头的最高点，掌心转向胸部，手指滑入的骨缝处即是。

臂臑穴：在手臂上，曲池与肩髃的连线上，曲池穴向上7横指处。端坐，自然垂臂，在三角肌的终点处。

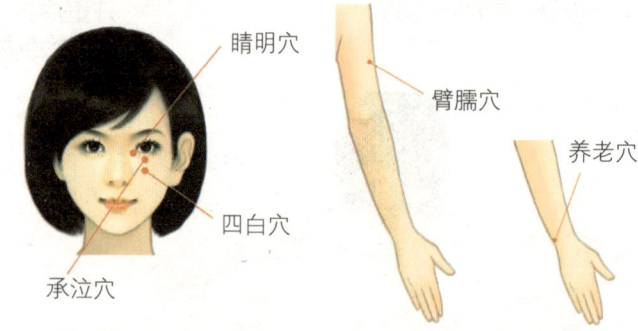

【按摩手法】

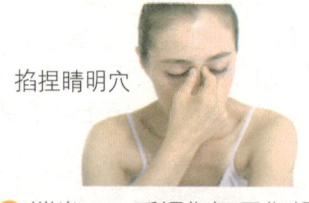

掐捏睛明穴

❶ 端坐，一手拇指与示指相对用力，掐捏鼻部两侧的睛明穴，至穴位处感觉酸胀为宜。

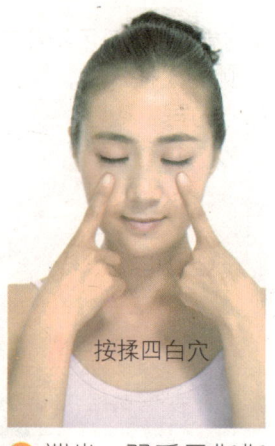

按揉四白穴

❷ 端坐，双手示指指端分别按揉脸颊两侧的四白穴，用力适中，至局部产生酸胀感为宜。

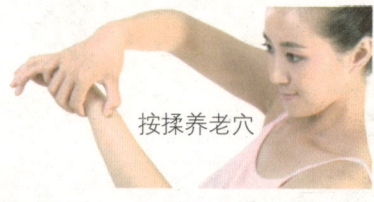

按揉养老穴

❸ 端坐，一手拇指指腹按揉另一手上的养老穴，用力适中，至穴位处感觉胀痛为宜，左右手交替按揉。

第十一章 快速掌握日常养生按摩法

按摩对症治疗保健全书

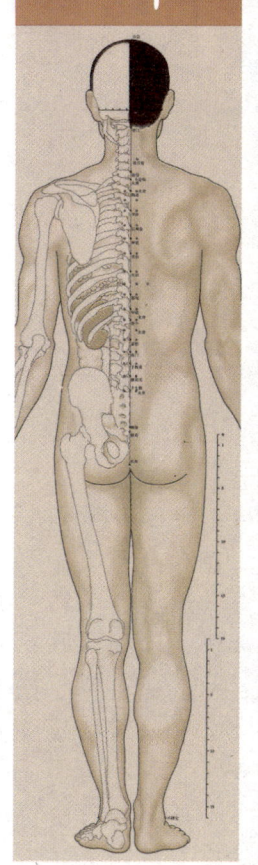

● 日常生活中,按摩除了防病治病、改善身体亚健康,还可养生保健。五脏六腑需要按摩来滋养、五官七窍需要按摩来保护、俏丽容颜需要按摩来装扮、婀娜身姿需要按摩来塑造、美妙的心情需要按摩来给予。与其用各种各样的化妆品、减肥药品以及保健药物等来美容美体、养生保健,不如多花些时间和精力在按摩养生和保健上,让五脏六腑和谐相处、五官七窍健康相通,让美容美体变得更加简单、更加安全,让头顶那片乌云飘远,让健康永驻,让生命充满活力和精彩。

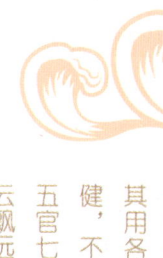

养心安神

【典型症状】

盗汗、胸闷、烦躁、干渴、心悸、失眠、神经衰弱

【特效穴位】

阴郄穴：在前臂，腕掌侧远端横纹上0.5寸，尺侧腕屈肌腱的桡侧缘。

神门穴：在手腕上，腕掌侧远端横纹尺侧端，尺侧腕屈肌腱的桡侧缘。仰掌，在腕骨后缘，尺侧腕屈肌的桡侧，掌后第1横纹处。

后溪穴：仰掌握拳，在手掌尺侧，第5掌指关节尺侧近端赤白肉际凹陷中。

少商穴：在手拇指末节桡侧，距指甲角0.1寸。拇指末节桡侧沿指甲桡侧面画一直线，该直线与指甲基底缘水平线的交点处即是。

内关穴：在前臂掌侧，腕掌侧远端横纹上2寸。伸胳膊掌心朝上，腕微屈，从腕横纹上量约2横指处。

前顶穴：在头部，前发际正中直上3.5寸（百会前1.5寸）处。

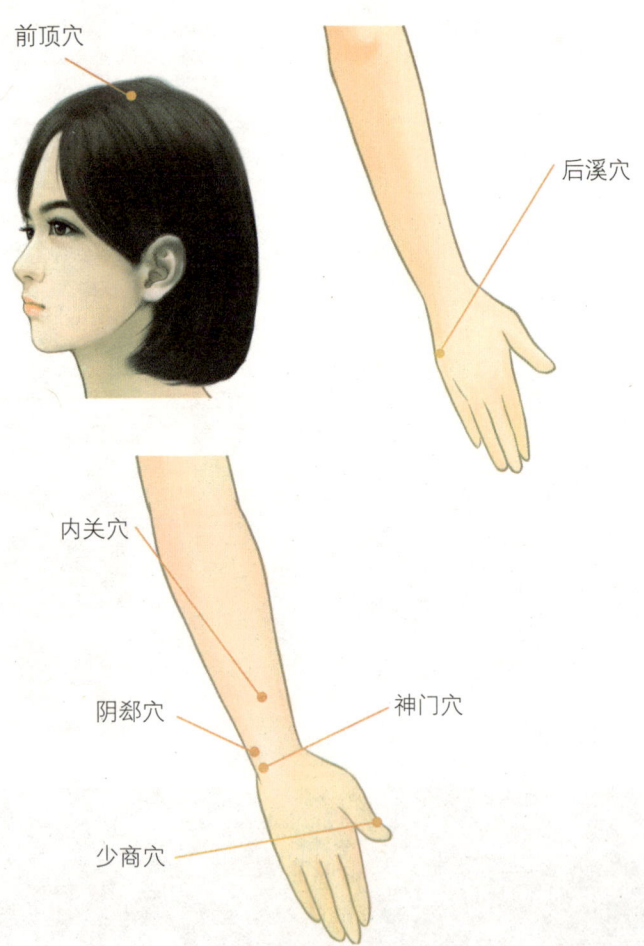

前顶穴

后溪穴

内关穴

阴郄穴

神门穴

少商穴

【穴位按摩功效】

心主血脉，养心安神可使心脏有节律地搏动，促进血液循环。通过一系列的按摩手法，可以促进气血运行，缓解心神不安症状。如阴郄穴、后溪穴可清心安神，经常按压可以预防或缓解心脏疾病，如心悸、胸闷等；神门穴可宁心安神、通经活络，适用于心悸或心律不齐，对焦虑、抑郁、神经衰弱均有效；少商穴则疏通经血，主治神经系统病变；前顶穴则可清热泻火，改善因心火旺所致的心烦意乱。

【按摩手法】

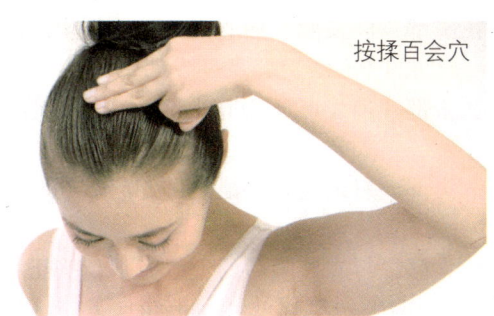

按揉百会穴

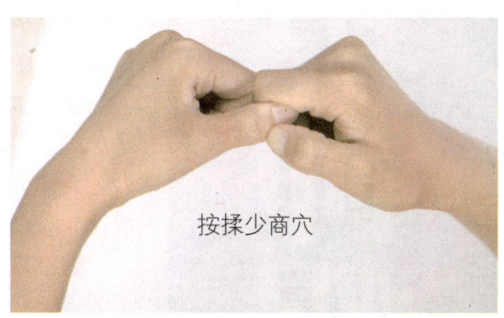

按揉少商穴

❶ 端坐，一手示指、中指、无名指并拢，并用指腹按揉前顶穴，用力不宜过大，至穴位处感觉酸胀或温热为宜。

❷ 端坐，用拇指指腹按揉另一手的少商穴，先顺时针后逆时针方向按揉，力度适中，至穴位处感觉酸胀为宜。

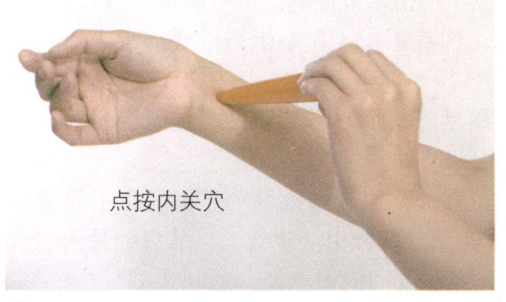

点按内关穴

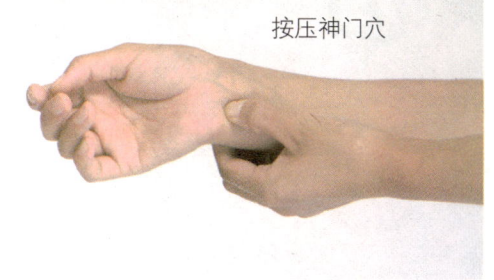

按压神门穴

❸ 端坐，手持牛角按摩器点按对侧手部的内关穴，力度不宜过大，至穴位处感觉酸胀为宜，左右手交替按摩。

❹ 端坐，用拇指指腹按压对侧手部的神门穴，力度适中，至穴位处感觉酸胀为宜，左右手交替按摩。

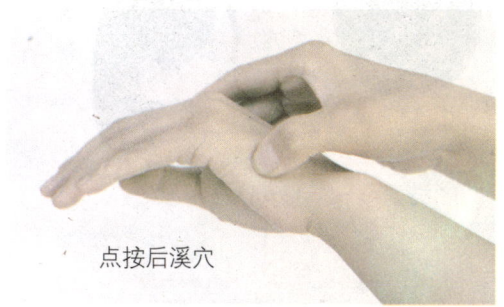

点按后溪穴

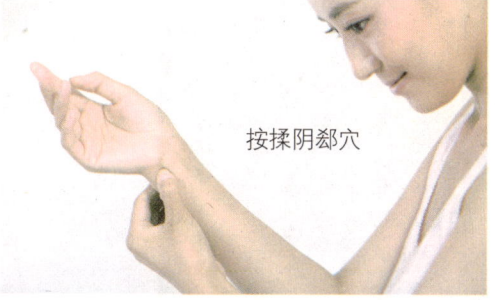

按揉阴郄穴

❺ 端坐，用拇指指端点按对侧手部的后溪穴，力度不宜过大，至局部产生胀痛感为宜，左右手交替按摩。

❻ 端坐，用拇指指腹按顺时针方向按揉对侧手部的阴郄穴，力度适中，至局部产生酸胀感为宜，左右手交替按摩。

【辅助治疗】

芹菜酸枣仁汤：取芹菜100克，酸枣仁10克。先将芹菜、酸枣仁洗净，芹菜切断；再将芹菜段、酸枣仁与适量清水同煮汤，过滤取汁饮汤即可。这款汤品具有清热养胃、养心安神之功效，对于神经衰弱引起的失眠、健忘、头晕目眩症状均有显著疗效。

提神醒脑

【典型症状】

- 听力、视力、记忆力均下降
- 注意力不集中
- 心烦易怒、焦虑
- 腰膝酸软、全身疲乏

【穴位按摩功效】

人体一旦疲劳过度，肾精不足、先天体弱等都会影响大脑功能正常发挥，通过按摩健脑、益智的特效穴位，则可促进大脑灵活发挥，消除大脑疲劳，放松心情，帮助集中注意力等。囟会穴可疏通经血，醒神开窍；少冲穴可疏通经血，缓解头痛症状；涌泉穴可醒脑开窍，太阳穴可提神醒脑，消除大脑疲劳，烦躁、心悸、失眠等症状；脑空、脑户穴可主治头痛、烦躁、心悸、失眠等症状，活络祛风，有利于益智健脑、放松心情。

【特效穴位】

百会穴： 在头部，前发际正中直上5寸。端坐，两耳尖连线中点与眉间的中心线交汇处。

囟会穴： 在头部，前发际正中直上2寸（百会前3寸）处。

太阳穴： 在头部，眉梢与目外眦之间，向后约1横指处。

脑空穴： 在头部，与枕外隆凸的上缘齐平，头正中线旁开2.25寸处。端坐，在枕外隆凸上缘向外量3横指处。

脑户穴： 在头部，后正中线直上2.5寸处，风府穴直上1.5寸，枕外隆凸的上缘凹陷处。

少冲穴： 位于小指末节桡侧，指甲根角侧上方0.1寸处。摊开手掌，伸直手指，在小指指甲底部与小指桡侧缘引线的交点处。

涌泉穴： 在足底，足心最凹陷处。端坐卷足，在足底掌心前一正中凹陷处。

心俞穴： 在背部，第5胸椎棘突下，后正中线旁开1.5寸。端坐，在第5胸椎引一垂线，再从肩胛骨内侧缘引一垂线，在两条垂线间的中点处。

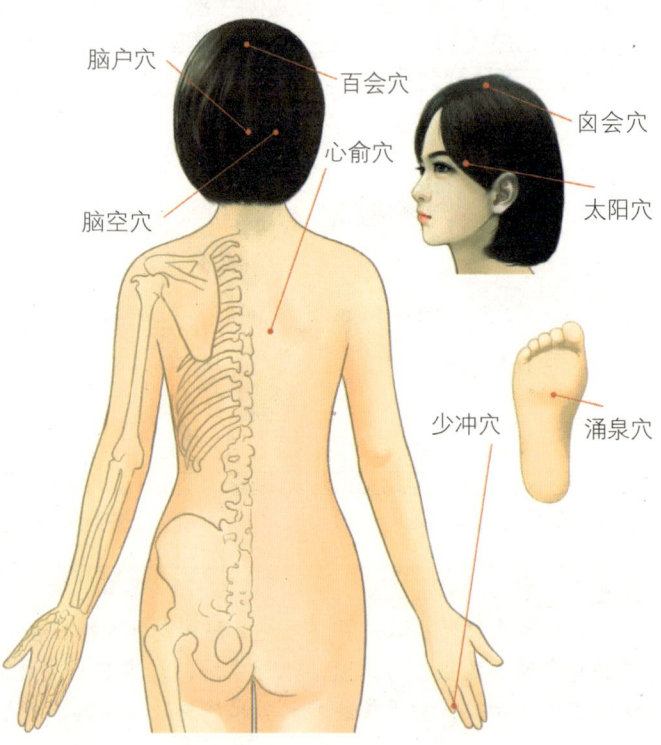

【按摩手法】

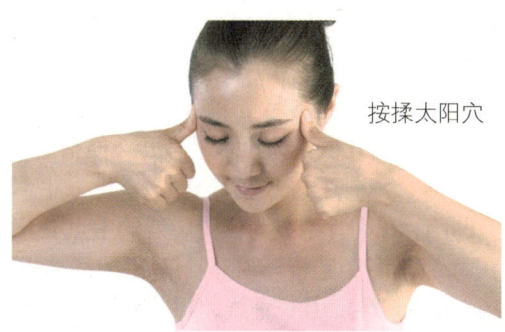

按揉太阳穴

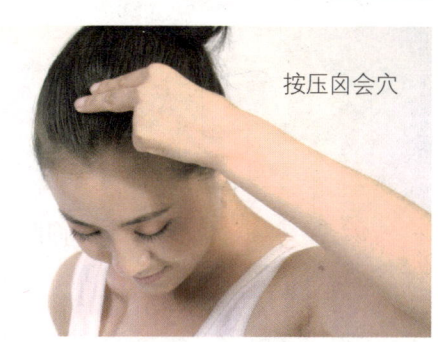

按压囟会穴

❶ 端坐，用双手拇指指腹按顺时针方向按揉两侧的太阳穴，至穴位处感觉酸胀为宜。

❷ 端坐，示指与中指并拢，用指腹重力按压囟会穴，至穴位处感觉酸胀为宜。

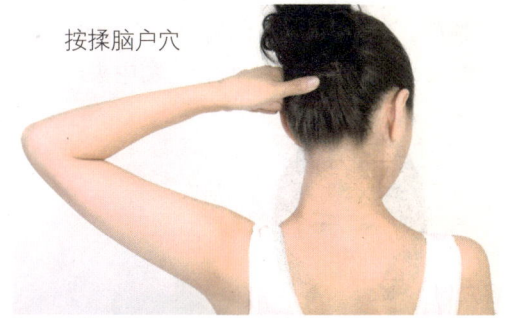

按揉脑户穴

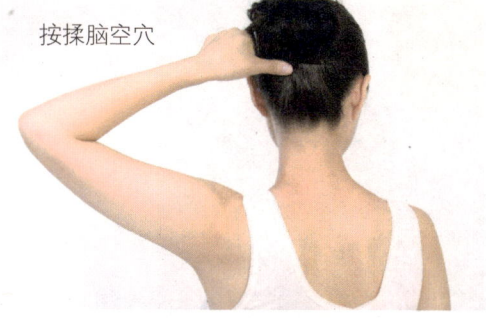

按揉脑空穴

❸ 端坐，用拇指指腹按揉脑户穴，用力适中，至局部产生温热感为宜。

❹ 端坐，用拇指指腹按揉脑空穴，用力适中，至局部产生酸胀感为宜。两只手交替进行。

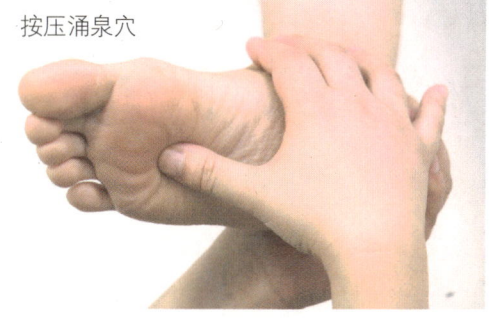

按压涌泉穴

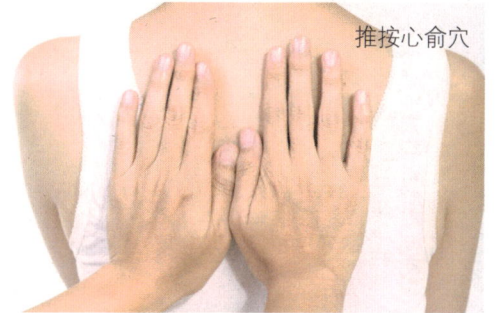

推按心俞穴

❺ 被按摩者俯卧，按摩者用拇指指腹重力按压被按摩者的涌泉穴，至穴位处感觉酸胀或胀痛为宜。

❻ 被按摩者端坐，按摩者用双手手掌推按被按摩者的心俞穴，力度稍重些，至局部产生酸胀感或温热感为宜。

【辅助治疗】

茄子豌豆炖鲫鱼：取鲫鱼1条，茄子200克，豌豆50克。将鲫鱼处理干净，茄子洗净去皮、切条，豌豆洗净；热油锅，将鲫鱼煎至两面金黄，再放入姜片，倒入料酒、清水，大火烧开，转中火炖至汤色发白，加入茄子、豌豆，用小火炖熟，加入调味料拌匀即可。本菜可提神醒脑、益智健脑，有利于消除疲劳、补充精力，尤其适合学生食用。

清肺理气

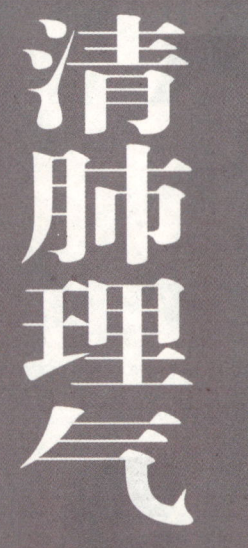

【典型症状】
- 咳嗽、咯痰
- 胸闷、气短
- 气喘吁吁，甚至呼吸困难
- 持续高热

【穴位按摩功效】

中医认为，肺主气，司呼吸。肺向来比较「娇气」，空气中的细菌特别容易入侵人体。通过按摩则可增强肺功能，提高人体免疫力。其中，尺泽穴可肃降肺气、滋阴润肺，有利于改善胸闷、气喘等病症；孔最穴有调理肺气的功效，可改善肺部疾病，尤其适用于慢性支气管炎、气喘、咳嗽等症状；天突穴有利于止咳平喘；天府、肺俞穴均对肺部疾病有突出疗效。

【特效穴位】

尺泽穴： 在肘横纹上，肱二头肌腱桡侧缘凹陷处。仰掌，微屈肘更易取穴。

不容穴： 在腹部，肚脐上6寸，前正中线旁开2寸处。端坐，从肚脐向上量6横指，再水平旁开2横指。

俞府穴： 在胸部，锁骨下缘，前正中线旁开2寸。仰卧，锁骨下一凹陷，在胸骨中线与锁骨中线的中点处。

肺俞穴： 在背部，第3胸椎棘突下，后正中线旁开1.5寸。端坐，在第3胸椎上引一垂线，再从肩胛骨内侧缘引一垂线，在两垂线的中点处。

孔最穴： 在前臂掌面桡侧，尺泽与太渊的连线上，腕横纹上7寸处。

天突穴： 在颈部，前正中线上，胸骨上窝中央处。仰卧，在前正中线上，两锁骨中间，胸骨上窝中央。

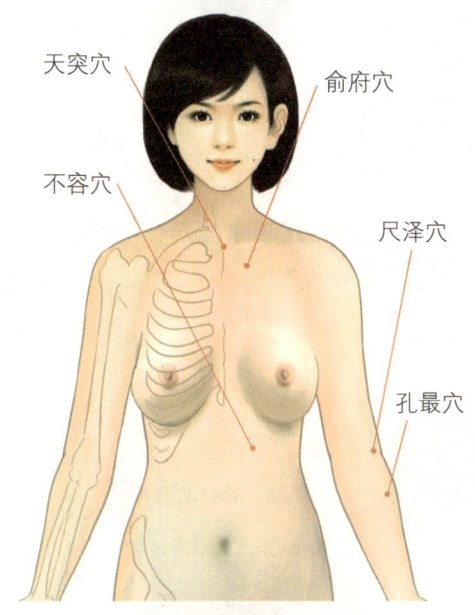

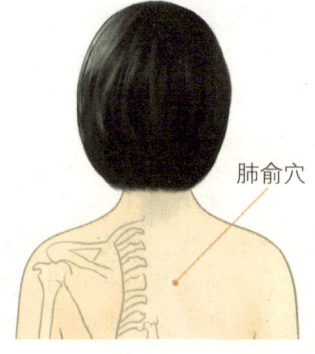

【按摩手法】

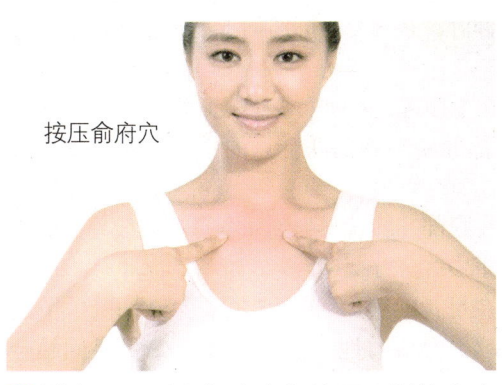

按压俞府穴

❶端坐,双手示指或中指按压同侧的俞府穴,用力由轻渐重,至穴位处感觉酸胀或胀痛为宜。

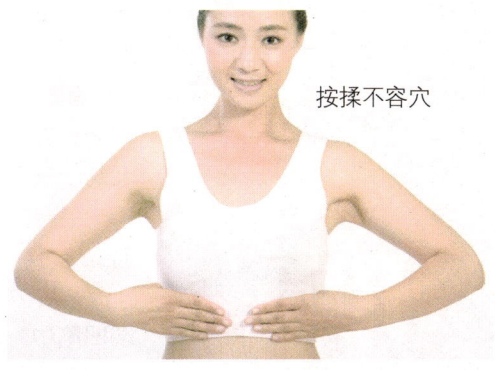

按揉不容穴

❷端坐,除拇指以外的其余四指并拢,用指腹按揉两侧的不容穴及其周围,用力适中,至穴位处感觉温热为宜。

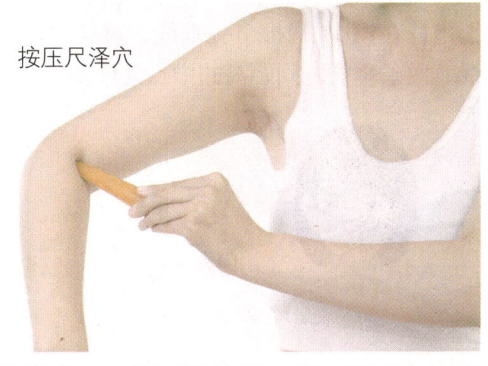

按压尺泽穴

❸端坐,一侧手臂伸开,另一只手拿按摩棒按压对侧的尺泽穴,并由肘部平推至肩部,至局部产生温热感为宜。两只手交替进行。

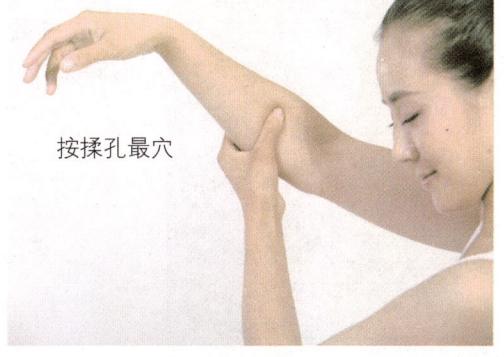

按揉孔最穴

❹端坐,用拇指指腹顺时针方向按揉对侧的孔最穴,用力适中,至局部产生酸胀感为宜,左右手交替按揉。

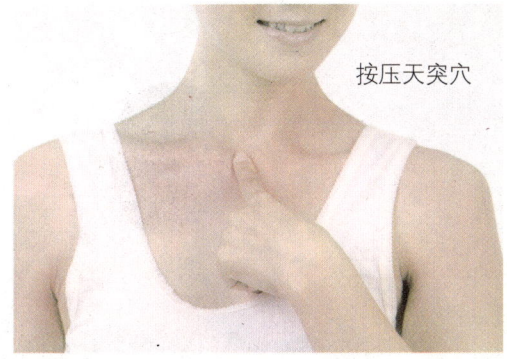

按压天突穴

❺端坐,用中指指腹按压天突穴,用力不宜过大,至穴位处感觉胀痛为宜。

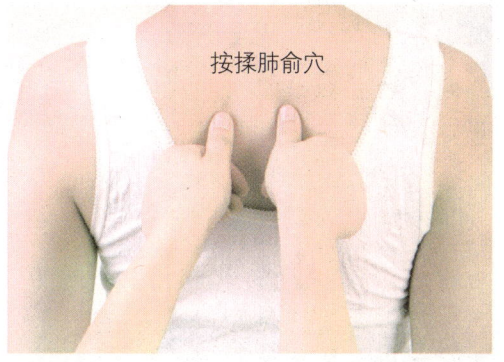

按揉肺俞穴

❻被按摩者站立或俯卧,按摩者用双手拇指指腹同时按揉被按摩者背部两侧的肺俞穴,至局部产生酸胀感为宜。

调和脾胃

【典型症状】

- 消化不良、积食
- 食欲不振、腹胀、腹痛
- 肠鸣、泄泻、便秘
- 恶心呕吐

【穴位按摩功效】

脾胃为后天之本,人体的气血能量基本都是依靠脾胃的运化来实现的,因此日常生活中要格外留意脾胃的调理。其中,承满穴可理气和胃,降逆止呕,有利于调理和改善脾胃疾患;关门穴、梁门穴可调理肠胃、增强脾胃功能;陷谷穴可和胃行水、健脾除湿,对因脾胃功能失调而引发的腹泻、肠鸣等症有显著疗效;太白穴可健脾和胃,是改善脾胃功能的重要穴位;脾俞穴则具有健脾和胃之效,可缓解脾胃虚弱、消化不良、腹胀、呕吐、腹泻等病症。

【特效穴位】

承满穴:仰卧,在腹部,肚脐向上5寸,前正中线旁开2寸处。

梁门穴:在上腹部,脐中上4寸,前正中线旁开2寸。仰卧,在上腹部肚脐与胸剑联合点的中点,前正中线旁开约2横指处。

关门穴:在腹部,肚脐与胸剑联合点的连线处,肚脐向上3寸,前正中线旁开2寸。

陷谷穴:在足背的第2、3跖骨间,第2跖趾关节近端凹陷中。端坐,足尖着地,在足背第2、3跖骨间结合部前的凹陷处。

太白穴:在跖区,第1跖趾关节近端赤白肉际凹陷中。

神阙穴:仰卧,在腹中部,肚脐中央处。

脾俞穴:在背部,第11胸椎棘突下,后正中线旁开1.5寸处。端坐,在第11胸椎引一垂线,再从肩胛骨内侧缘引一垂线,两条垂线之间距离的中点处即是。

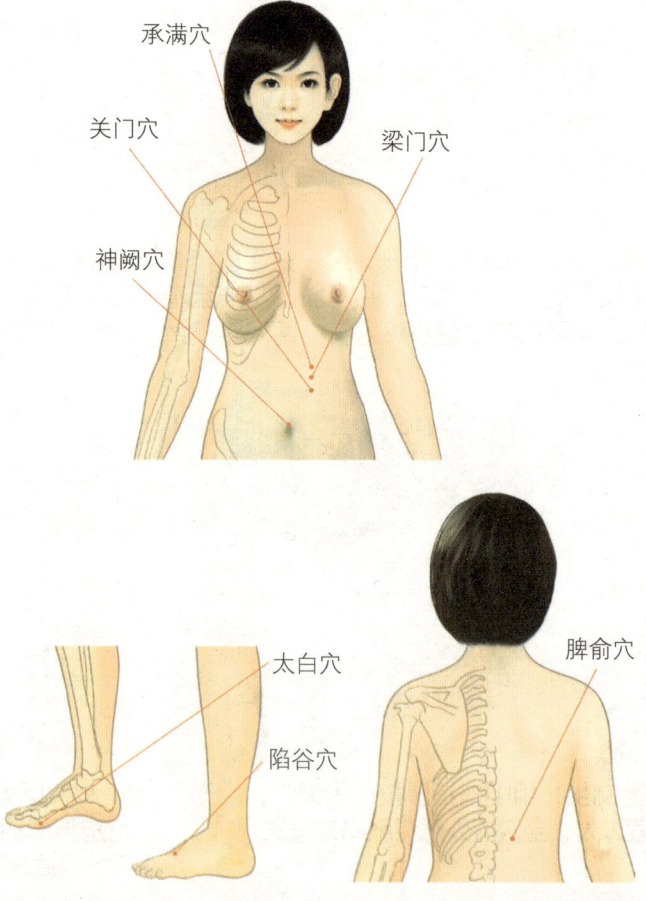

【按摩手法】

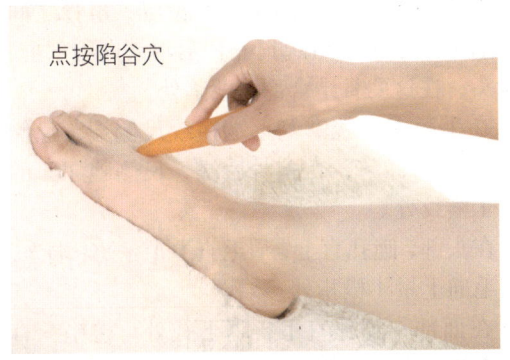
点按陷谷穴

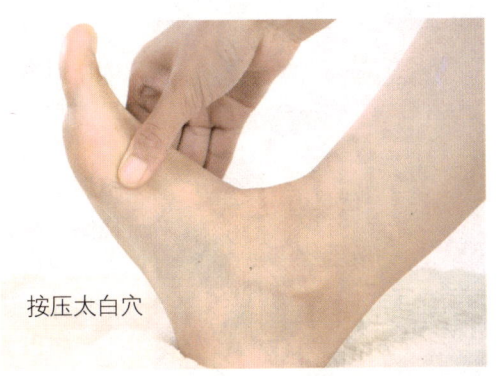
按压太白穴

❶端坐,手持按摩棒,并用力点按对侧足部的陷谷穴,至穴位处感觉酸胀为宜,左右脚交替按摩。

❷端坐,翻转脚背,用一手除拇指之外的其余四指紧握脚背,并用拇指指腹按压足部的太白穴,至穴位处感觉酸胀为宜。

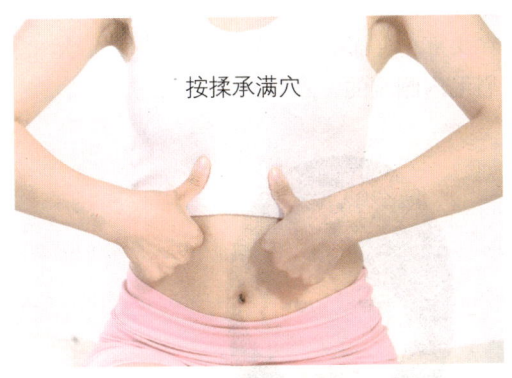
按揉承满穴

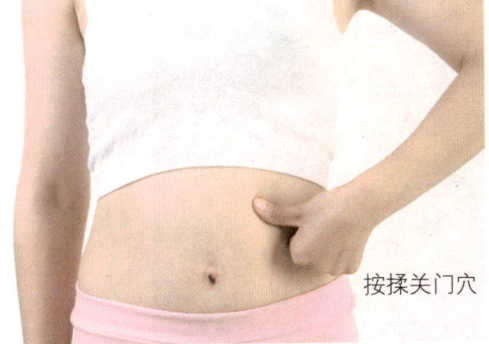
按揉关门穴

❸端坐,用一手拇指指腹顺时针按揉承满穴,一手拇指指腹顺时针按揉梁门穴,用力适中,至局部感觉温热为宜,两手拇指指腹位置交替按揉。

❹端坐,用双手拇指指腹顺时针按揉腹部两侧的关门穴,用力适中,至穴位处感觉酸胀为宜。

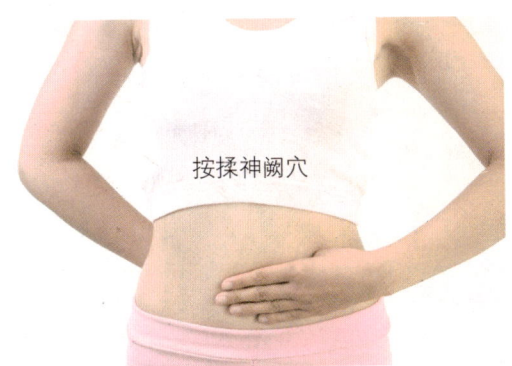
按揉神阙穴

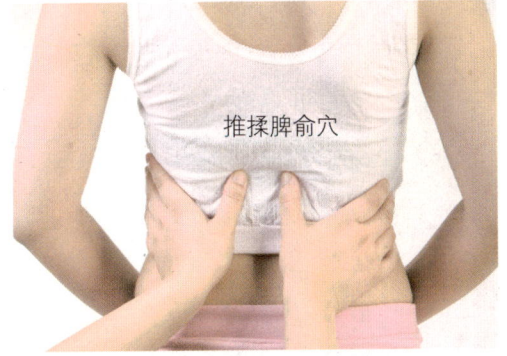
推揉脾俞穴

❺端坐,除拇指之外的其余四指并拢,顺时针按揉神阙穴,用力适中,至局部产生温热感为宜。

❻被按摩者站立或俯卧,按摩者用拇指指腹推揉被按摩者的脾俞穴,力度稍重些,至局部产生酸胀感为宜。

缓解视疲劳

【典型症状】

◎ 眼睛干涩、眼睛疲劳
◎ 眼皮沉重感、异物感
◎ 视物模糊
◎ 眼睛充血、胀痛

【穴位按摩功效】

视疲劳在现代生活中比较普遍，是由过度疲劳、神经衰弱、光线不足等多方面原因引起的一种眼部疲劳综合征。日常生活中要注意劳逸结合，用眼卫生等，还可通过一些特效穴位按摩来消除疲劳。其中的阳白、四白穴可清头目，祛风热，对眼睑下垂、闭眼困难、视物模糊、眼痛等病症有显著疗效；腕骨和神门穴则对眼睛有一定的保护作用，尤其适用于视疲劳者。

【特效穴位】

腕骨穴：在手内侧，手掌第 5 掌骨底与三角骨之间的赤白肉际凹陷中。屈肘，掌心朝下，由后溪穴向腕部推，可摸到两块骨头，在这两骨结合部的凹陷处。

神门穴：在手腕上，腕掌侧远端横纹尺侧端，尺侧腕屈肌腱的桡侧缘。仰掌，在腕骨后缘，尺侧腕屈肌的桡侧，掌后第 1 横纹处。

阳白穴：在头部，瞳孔直上，眉毛直上 1 寸处。端坐，在头部，从眉毛向上量 1 横指处。

四白穴：在面部，瞳孔直下，眶下孔处。端坐，直视前方，瞳孔直下，在眶下孔凹陷处。

睛明穴：在面部，目内眦角稍上方的凹陷中。手叉腰端坐，先取云门穴，在云门穴直下约 1 寸、平第 1 肋间隙、前正中线旁开 6 寸处。

攒竹穴：在头部，头部中部入前发际 0.5 寸处。端坐，直视前方，在眉毛内侧端的一隆起处。

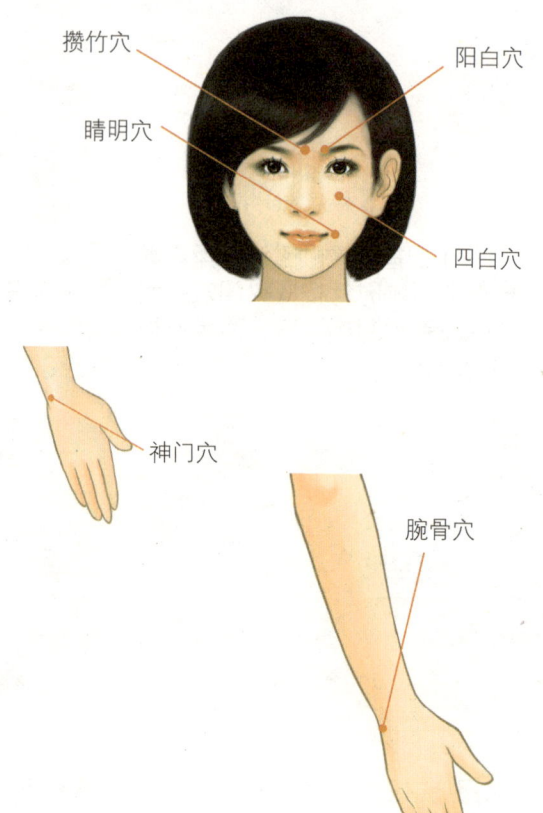

【按摩手法】

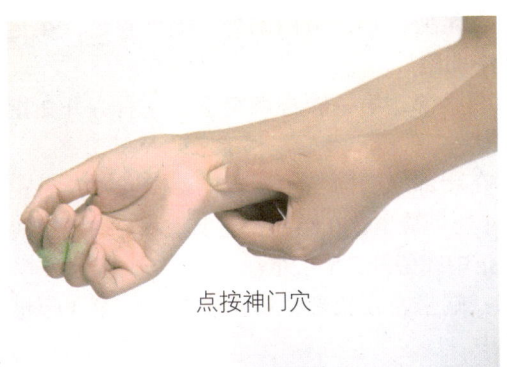
点按神门穴

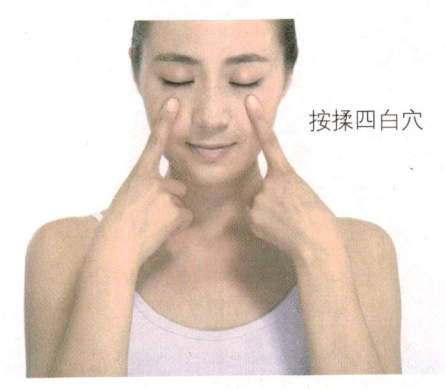
按揉四白穴

❶ 端坐,一手拇指指腹置于对侧手部的神门穴,并用力点按,至局部产生酸胀感为宜,左右手交替点按。

❷ 端坐,双手示指指腹分别置于面部的四白穴,并用力按揉,至局部产生酸胀感为宜。

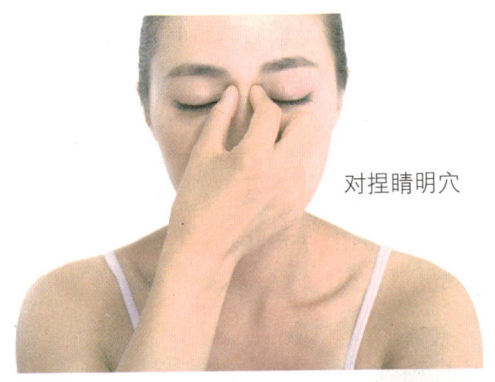
对捏睛明穴

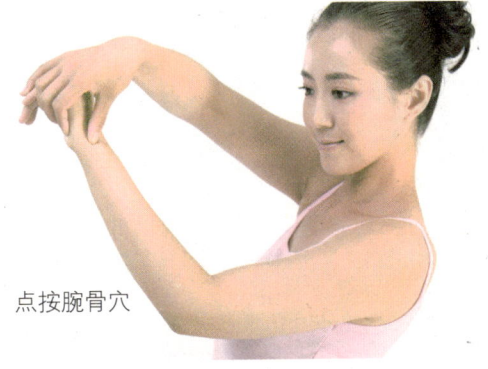
点按腕骨穴

❸ 端坐,一手的拇指与示指相对用力揉捏睛明穴,至穴位处产生酸胀感为宜。

❹ 端坐,一手肘关节屈曲,另一手的拇指指腹点按对侧手腕上的腕骨穴,用力不宜过大,至穴位处感觉酸胀即可。

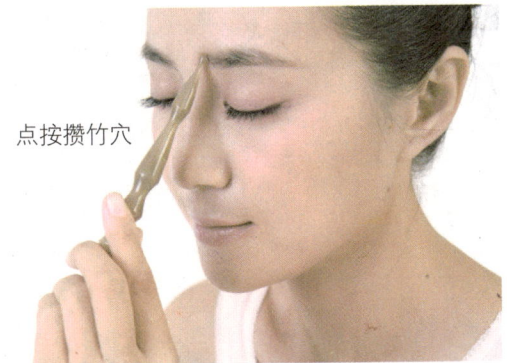
点按攒竹穴

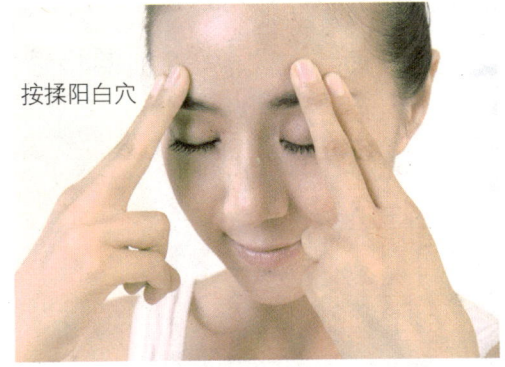
按揉阳白穴

❺ 端坐,手持按摩棒,用力点按一侧的攒竹穴,至穴位处感觉酸胀为宜,左右两穴交替按摩。

❻ 端坐,双手的示指与中指并拢,分别置于眉毛两侧的阳白穴,然后轻轻地按揉,至穴位处感觉舒适为宜。

益肾固本

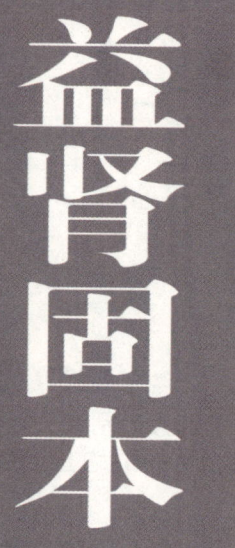

【典型症状】
- 腰酸痛、四肢发冷
- 盗汗
- 头晕、耳鸣
- 性功能下降

【穴位按摩功效】

中医认为,肾脏精气不足、肾阴虚或阳虚都会影响肾脏功能的正常发挥,从而影响机体健康。进行简单的自我按摩,则可以益肾固本,促进人体阴阳协调,恢复健康。

其中涌泉、肾俞、三焦俞等穴是补肾强腰的要穴,日常生活中不妨经常按揉;腰眼穴有利于益肾助阳、纳气利水,配合气海、中极,使补肾益气,也可改善肾虚症状;气海俞穴则可补肾益气、强壮腰背,膀胱的功效加大。

【特效穴位】

涌泉穴:在足底,足心最凹陷处。端坐卷足,在足底掌心前一正中凹陷处。

三焦俞:在腰部,第一腰椎棘突下,左右旁开2指宽处。

腰眼穴:在腰部,横向与第4腰椎棘突齐平,后正中线旁开3.5寸处。端坐,在腰部,髂前上棘与后正中线的交点处,后正中线旁开3.5寸处。

腰阳关穴:端坐,在腰部,后正中线上,第4腰椎棘突下的凹陷中。

气海俞穴:在腰部,第3腰椎棘突下,后正中线旁开1.5寸。端坐,在第3腰椎上引一垂线,再从肩胛骨内侧缘引一垂线,在两垂线间的中点处。

肾俞穴:在腰部,第2腰椎棘突下,后正中线旁开1.5寸。端坐,在第2腰椎上引一垂线,再从肩胛骨内侧缘引一垂线,在两条垂线间的中点处。

复溜穴:在小腿内侧,跟腱的前方,太溪直上2寸。端坐,取太溪穴,再向上量约2横指。

中极穴:在下腹部,前正中线上,肚脐向下4寸。仰卧,将耻骨联合上缘的中点和肚脐的连线五等分,在由下向上的1/5处。

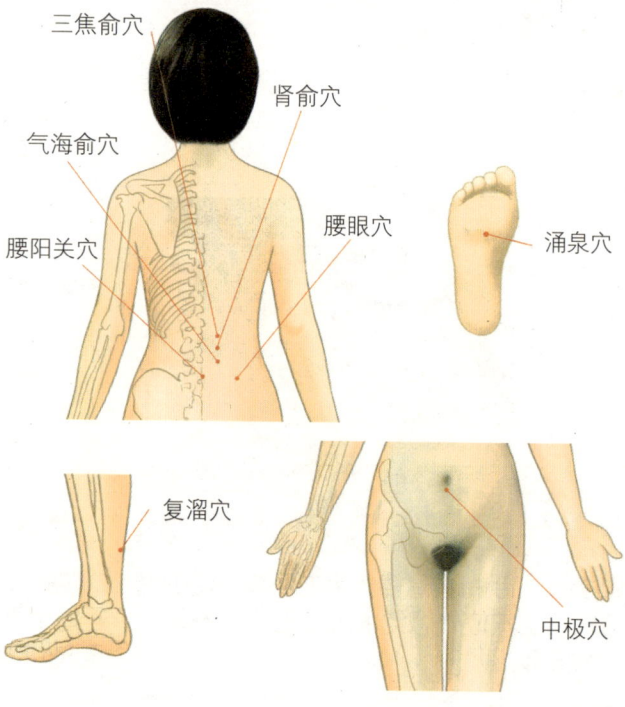

【按摩手法】

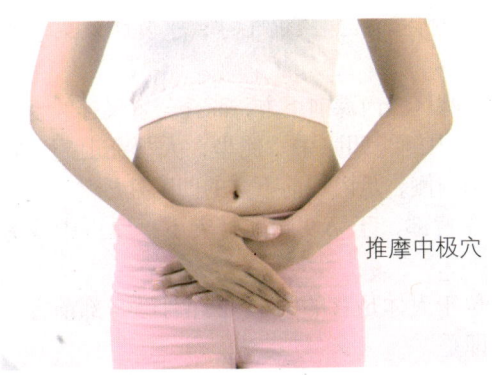

推摩中极穴

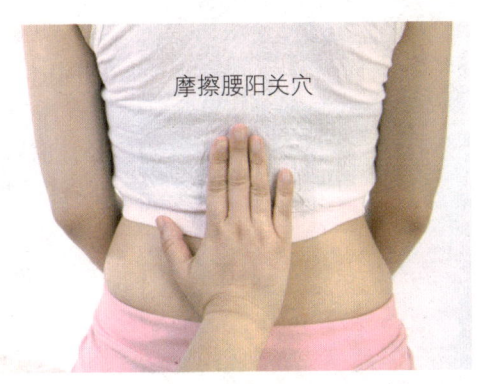

摩擦腰阳关穴

❶ 自然站立，双手掌重叠放置于中极穴，然后按顺时针方向推摩，至局部产生温热感为宜。

❷ 被按摩者端坐，按摩者双手对搓至掌心发热，再将手掌放至被按摩者的腰部，上下摩擦其腰阳关穴，至局部感觉温热为宜。

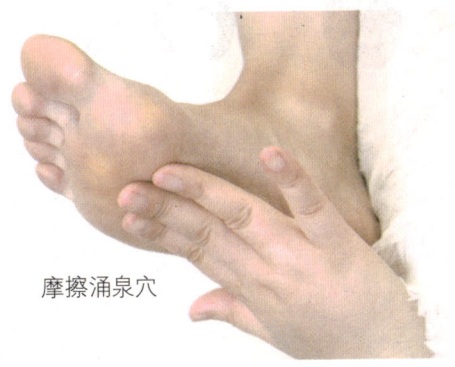

摩擦涌泉穴

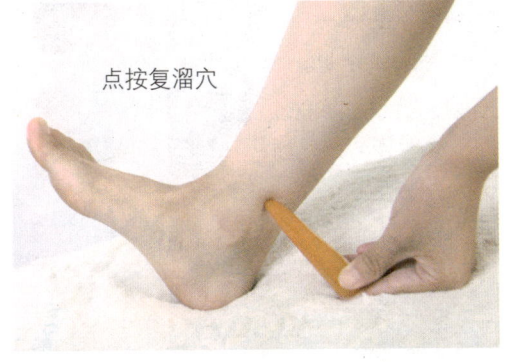

点按复溜穴

❸ 被按摩者温水泡脚后端坐，按摩者将示指、中指、无名指并拢并快速摩擦被按摩者的足底涌泉穴，至脚心发热为宜。

❹ 端坐，用按摩棒点按对侧足部的复溜穴，用力稍重，至穴位处感觉酸胀为宜，左右脚交替按摩。

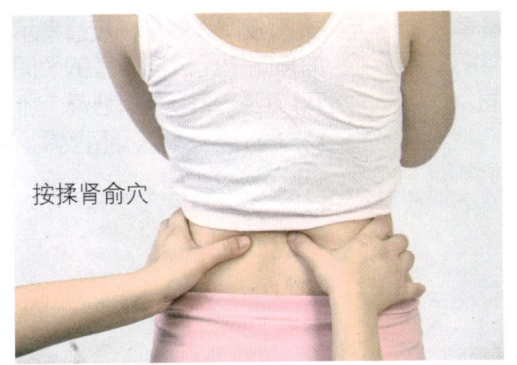

按揉肾俞穴

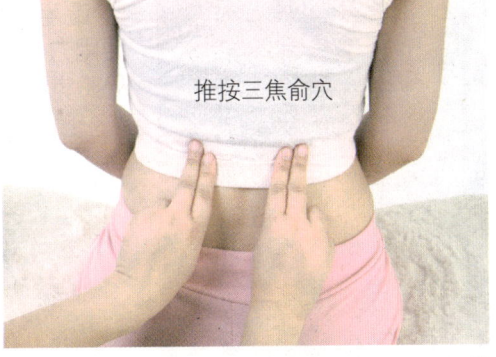

推按三焦俞穴

❺ 被按摩者取坐位或俯卧位，按摩者用双手拇指指腹沿被按摩者的脊柱两侧按压，并重点按揉肾俞穴，用力稍重，至局部产生温热或酸胀感为宜。

❻ 被按摩者端坐，按摩者的示指与中指并拢，推按被按摩者脊柱两侧的三焦俞穴，力度适中，至局部温热为宜。

疏肝解郁

【典型症状】
- 气短胸闷
- 情绪低落、失眠多梦
- 脾气暴躁
- 行为懒散、怠慢

【穴位按摩功效】

中医认为，肝主疏泄，管理全身气机的畅通无阻，调节着人体精、气、神、血等的运转。通过一定的按摩疗法，可使肝舒气泄，郁结也就会随之消散，心情也会跟着舒爽起来。中封穴可疏肝解郁，改善低落的情绪；魂门穴可疏肝、理气，有利于改善烦躁心情；太冲穴可疏肝理气，搭配膻中穴，可使心情舒畅，抚平感伤，辄筋穴可降逆平喘、理气止痛、疏肝和胃。

【特效穴位】

辄筋穴：在侧胸部，渊腋前1寸，平乳头，第4肋间隙中。

中封穴：在踝区，内踝前下方，商丘与解溪连线上，胫骨前肌肌腱的内侧缘凹陷中。侧坐，大踇趾上翘，在足背内侧的大筋内侧，足内踝前下方的凹陷处。

魂门穴：在背部，于第9胸椎棘突下，后正中线旁开3寸处。

太冲穴：位于人体足背的第1、2跖骨结合部前方，摸到一凹陷处即是。

膻中穴：位于人体胸部，在前正中线上，两乳头的正中间处。

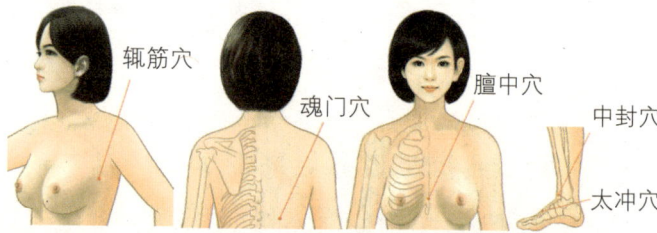

【按摩手法】

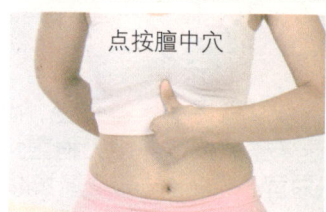
点按膻中穴

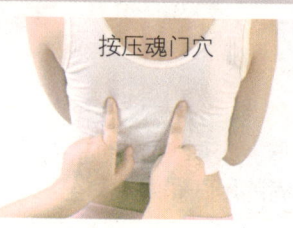
按压魂门穴

1 端坐，微握拳，拇指指腹用力点按膻中穴，至穴位处感觉胀痛为宜。

2 被按摩者端坐，按摩者示指指端按压被按摩者的魂门穴，力度适中，至局部感觉胀痛为宜，左右两穴交替按摩。

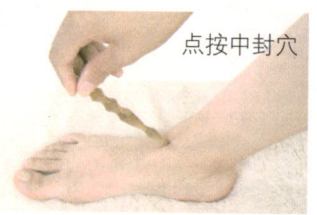
点按中封穴

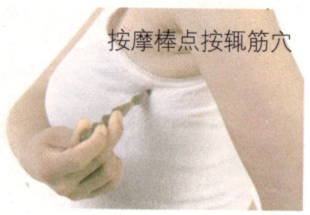
按摩棒点按辄筋穴

3 端坐，用按摩棒点按足部的中封穴，力度稍重些，至穴位处感觉酸胀为宜。

4 端坐，一手持按摩棒，点按对侧辄筋穴，用力适中，至局部产生温热感为宜，左右两穴交替按摩。

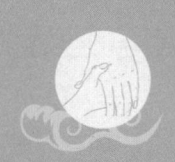